Lillie Eberhard

FIT FOR FUTURE
FIT FÜR DIE ZUKUNFT

Mit dem 5 Säulen-Prinzip
gesund, schlank, leistungsfähig
und CO_2 sparend in die Zukunft

Hilfe zur Selbsthilfe

Band 1

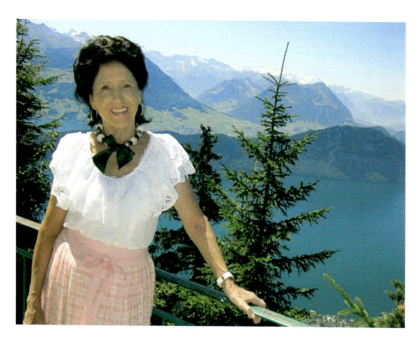

Sommer 2013

FIT FOR FUTURE

Mit dem 5 Säulen-Prinzip gesund, schlank, leistungsfähig und CO_2 sparend in die Zukunft

Hilfe zur Selbsthilfe

Lillie Eberhard

Alle Angaben in diesem Buch wurden nach bestem Wissen erstellt und erfolgen ohne Verpflichtung und Garantie. Die Autorin übernimmt keine Verantwortung und Haftung für deren Inhalt. Forschungen auf diesem Gebiet sind noch im Fluss. Die gegebenen Hinweise und Empfehlungen zur Selbsthilfe können den Arzt oder Heilpraktiker nicht ersetzen. Es empfiehlt sich deshalb immer, eine medizinische Diagnose einzuholen und sich therapeutisch begleiten zu lassen.

Alle Rechte vorbehalten.
Insbesondere die der Übertragung durch Bild- und Tonträger, der Speicherung und Verbreitung in Datensystemen, der Fotokopie oder Reproduktion durch andere Vervielfältigungssysteme und Medien, des Vortrags, oder der fotomechanischen Wiedergabe. Nachdruck, auch auszugsweise, nur mit der Genehmigung des Verlags.

ISBN: 978-3-033-02288-1

2. Auflage 2014
© ColonSolutions Verlag
CH-8704 Herrliberg
www.colonsolutions.ch

Druck: Druck Center Wangen e. K./D.

Inhaltsverzeichnis

Vorwort	7
Meine Lehr- und Wanderjahre	18
Gesundheitsförderung und das 5 Säulen-Prinzip	26-27
1. Säulen Prinzip: Der Apfel	28
2. Säulen Prinzip: Die Darmreinigung	40
3. Säulen Prinzip: Spirulina platensis	66
4. Säulen Prinzip: Leinöl	78
5. Säulen Prinzip: Gedanken-Hygiene	94
Was ist Kosmetik ?	114
Was ist Ernährungs-Hygiene	115
Der Früchte-Menü-Teller „FIT FOR FUTURE"	121
Energie-Mischung	123
Leinsamen	125
Honig	125
Mandelmus	126
Rote-Bete-Saft	126
Karotten-Saft	127
Aloe -Saft	128
Keimlinge	129
Die vier wichtigsten Ernährungs-Formen	132

Der Früchte-Menü-Teller	133
Der Apfel-Menü- Teller	133
„Der Kaminfeger"	134
Schlank, gesund, vital mit dem „Kaminfeger"	138
Erfahrungen mit dem „Kaminfeger	139
Übergewicht	141
Übersäuerung	143
Ernährungs-Umstellung	146
Wer kann die Apfel-Generalreinigung „Der Kaminfeger" durchführen	149
Was ist bei der Apfel-Generalreinigung/ „Der Kaminfeger" zu beachten	150
Erleichterung bei der Apfel-Generalreinigung/ „Der Kaminfeger"	151
Die Apfel-Generalreinigung/ „Der Kaminfeger" FIT FOR FUTURE	154
10 Punkte zur Apfel-Generalreinigung/"Kaminfeger"	156
1. Der Apfel	157
2. Leinöl	158
3. Leinsamen	159
4. Bitterstoffe	159
5. Spirulina Platensis	160
6. Reines Wasser	162
7. Kräutertee	164
8. Darmreinigung	166
9. Unterstützende Massnahmen	168
10. Ordnung im Haus und Gedanken Hygiene	176

Was die Apfel-Generalreinigung / „Der Kaminfeger" ihnen alles bringt	177
„Lillie`s Früchte Torte"	178
Nahrungsaufbau nach einer Körperreinigung	179
Lichtnahrung	180
Ein Wort an die Hausärzte	181
5 Schritte in die Krankheit	185
Grippe	187
Das Krebs-Heil-Programm	191
Zur Krebs-Forschung	203
Ein Wort an die Kinderärzte	205
Kinderwunsch	206
Kinderernährung ist auch Kindererziehung	208
„Lillie`s Birchermüesli"	213
Kleine Schornsteinfeger v. Benito Mazzi	215
Ein Wort an das Pflegepersonal	216
Ein Wort an die Apotheker	220
Ein Wort an die Tierärzte	222
Ein Wort an die Gesundheits-Direktoren und Krankenkassen- und IV Verantwortlichen	226
Die 5 Säulen-Prinzip Krankenkasse	231

Freie Radikale	235
Atommüll	237
Mikrowellen	237
So können wir CO$_2$ reduzieren	238
Ernährung die belastet	342
Salz	244
Milch und Milchprodukte	246
Wurst-Fleisch-Fisch-Geflügel-Eier	248
Fette die den Organismus stören Fette die Heilen	251
Der weisse Zucker	257
Schokolade	259
Kaffee	260
Nikotin	261
Warum gibt es eine Sucht?	261
Schlusswort: Du bist Du	263
Literaturverzeichnis	265
Produkte Bezugsquellen	267
Bilderverzeichnis	267

Vorwort

Jedes Mal nach Seminaren, Vorträgen oder Behandlungen wurde ich angesprochen, ob ich nicht schriftliche Unterlagen über meine Erfahrungen und mein naturkundliches Wissen habe.

All mein Wissen ist nicht in Stein gemeisselt, sondern es ist nur ein Teilstück, das ich erfahren und umgesetzt habe. Selbst diese Teilstücke sind so fantastisch und gigantisch, wenn wir offen und vor allem neugierig für Neues und Uraltes sind. Jeder von uns hat ganz besondere Schlüsselerlebnisse die tief in uns eingekerbt werden... Der schmerzvolle Abschied 1954 von unserem lieben Muetti hat uns 5 schulpflichtige Mädchen sehr betrübt. Dieses unsagbare Leid hat mich als 12-Jährige für das ganze Leben geprägt. Im Kleiderschrank mit dem Muetti-Duft habe ich mich ausgeweint. Die vielen Fragen :

- Wie kommt so eine schmerzhafte Krankheit „Krebs" in den Darm...
- Warum ist man gesund...warum krank ... was ist das Leben...
- Wie geht das Leben aus dem Leben... das man Sterben nennt...
- Wie kommt aus einer grauen Raupe ein so schöner gelber Schmetterling...
- Wie kommt dieser harte Stein in die süsse Pfirsich, die doch drei Monate zuvor eine zarte rosa Blüte war...
- Wie wachse ich... die Füsse, Haare, Fingernägel etc. ...
- Warum keimen die Weizenkörner im Boden und verfaulen nicht, die der Bauer gesät hat ...
  Gemüse, das Vati im Herbst im Boden vergräbt, verfault immer ein Teil...

Schon als 13-Jährige hätte ich gerne auf all die vielen Fragen eine Antwort gewusst. „Das macht der liebe Gott", war mir zu wenig genau. Wenn ich weiter fragte, hiess es, frag nicht so viel.

Immer dachte ich, warum wollen die Erwachsenen das alles nicht wissen. Ich habe gesucht und eine Antwort für H E U T E gefunden, lesen sie im Buch weiter. Schon immer spürte ich ein inneres SEIN und ein äusseres SEIN. Mit dem inneren SEIN konnte ich meine Mutter in der geistigen Welt wahrnehmen, als ein wundersames Gefühl der Liebe und Freude und mit einem Gemisch von tiefem Heimweh. Wir sind uns in diesen 60 Jahren näher gekommen und sind sehr, sehr gute Freundinnen geworden. Dieses innere SEIN mit den Gedanken und Gefühlen als ein leuchtendes Gitternetz reagieren immer auf meine Emotionen. Ich habe bald gemerkt, dass sich jeder anders erlebt, auf jeden Fall nicht so, wie ich mich erlebe.

Das merkte ich schon in meiner Kinder- und Jugendzeit. Nochmals zurück in die Kinderjahre..........

Mit 10 ½ Jahren verteilte ich mit dem Velo (eher ein alter Kläpper) 43 Stück „Tages-Anzeiger" nach der Schule von 11 bis 12 Uhr. Meine Schwester Susi hatte 54 Stück, das 6 Tage die Woche, Sommer und Winter. Damals musste ich noch jedes monatliche Abo für Fr. 3.40 einkassieren und der Agentur in der Unterstadt abliefern, die mir auch den Lohn gab. Bis heute ist mir diese Freude, und der Stolz noch so lebendig, wenn ich jeweils den Lohn meinem Muetti in die Hände drückte.

Das gab mir immer so viel Ansporn, wenn es schneite oder hudelte. Das war noch lange nicht alles was ich gearbeitet hatte, dazu kam noch den Bauern zu helfen: Kartoffeln, Zuckerrüben, Äpfel, Birnen auflesen, Kinderhüte-Dienst, für alte Leute einkaufen, etc. Ich ging überaus gerne in die Schule und es war für mich eher eine herrliche Freizeit-Beschäftigung, dabei durfte ich noch mit überaus lieben Klassenkameraden zusammen sein. Auch die Lehrer schätzten meine grosse Wissbegierde, leider konnten sie diese aber auch nicht immer stillen. Am liebsten wäre ich als Kind Tänzerin geworden. Alle meine Finken habe ich jeweils mit den Zehen vorne durchgewetzt. Ich konnte damals auf den Zehenspitzen stehen und habe mich nach einer inneren Melodie bewegt. Möglichst wenn es niemand sah.

Leider hatte mein lieber Vati kein gutes Händchen für unsere Stiefmutter, sie machte aber ihrem Namen dafür alle Ehre. Als der Kleiderschrank von Muetti geleert wurde, alle Fotos und Fotoalben in die Kohlenkiste wanderten und meine geliebten Puppen noch von Muettis geschneiderten und gestrickten Kleidchen, als „Hausbewohner" auch nicht mehr geduldet wurden, hatte der Ernst des Lebens für mich wirklich begonnen. Zum Glück musste ich zünftig zupacken und es blieb keine Zeit zum Trauern. Diese neue Frau, geflüchtet aus Ost-Preussen brachte nach der Heirat, nicht nur das ausländische ungewohnte Essen, was wir alle nicht wussten, noch ihre sehr netten 3 Kinder, ihre Schwester mit Säugling und später noch ihre Mutter, mit in die Familie. Alle „Vati-Kinder" wurden nach der Schule in Haushalte gesteckt. Ihre Kinder mit Anhang durften in „unserer" Familie bleiben. Kaum 15 Jahre alt, wurde ich mit einer kleinen Kleiderschachtel, wie meine ältere Schwester Susi, in einen Haushalt mit Metzgerei in Zürich untergebracht. Was ich dort arbeitete als 15 Jährige, darüber staune ich heute noch: Ich war Köchin, Waschfrau, Putzfrau und Ladentochter. Mit einem uralten schwarzen Velo (Chläpper) war ich noch der „Ausläufer". Jeweils vom Kreis 3 mit 3 Körben, einer auf dem Gepäckträger und zwei an der Lenkstange, so musste ich jeweils am frühen Morgen zur Metzgerei/Wursterei Beerli Ecke Badenerstrasse / Denzlerstrasse fahren, um die bestellte Ware für den Laden dort abzuholen. Nur ein einziges Mal war ich gestürzt und das bei grossem Verkehr. Ausgerechnet beim Albisriederplatz, wo die Leute im Tram und in Autos zugeschaut hatten, wie ich die vielen Würste, den Schinken, den Fleischkäse etc. einsammelte, das war so beschämend für mich… Im Keller habe ich in einem Trog alles säuberlich gereinigt… Die Putzarbeit im Kühlraum mit dem Gestank und die schwarzen verwesten Fleischstücke (Rinderfilet und Entrecôte genannt) waren grässlich anzuschauen. Immer kam mir mein Muetti in den Sinn, ob sie jetzt auch so riecht im

Chilegräbli… Täglich 12 – 13 Stunden arbeiten ohne Zimmerstunde (unbeheiztes Mansardenzimmer) für Fr. 120.- im Monat, war damals keine Seltenheit. Die Meistersleute waren zufrieden mit mir, lobten meinen Fleiss und waren sehr nett und lieb. Aber weh taten mir die Fr. 40.- die ich unserer „Flüchtlings-Frau" nach Hause (das ich für immer verloren hatte) schicken MUSSTE.

Mein angeborener Frohsinn, der Fleiss und den Wunsch, dem Nächsten Gutes zu tun, haben mich in allen Lebenslagen, immer als glücklichen Menschen auf dieser Erde leben lassen. Obwohl unserer Familie ein Unrecht angetan wurde, von Menschen, denen wir in grosser Not geholfen haben, hatten wir in keiner Weise Vergeltung geübt, sondern wir pflegten eine Kameradschaft. Die echte und tiefe Religiosität (Rückverbindung zu etwas Höherem) verspürte ich als wunderschönes Geborgensein mit einem inneren Frieden begleitet. Die Lieder die wir noch mit Muetti gesungen haben, sind mir bis heute eine Kraftquelle geblieben.

OHNE FLEISS KEIN PREIS!
Es kam die Hochkonjunktur und da waren die Tüchtigen und die Fleissigen gefragt und dazu gehörten auch alle meine lieben 4 Schwestern. Ein Onkel entwickelte sehr erfolgreich diverse Schleifkörper für die Stein-und Metallindustrie. Damit hatte auch bei ihm die Hochkonjunktur Einzug gehalten und er brauchte dringend Büropersonal. So kam es, dass der Onkel uns tüchtige Mädchen von den Haushaltstellen einsammelte und wir konnten Sprachschulen und Handelsschulen besuchen. Eigentlich wäre ich schon damals, lieber Kosmetikerin oder Coiffeuse geworden, aber das wären keine richtigen Berufe, so wurden mir diese „Flausen" ausgeredet.
Es gab eine Zeit, wo ich mit drei Schwestern zusammen im Büro arbeitete. Das war einfach H E R R L I C H. Wir arbeiteten so, als ob das Geschäft uns gehörte, jeder gab sein Bestes. Meine älteste Schwester Eveline, sie war überaus tüchtig und fleissig, sie hatte mir viel geholfen, sogar wenn ich meine eigene Steno-

Schrift nicht mehr lesen konnte. Mit 20 Jahren konnte ich nach 18 Fahrstunden schon geprüft Auto fahren. Als wir Mädchen vom Onkel einen nigelnagel neuen blauen FORD TAUNUS 20M mit hellem Polster und weissem Dach bekamen, waren wir überglücklich und belohnt für die grossen Anstrengungen. Hatten wir doch einen grossen Geschäfts-Haushalt mit Grossvati und Grossmuetti die ich sehr liebte. Mit 22 Jahren besuchte ich für mehrere Monate eine Sprachschule in Lausanne und arbeitete nachher bei der SUVA-Lausanne …..OHNE FLEISS KEIN PREIS, das hatte sich wieder einmal mehr bewahrheitet. Unvergesslich, zum Weihnachtsgeld bekam ich vom Chef eine unerwartet grosse Lohnnachzahlung! Danke, danke, danke! Für die damalige Zeit, war ich mit meinem Bankkonto, nicht mehr das arme Mädchen, von damals… Zur selben Zeit war noch die EXPO und dieses Ereignis erhöhte zusätzlich den wunderschönen Sprach-Aufenthalt.

Durch meine tiefgreifenden Erlebnisse in der Kinderzeit, konnte ich meine Jugendzeit mit einer viel grösseren Dankbarkeit, Vorsichtigkeit und Distanz meine persönlichen Erfolge geniessen. An dieser Stelle möchte ich von ganzem Herzen danken, vor allem meinen lieben Schwestern, allen Freundinnen und Freunden und deren Familien, die mich in der schönen, teils anstrengenden Jugendzeit beglückt und begleitet haben.

Durch einen Hinweis von einem Bekannten, liess sich ein Onkel von Frau Dr. Johanna Budwig in Freudenstadt i.B. mit grossem Erfolg behandeln, dies war 1966-1967. Ihre Bücher und Broschüren haben vorerst meine brennenden Fragen beantwortet :

- „Das Fett Syndrom" (Krebs ist ein Fettproblem)
- „Kosmische Kräfte gegen Krebs"
- „Die elementare Funktion der Atmung…. " (Zur Lösung der Krebsprobleme)

- „Fette als wahre Hilfe" wenn sie lebendig, wasserlöslich und fettlöslich sind, Vortrag 1959 im Kongresshaus in Zürich
- „Krise in der Krebsforschung - und Menschenrecht"

Dr. Johanna Budwig hatte die Phänomene der Elektronen-Biologie bis in alle Feinheiten beobachtet und beschrieben. Sie war eine Kämpferin gegen die Fettindustrie!

Rückblickend sei gesagt, dass vor der Krebserkrankung von Muetti, sie einen Kessel Fett von einer Firma gekauft hatte. Von diesem Fett bekam das schwangere Muetti und die älteste Schwester die Gelbsucht... das kleine herzige Brüderchen starb 5 Wochen nach der Geburt an Gelbsucht... über diesen Verlust war Muetti sehr, sehr traurig und hatte monatelang Durchfall. Dazu kam noch der Kropf im Hals, (dies ist mit ein Fettproblem) der Muetti beim Schlucken behinderte und ihr auch noch argen Schwindel verursachte. Eine Operation war unumgänglich. Der totale Stimmverlust für mein singendes Muetti war mit 38 Jahren eine Katastrophe. Diese schwierigen Lebensumstände haben sicherlich zu der schweren Krebs-Darmoperation mit „Anus-Praeter" beigetragen. Trotz sechs-monatigem Spitalaufenthalt und mit vielen unerträglichen Schmerzen, verstarb Muetti noch vor dem 40. Geburtstag.

Beim Lesen der Dr.Budwig Lektüren bekam ich zum ersten Mal veranschaulicht, dass wenn etwas lebt, hat es eine Elektronenkonfiguration. Das Leinöl, kaltgepresst, hat sie als besonders elektronenreich erforscht. Mir kam wieder dieser Fettkessel von damals in den Sinn.

Ich las weitere Bücher: Dr. med. Bircher-Benner, Rudolph Benner, Rudolf Müller, Kollatht, Bruker, wie Catherin Ponder, Joseph Murphy, Vincent Peale, Kurt Tepperwein, Robert James Lees, Josef Hirt, John Diamond, Albert Einstein, M.R. Kopmeyer, V. Kulvinskas, etc. Sie alle konnte ich verstehen, vieles davon war mir sehr hilfreich und ich habe es im Leben umgesetzt.

Durch die Heirat kam ich mit dem Kinderspital Zürich in enge Berührung. Der Schwiegervater war zur damaligen Zeit Verwaltungs-Direktor, und die Familie wohnte in einer grossen Dienstwohnung im Spital. Das grossartige Essen 3 x am Tag, kam jeweils mit dem kleinen Lift in die Küche.
So hatte ich direkten Einblick in die Spitalküche, die Lichtjahre von einer gesunden Ernährung entfernt war. Auch vor über 40 Jahren, war man in den medizinischen Kreisen voll überzeugt, dass Ernährung und Kinder-Krankheiten nichts miteinander zu tun haben. Wenn ich nur ganz vorsichtig dem Schwiegervater meine „Studien" über Ernährung und Krankheit von Rudolf Müller und anderen Autoren antönte, hatte er immer mit beiden Händen lachend abgewunken. Obwohl seine Frau und die Mutter von meinem Mann auch mit 40 Jahren verstarb.

Die Ernährungsumstellung vor über 45 Jahren war damals total exotisch. Kein Fleisch... Da kam mir oft die Putzarbeit im stinkenden Kühlraum der Metzgerei, wo ich arbeitete, sehr entgegen. Die vegetarischen Erfahrungen mit der Vollwertkost waren für mich als junge Mutter so überzeugend, keine Karies, keine ernsthaften Kinderkrankheiten und auch die Pubertät haben meine zwei Kinder problemlos überstanden. Kinder reagieren sehr oft mit Unpässlichkeiten bis hin zu hohem Fieber, wenn die Eltern Disharmonien haben!

Nach über 7 jähriger Mitarbeit im Betrieb meines Onkels, hatten mein Mann und ich eine Filiale aufgebaut und Diamantwerkzeuge für die Steinindustrie hergestellt. Durch diese Möglichkeit sind unsere Kinder in sehr guten Verhältnissen aufgewachsen, aber in meiner vegetarischen Vollwert-Küche war das nicht anzumerken. Die feinen selbst gebackenen Schoggi-Kuchen und Butter-Züpfen mussten meine Kinder immer bei ihrer geliebten

Tante Susi schmausen. Als wir über 10 Angestellte hatten, wurde ich im Büro unterstützt, mit einer sehr guten Kraft. Mein Mann als Mechaniker war ein wirkliches Genie und in der Branche geachtet und bekannt. Dieses Metier brachte es mit sich, dass man sehr oft mit ganz reichen Leuten zusammen war. In Europa gab es damals nur ganz wenige die so erfolgreich Diamantwerkzeuge herstellten. Mit Privatjet und in der 1. Klasse fliegen, waren immer besondere Erlebnisse für mich. Gar nie habe ich meine einfache Herkunft vergessen. Oft habe ich auch in diesen sehr reichen Kreisen versucht, in Gesprächen einzuflechten, dass Nächstenliebe, Achtung vor dem Mitmenschen und Herzensbildung viel wichtiger sind, als die vollen Tresore. Unsere Angestellten behandelte ich wie Freunde und sie blieben uns auch über viele Jahre treu. Manchem „Freund" konnte ich im Stillen, aus der Patsche helfen. Ich fand so immer wieder ein Schlupfloch mein „Wissen" an den Mann zu bringen. Krankheitsausfälle gab es in den vielen Jahren bei uns im Betrieb praktisch nie. Alle standen am Morgen mehr oder weniger stramm an den Maschinen.

In der Zwischenzeit ist mein Wissen aber auch meine heimliche Bibliothek über neuzeitliche Ernährung, moderne Physik und Physiologie gewachsen. Der biologische Schrebergarten war für die Kinder, für mich und meinen Vati, der wieder alleine wohnte, eine grosse Erfahrung, eine helle Freude aber auch ein Ort der Erholung für meine Seele. Mit verschiedenem Steinmehl, Brennnesselwasser, Kompost, etc. haben Vati und ich den kranken Pflaumenbaum die Beeren und das Gemüse ohne Chemie zu paradiesischen Genüssen verzaubert.

Wir sind ein Wunderwerk mit ca. 80 Billionen Zellen d. h. gigantische Königreiche und nur wir allein sind die Könige! Wir sind in ein Lebensgesetz eingebettet. Dieses Wissen habe ich durch die vielen Bücher in voller Begeisterung in mir eingeprägt.

ERNÄHRUNG – RESONANZ - AUSSAT UND ERNTE - URSACHE UND WIRKUNG - SCHWERKRAFT - ANZIEHUNGSKRAFT

In den kommenden Jahren hatte ich in Familie und Beruf genügend Möglichkeiten diese Lebensgesetze in Erfahrung zu bringen. Bei einer partnerschaftlichen Enttäuschung löschte mein „leuchtendes Gitternetz" aus. So sah ich es. Innert einer Stunde schwarzen Urin (wie bei Muetti) - Gelbsucht – Spital- Isolation- Schmerzen- Erbrechen-Durchfall-Infusion….
Ich kannte das Rezept von den verschiedenen Büchern, das mich wieder heil werden lässt: „ICH BIN JETZT GESUND, DANKE, DANKE ! GÖTTLICHE HEIL-KRAFT IST IN MIR „Das habe ich in meiner Verfassung so gut es ging anfänglich vor mich hingelallt - Tag und Nacht. Die Besserung hatte mich auf eine harte Probe gestellt. Nach vielen Tagen statt der Spital-Schonkost ass ich nur etwas Äpfel, Bananen und Spirulina. Nach 20 Tagen, zum grossen Erstaunen der Ärzte, ging es mir sehr gut, war ich doch in einer lebensbedrohlichen Situation. Ich hatte nie mehr ein Rezidiv. Diese Genesung löste in mir eine riesige Freude und Dankbarkeit aus, aber es war auch eine Lebensschule: „LOSLASSEN LERNEN".

Im Haus in der Nähe von Zürich dekorierten die Garagenplätze ein Mercedes 500 SL Cabrio, ein Mercedes 330 T, ein Mercedes 190E, 1 Ferrari, im Aargau stand noch ein erfolgreiches Geschäft und im Engadin konnten wir eine wunderschöne kleine Arven-Wohnung mit herrlicher Aussicht auf die Bernina-Gruppe, unser Eigen nennen. Aber die partnerschaftliche Liebe, die mir viel mehr bedeutete, ist uns trotz dem grossen „Reichtum" verloren gegangen. Im Wohlstand leben ohne dass „ES ZUM WOHLE STEHT", das war für MICH und mein INNENLEBEN zu wenig. Es gelang uns nach 20 Ehejahren „friedlich" und kameradschaftlich uns wieder von einander zu scheiden.

Alle „Freunde" zu verlieren und ganz alleine mit den Kindern den Lebensweg unter die Füsse zu nehmen und dann noch der Tod meiner an Magenkrebs erkrankten (unheilbaren) Freundin mit ihrem psychosozialen Stress, damit wurde sicherlich mein seelisches Gleichgewicht massiv überfordert. Wen wundert es, als ich nach der Scheidung in den Brüsten verschiedene „Nüsse" erspüren und sehen konnte. Sofort erinnerte ich mich an mein schmerzfreies „Hühnerei" das ich unter dem Kinn, nahe dem rechten Ohr vor über 10 Jahren hatte. Niemals hätte ich meinen Hals einem Arzt gezeigt. Das Erlebnis mit dem Stimmverlust von Muetti war so traumatisch und furchtbar. Während den 2 Jahren trug ich immer schöne „Hermes" Foulard oder Nickitücher, um mein „Osterei-Geheimnis" zu verstecken. Mit viel Früchte, Gemüse, Leinöl, Darmreinigung und mit zuversichtlichen Gedanken und gläubigen Gebeten verkleinerte es sich und verschwand schmerzfrei wie es gekommen war. Dieses Erlebnis von damals war eine Quelle der Kraft.

Fast Tag und Nacht habe ich Kassetten mit Kirchenmusik, klassische Musik, Hörbücher etc. gehört. Selber habe ich Kassetten besprochen aus Psalmen, mit aufbauenden Texten etc. Es dauerte schon einige Zeit bis diese Körperpartie wieder gesund und schön war. Der unerschütterliche Glaube an die Heilkraft, die Vorstellungskraft meiner vollkommenen Gesundheit, die andauernde Dankbarkeit, die gesunde lebendige Ernährung und die tägliche Darmreinigung haben zu der wundersamen Heilung geführt. Niemandem habe ich von meinem Brust-Problem(Krebs)erzählt. Heute weiss ich, das war sehr wichtig. Es sind schon mehr als 25 Jahre her und ich hatte nie mehr ein Rezidiv.

Meine Ausbildung als Ganzheits-Kosmetikerin und die vielen Seminare haben viele offene Lebensfragen geklärt. Der Erfolg in unserem Institut „BIEN-ETRE" das ich mit meiner Tochter zusammen eröffnete liess nicht lange auf sich warten. Wir hatten wunderschöne Erlebnisse mit der kosmetischen Erfahrungs-

Heilkunde gemacht. Des Weiteren haben wir uns in Hotels eingemietet....Lesen sie doch: „Meine Lehr- und Wanderjahre." Als meine Tochter neben der Kosmetik noch die 4-jährige Ausbildung zur Pflegefachfrau DN2 absolvierte, habe ich durch sie nochmals viel dazu gelernt. Zur kosmetischen Regeneration gesellten sich noch die Betagtenpflege und die Sterbebegleitung.

Durch mein Jugenderlebnis mit meiner Mutter, war die Darmpflege während den letzten 25 Jahren eine zentrale Pflegeintervention, aber auch eine überaus ERFOLGREICHE Methode. Meine Tochter, die immer noch in der Kranken-Pflege arbeitet, ist derselben Überzeugung, dass das Darmpflege-Defizit in den letzten Jahren noch massiv zugenommen hat. Die Darmreinigung ist ein absolutes sicheres Erfolgserlebnis für Körper, Seele und Geist... „ für vieles was man schon längst hätte hinter sich bringen müssen...." Nach einer Dickdarm- und Körperreinigung sind sie sehr REGENERATIONSFÄHIG!

Aus diesem Grund haben meine Tochter und ich die grosse Mühe nicht gescheut und die HydroClean-Sitzdusche weiterentwickelt und patentieren lassen. Diese Sitzdusche ist für die tägliche Hygiene und eine optimale Intimreinigung auf dem WC. Zugleich ist diese Sitzdusche auch ein Ersatz für das uralte Einlaufgerät, somit eine grosse bequeme Hilfeleistung für die moderne Darmpflege SPA (sana per aqua) für das 21.Jahrhundert. Das 5 Säulen-Prinzip wäre ohne die Säule der Darmreinigung niemals so erfolgreich.

So viele liebe Mitmenschen und Klienten haben mir viel Gutes getan, die Liste ist sehr lang, würde ich sie hier alle aufzählen. Aber einen davon, den möchte ich erwähnen, das ist unser lieber Vati, friedliebend, geduldig, hilfsbereit, ein Vorbild der Sanftmut und des Dienens. Danke! Danke! Auch allen die mein Buch lesen sage ich DANKE!
GOTT SEGNE UND BEHÜTE EUCH ALLE!

Meine Lehr- und Wanderjahre

Sicherlich haben sie sich schon gefragt, wie kommt diese Kosmetikerin zu diesen vielen Erfahrungen.

Ganz einfach durch meine Arbeit an den verschiedensten Orten wie:

- Schönheits- und Gesundheitswochen
- Fastenwochen
- Kliniken
- Residenzen
- Arztpraxis
- und vor allem in Hotels

Dort sitzen nämlich viele ahnungslose „Schwerkranke" dekorativ auf bequemen Polsterstühlen in der Lobby. Da ist eine Abwechslung bei den Kosmetikerinnen eine angenehme Beschäftigung.

Das kam so, bald wurde es mir und meiner Tochter zu eng in unserer erfolgreichen Praxis in der Nähe von Zürich. Eine Anfrage 1988 im Hotel „Steigenberger" in Sannen, ob ein neues Gästeangebot „Kosmetik mit bioenergetischer Aroma Therapie" im Hause möglich wäre, wurde von der damaligen innovativen Vize Direktorin sehr begrüsst. Wir mieteten 1 grosses und 2 kleinere Zimmer für die kommenden 2 Saisons. Unsere neue Praxis wurde durch unsere kleinen Vorträge im Sitzungszimmer schnell befruchtet. Der frische Fruchtsalat, die frisch geschroteten Leinsamen und die feine Honig-Leinöl/Hanföl Creme, konnte ich sogar für die Gäste auf dem Frühstücksbuffet platzieren. Die Erfolge, die wir beide feierten, waren enorm. Meiner jungen, sehr tüchtigen und sehr begabten Tochter als Kosmetikerin und (Therapeutin), konnte ich die schwierigste Klienten überlassen. Die Darmreinigung in den Badezimmern, das war vor allem dann mein Part. Es hatte sich bald herumgesprochen, dass bei Schmerzen oder anderen Unpässlichkeiten die Kosmetikerinnen zuständig sind. Auch vom Dorf Gstaad ist sogar die Prominenz gekommen. Alle wussten von den Darmbäder in der Badewanne wie ich es gehandhabt habe (siehe Darmreinigung). Mit diesem Einlaufgerät für Fr. 19.50 habe ich die Darmreinigung gemacht (manchmal 2 Stunden) je nachdem. Jede Migräne, Blasenentzündung, Rheumaschübe, Nierenschmerzen, Grippe, Bronchitis, Husten, Asthmaanfälle etc. die Liste wäre noch viel länger… waren in kürzester Zeit mit den Anwendungen und der Darmreinigung „verduftet". Unsere Aroma-Therapie Behandlungen wurden als sehr entspannend bezeichnet. Ein Mann sagte zu mir: "Wenn ich einmal am Sterben bin möchte ich eine solche Duft-Behandlung auf meine Jenseits-Reise"…viele Jahre später habe ich mit diesen „Duftmassagen" Sterbende getröstet.

Die Geschichte mit Jan…. (siehe Artikel Gene) ist in diese Zeit gefallen. Dieser junge Mann der so viel Vertrauen zu mir hatte, geht eine Geschichte voraus: „Seine soziale (das war nötig damals in der DDR, dass man sich gegenseitig half) vielbeschäftigte und geliebte Omi hatte einen herzensguten Helfer für Haus und Garten. Dieser Mann wurde von einem Hirntumor mit viel Schmerzen geplagt. Als die Zeit es uns erlaubte haben wir für drei Wochen unsere „Praxis im Hotel" geschlossen und sind der Einladung zu dieser Omi gefolgt. Die Zollabfertigungen in Helmstedt waren „beschwerlich." Doch meine Papiertaschen mit Lebensmittel gefüllt, auch mit Leinöl, Leinsamen und Spirulina brachten Yvonne und ich mit Herzklopfen heil über die Grenze. Bald hatte ich eine Begegnung mit diesem Mann. Sofort „verordnete" ich strikt die reine Äpfel-Spirulina-Kur. Denn Äpfel hatte es genügend bei der Omi im Garten. Das war neu für diesen Mann, keine „Wurststullen" mehr in der Znünitasche zur Arbeit, sondern Äpfel. Dieser Mann war in einer solch grossen Not, dass er die „Apfel-Generalreinigung" während 4 Monaten strikt befolgte und war danach völlig gesund."

Jeder der sich selber mit Disziplin so behelfen konnte, hat immer die Möglichkeit körperliche „Ausrutscher" wieder selber aus zugleichen und das ist eine grosse Freiheit!
Wieder zurück im Hotel.
Eines Nachmittags hatte ich eine neue ca. 40 jährige Klientin, auch sie wollte die „exotischen" Kosmetik-Behandlungen ausprobieren, um ihre schmerzhafte Nierenbecken-Entzündung los zu werden, denn sie würde zu gerne mit der Familie für einige Tage nach Venedig fahren... Mit meinem Vorschlag sofort Darmbäder, Galvanotherapie, Spez. Schröpfmassage, Aroma-Therapie zu machen, und NUR noch unsere Spezial Früchte-Kost zu essen, war sie einverstanden. Diese Frau staunte über unsere hochwirksamen speziellen „Kosmetik-Anwendungen" die furchtbaren Schmerzen hatten wir innerhalb 2 Tagen im Griff. Wie alle andern Klienten musste auch sie mit positiven und konstruktiven Gedanken diese energetischen Behandlungen unterstützen, um damit die Selbstheilungskräfte zu mobilisieren.... An einem schönen Abend sagte sie mir, in ihrer überlegenen und stillen Art: „Ich bin Chefärztin in einer psychosomatischen Tagesklinik in Bielefeld. Gerne würde ich sie mit Yvonne in meine Klinik für Kurse einladen. Wenn es möglich wäre möchte ich, dass die Krankenschwestern und die Therapeuten diese erfolgreiche Methode auch lernen."
So kam es auch, einige Wochen verbrachten Yvonne und ich in dieser psychosomatischen Tagesklinik.... Es würde ein Buch alleine füllen welche Erfolge ich mit der Darmreinigung allein erzielt habe....dann noch die Aroma-Therapie mit der Impuls Schröpfmassage....dann Galvano-Therapie... dann positives konstruktives Denken... dann die vegetarische Ernährung und keinen Kaffee mehr.... Rauchverbot... Dieser edlen, aufrichtigen und neugierigen Chefärztin habe ich unendlich viel an Erfahrung zu verdanken. Aber eines möchte ich hier doch noch erwähnen: Diese Patienten hatten keine Ahnung, dass sie mit ihrem dauernden und anhaltenden negativen Denken ihre Psyche belasten und dadurch ihre Depression nährten. Vergangenheit ist vorbei, kommt nie wieder, sonst verpassen wir das - JETZT -

„Das hat mir noch niemand so gesagt, dass meine Depressionen mit meinem Denken zu tun hat." - Ich habe in der ganzen Zeit in der Klinik NIE einen positiv-denkenden Menschen angetroffen! „Die Menschen müssen lernen ihr Denk-Instrument richtig zu gebrauchen (Kurt Tepperwein CD Der Lebensführerschein)!" Es muss gelernt werden wie eine Fremdsprache, Schwimmen, Skifahren, Autofahren, Klavierspielen. Das war völlig neu in dieser psychosomatischen Tagesklinik.... Immer und immer wieder habe ich mit ihnen geübt: „Ich bin voller Freude!" ... die ganze Tonleiter (siehe Gedanken-Hygiene). Erst wenn sie versprochen haben, dass auf der Liege nur Schönes gedacht wird, habe ich sie mit der Aroma-Therapie belohnt. Diese neue und so erfolgreiche Methode die Depression rasch in den Griff zu bekommen, hatte einige Therapeuten voll überzeugt, aber auch einige erschreckt..! Yvonne hatte mit ihren 20 Lenzen grossartiges geleistet und konnte mit Erfolg, besonders viele junge Patienten beglücken und sind so wieder auf die Spur gekommen.

In den kommenden 4 Jahren konnten wir noch in mehreren Hotels unsere „exotische" aber sehr erfolgreiche „Bioenergetische Ganzheits-Kosmetik" vor-, aus- und einführen. (Kosmetische Aroma-Therapie, Darmreinigung, Ernährung) Noch heute sind mir mit Yvonne, die wunderschönen 4 händigen Synchron-Aroma-Massagen, unvergesslich! Liebe Yvonne herzlichen Dank für all deinen Einsatz und das Verständnis für deine Mutter, die ein Helfersyndrom hat. Nach diesen sehr glücklichen Jahren hatte Yvonne den Wunsch, die „Diplomierte Pflegefach DN2" zu absolvieren. Anfänglich unterstützte ich Yvonne nur zögerlich, aber später voll und ganz, denn eine medizinische Ausbildung kann für ihre alternative Orientierung nur befruchtend sein.

Durch die vielen herzlichen Beziehungen mit der Klientel wurde ich verschiedentlich „eingeladen", um ihre Angehörigen beim Sterben zu begleiten. Alle waren austherapierte Krebspatienten.

Die Erleichterungen, ja sogar Verbesserungen mit meiner Methode: Darmreinigung, Ernährung, Aroma-Massagen etc. die diese Menschen auf ihrer noch kurzen Erdenreise erlebten, war unbeschreiblich... Auf Wiedersehn!
Ein Jahr zuvor waren wir in A-Zell am See im Grandhotel eingemietet mit grosser Terrasse und sagenhafter Aussicht auf die Berge, so waren auch unsere Erfolge. Ein Arzt schickte Patienten in unsere schöne Praxis. Er wandte auch alternative Methoden mit grossem Erfolg in seiner Praxis an. Diese Methoden hatte er Praxis nahe und gesundheits-orientierten Fachleuten weitergegeben, dazu auch ich gehörte. Ich bestaunte seine Fähigkeit wie er die homöopathischen Mittel wählte und wie die wirkten... sagenhaft! Es entstand eine befruchtende Beziehung. In seinem Praxis-Badezimmer durfte ich die Darmreinigung (SPA für den Darm) unter Beweis stellen. Er gab mir auch schwierige Fälle. Zum Beispiel einen Mann mit schwerer Lebensmittel-Vergiftung der soeben vergiftet zurück aus Moskau kam... 2 Stunden lang habe ich diese anfänglich zögerliche Darmwäsche durchgeführt. Dieses Wohlbefinden das ich dem Mann mit der nassen Therapie applizierte war selbst für mich schlichtweg sensationell... Ich kultivierte mit seiner Frau das gigantische „Heilmittel" Weizengras an. Was wir WUNDERbares damit erreichen konnten würde alle Grenzen in diesem Buch sprengen. Es lag mir sehr am Herzen in möglichst kurzer Zeit alle „Register" zu ziehen .... Ich bin diesem neugierigen und offenen Mediziner unendlich dankbar, dass er mir die Gelegenheit gab in seiner Praxis mich mit meinen vielen Erfahrungen „auszutoben." Ich konnte mit ihm zusammen auch Vorträge halten, das bis heute meine Spezialität geblieben ist. Auch meine Früchte-Menü-Teller hielten Einzug auf dem Mittagstisch dieser Arztfamilie. Unvergesslich bleiben mir diese feinen Bergheidelbeeren-Teller! Und die Körbe Erdbeeren aus der Steiermark... 2 kg habe ich jeden Tag gegessen. Das Fleisch war bald kein Thema mehr, das leuchtete diesem Arzt ein. Mit seiner Dunkelfeld Mikroskopie Anwendungen konnte er die Patienten kontrollieren. Die vielen Darmreinigungen und die

Apfelkur die ich an seinen Patienten anwenden durfte, haben ihn so überzeugt, dass aus dem Badezimmer eine Wellness-Station für den Darm wurde. Zum Glück fragt die Natur nicht wem sie die Geheimnisse lüften will. Wir hatten in derselben Praxis teilweise dieselben Leute therapiert... er mit Dr. Titel hatte kranke Patienten und ich ohne Titel hatte verschlackte Kunden, irgendwann hatte auch er angefangen, den vielen Patienten den „Tarif" durchzugeben.... Bald hiess es: Der Arzt vom Graben „verschreibt" allen die Apfelkur und „streicht" das Fleisch! Ich hingegen erhielt den Kosenamen: „Apfellillie."

Mit seiner liebenswürdigen Frau hatte ich sofort ein sehr herzliches Verhältnis. Als Arzthelferin und Drogistin, hatte sie alle Voraussetzungen für meine „Exotische Kosmetik." Sie war eine begeisterte „Schülerin" und hatte das Händchen und das Herz für meine Bioenergetische Aroma-Therapie mit den feinen Düften. Später hatte sie noch das anspruchsvolle Masseur Diplom absolviert. Mit Freude und grossem Erfolg bietet sie heute noch in eigener Praxis verschiedene Therapien an. Inzwischen (seit 1993) sind wir die allerbesten Freundinnen geworden und befruchten uns gegenseitig. Ihre beiden wunderbaren Mädchen wurden damals, als ich ins Haus kam noch gestillt. Sie sind vegetarische „Früchtchen" und Vorbilder für die heutige Jugend geworden und bereiten allen nur Freude. Dieser ehemalige Schulmediziner erlebte wie die Darmreinigung und die Ernährung seine Arbeit erleichterte und vor allem die Wirkungsweise der allopathischen und homöopathischen Mittel massiv steigerte. Dieser „neugierige" Dr. med und erfolgreicher Arzt hat jetzt schon über 15 Jahre die Darmreinigung und die Ernährung als zentrale Therapie in seine Praxis eingebaut. Er hat schon lange nur noch selbstzahlende Klienten (Patienten), auch eine Filiale aufgebaut, zudem ist er jetzt spezialisiert für Fastenwochen mit Darmreinigung, SPA für den Darm.

An alle Ärzte! Zur Nachahmung empfohlen!

Seine älteste Tochter arbeitete lange als „Darmreinigungs-Spezialistin" und Praxishilfe in seiner Praxis. Sie hat soeben die Heilpraktiker-Ausbildung absolviert und arbeitet jetzt selbständig als Heilpraktikerin mit dem Schwergewicht Wellness für den Darm. Bravo! Unter Umständen wird diese Generation ein Einsehen haben und die edle, lebendige Nahrung als Heilmittel anerkennen und anwenden.

Nach der Ausbildung hatte sich Yvonne vor allem der Langzeitpflege, als selbständige Pflegefachfrau HF gewidmet, wo ich über viele Jahre auch meine Erfahrungen in der Betagten-Pflege einbringen konnte. Diese Jahre wo ich Tag/Nacht nur 4-5 Hoch-Betagte über 90 jährige Damen und Herren teilweise bis ans Lebensende pflegen durfte, waren wunderschön. Die herzliche Beziehung, ich würde sagen es war eine tiefe Liebe, die meine schöne Zeit mit den Betagten zierte. Auch da habe ich wieder meine Erfahrungen in der Darmpflege und Ernährung-Hygiene erleben können. Bei der Demenz und totaler Inkontinenz waren riesige Verbesserungen sichtbar, ansonsten hätte ich die schwierigen Aufgaben nicht gemeistert. Es war für mich selbstverständlich, dass die morgendliche Grundpflege bei meiner Klientel mit einer Darmreinigung „gekrönt" wurde. Wenn es einmal etwas schneller gehen musste, wollten meine Herrschaften auf diese gründliche Reinigung nicht verzichten. Als mein über 90 jähriger Klient (Arzt und bekannter Chirurg von Zürich) wegen einem Sturz ins Spital musste und auf seine gewohnte Darmpflege verzichten musste, war das Malheur gross - Verstopfung - Hämorrhoiden - Bauchschmerzen – Abführmittel - desolate Bescherung im Bett - Als ich ihn besuchte war jedes Mal die selbe Bitte: „Frau Eberhard jetzt machen sie endlich etwas, ich sage ihnen, holen sie den Schlauch, und spülen sie meinen Anus aus. Das sind solche „Tötsch" im Spital die geben mir nur Abführmittel!"… Leider konnte ich meinem lieben Herr Doktor nicht helfen. Auch dieser Mann hat wie Millionen andere erlebt, dass in einem top modern eingerichteten Spital, immer noch…. wie im dunklen Mittelalter der TOPF und der

TOPFSTUHL die Darm-Hygiene regiert. Oder in der Pflege von Betagten, Behinderten, besonders bei MS-Kranken immer noch die weitverbreitete unwürdige WC-Chirurgie angewendet wird. Dieser ehemals tüchtige angesehene Arzt und Segelflieger hatte mir von dem Darm-Problem auch in seinem Sport nicht vorenthalten und mir den letzten Ansporn gegeben, jetzt meine leicht anwendbare Innovation weiter zu entwickeln und zu patentieren, nämlich unsere mobile Sitzdusche HYDROCLEAN! Während meiner Betagten-Pflege habe ich erlebt, wie viele Kosten und Arbeit mit der Enddarm-Hygiene man so einsparen könnte. Die vielen Darm-Pflege-Defizite und die dadurch entstandene Mehrarbeit, sind enorm. Verstopfung und Inkontinenz haben gegenüber früher, nochmals deutlich zugenommen. Verstopfung und Inkontinenz sind KEINE Krankheit sondern FEHLERnährung und eine sehr grosse Verschlackung (volle Jauchegrube) des Körpers, sonst wäre eine Heilung auch bei 90jährigen Menschen mit der Ernährungs-Hygiene und der Körperreinigung nicht möglich. Es ist keine Behauptung von mir, sondern das Leben bestätigt jederzeit die Wahrheit. Für diese Windeln müssen in Schweden und Finnland ganze Wälder abgeholzt werden (Windeln sind CO_2 Schleudern).

Meine Lehr- und Wanderjahre habe ich noch nicht beendet, sie gehen weiter... aber eines möchte ich an dieser Stelle ihnen wärmstens ans Herz legen:

„Der Tod sitzt im Darm." Jeder Frau und jedem Mann, möchte ich diesen wahren Satz nicht vorenthalten und sie herzlich bitten, nehmen sie ihn mit Respekt ernst, die Leiden können nach den heute üblichen und herkömmlichen Interventionen sehr gross sein, der Darm wird verkürzt, aber sehr oft auch das Leben....

Gesundheitsförderung ist Gesundheitserhaltung

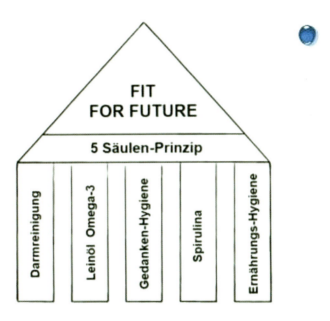

- Körperreinigung
- Körperregulierung
- Körperregenerierung
- Körperaufbau
- Körperharmonisierung

DAS 5 SÄULEN-PRINZIP

ist Körperrreinigung, Körperregulierung, Körperharmonisierung, Körperaufbau und Gedankenhygiene

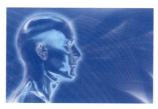

Gedanken-Hygiene

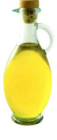

Leinöl

FIT FOR FUTURE

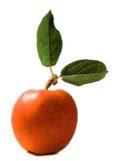

Ernährungs-Hygiene

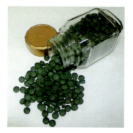

Spirulina platensis

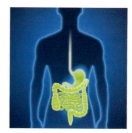

Darm-Reinigung

1. SÄULEN-PRINZIP

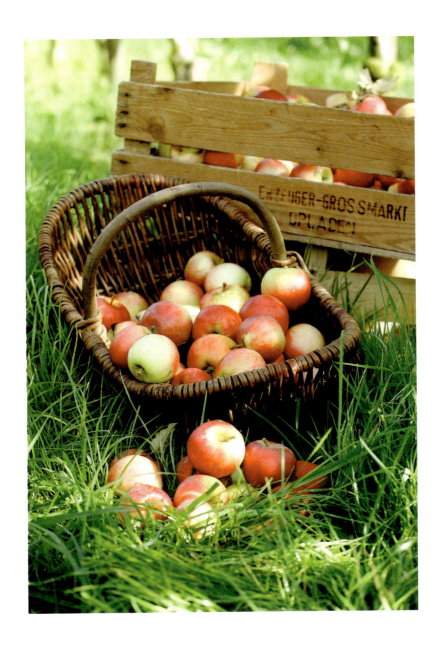

Der Apfel

„Wenn ich wüsste, dass morgen die Welt unterginge, würde ich heute noch ein Apfelbäumchen pflanzen."
(Der Reformator Martin Luther 1483 - 1546)

Diese Worte kann ich 10-fach unterstreichen! In meinem Leben durfte ich schon viele Länder auf dieser schönen Welt besuchen. Es gibt so viele fruchtbare Gegenden ohne Apfel- und Fruchtbäume, dafür viele, viele arme Menschen. Mein Herz ruft den Menschen zu, pflanzt Apfelbäume an. Wenn ich Reiseberichte anschaue, wo fruchtbare Orte gezeigt werden fehlen die Bäume mit den süssen Früchten. Viel wertvolles und fruchtbares Land in armen Kontinenten liegt brach. Jetzt möchte ich einen Aufruf an viele Entwicklungshelfer statuieren, helft den Menschen mit Apfel- Frucht- Öl- und Nussbäumen den Hunger und Durst zu bekämpfen. Weltweit könnten die Ernährungs-und Wasserprobleme gelöst werden, wenn diese wunderschönen und fruchtbaren Länder mit Apfel- Frucht- und Nussbäumen bepflanzt würden. Das ungesunde Wasser könnte den Bäumen gegeben werden, die es dann „recyceln". Früchte haben einen solch hohen Wassergehalt, dass praktisch kein Wasser mehr getrunken werden muss. Früchte geben keine Umweltbelastung. So wäre noch ein wesentlicher Beitrag zur Lösung der Umwelt-Problematik. Die Bäume wären für die Tiere und Vogelwelt auch ein Segen. Dazu kommt noch ein ganz wichtiger Aspekt, das ist die Beschäftigung. Die Menschen könnten sich am Gedeihen beteiligen woraus noch eine Ernte folgt. Es hat mehr als genug Nahrung auf dieser Erde!
Gerade das Armenhaus von der Sonne verwöhnte Afrika, könnte heute das schönste Paradies der Erde sein. Das ist nur meine Ansicht: Hätte man vor 30 Jahren mit den Milliarden von Entwicklungs-Geldern, die dort wohnenden Menschen geschult, wie man Apfel- Frucht- und Nussbäume pflanzt, könnten sich diese Erdenbewohner alle selber ernähren. Stattdessen wurden diesen Ländern Berge von Konserven-Dosen geschenkt.

Mit eigenen Augen habe ich in Süd-Afrika gesehen, wie in einem sehr fruchtbaren Gebiet Halden von leeren Konservendosen die Gegend „schmückten." Diese Menschen von der Mutter Natur begnadet mit Sonne und Regen, warten vor ihren Häuschen auf Medikamente, Milchpulver, Bohnen-, Getreide-, Mais- und Reissäcke. Die sie wiederum kochen und so werden ihre kostbaren noch verbliebenen Sträucher und Bäume verbrannt, statt dass man ihnen das Keimen lernen würde. Der Wassermangel ist so vorprogrammiert und die damit verbundene Mangel-, Fehl- und Unterernährung, weil essentielle lebendige Nahrung wie die Chlorophyll, Grün-Gemüse, Früchte, Ölsamen, Nüsse etc. fehlen. Das sind die wahren Ursachen von den vielschichtigen Krankheiten in diesen Ländern. Mit diesem Buch möchte ich sie liebe Leserin und lieber Leser, anregen, dass in diese Richtung weltweit etwas Unternommen werden MUSS. Wenn sie vielleicht Vitamin „B" haben und einflussreiche Menschen kennen, so tun sie etwas, damit diese bewunderungswürdigen Spenden in dauerhafte und segensbringende Projekte wie zum Beispiel in Früchte-, Öl-, Nuss-, Baumgärten und Leinsaaten fliessen.
Der Apfel mit Nüssen ist eine Vollwertnahrung von allergrösster Güte!

Als ich die erste Auflage dieses Buches schrieb, war ein furchtbares Erdbeben auf einer Insel in der Karibik. Die Hauptstadt von Haiti wurde dabei schrecklich zugerichtet. Wie staunte ich als ich im Fernsehen sah, wie die amerikanischen Soldaten einen vollen Lastwagen mit Säcke à 10 kg Reis verteilten. Eine andere Organisation verteilte voller Stolz Kochgeschirr! Dieser Reis müsste zuerst gekocht werden mit einer Strom- und Wasserversorgung, die zum grossen Teil auch zerstört wurde! Das wirft mir schon Fragen auf? Schade, dass die Amerikaner von ihrem nahen Florida nicht Früchte, Nüsse und Dörrfrüchte gebracht haben (leider wurden diese dafür tonnenweise nach Europa gekarrt). Diese herrlichen Orangen, Ananas, Mango etc. wären dringender für diese leidenden

Menschen nötig gewesen. Auch Kleinstkinder können schon Früchte essen besonders Mango, Fruchtfleisch ist keimfrei. Das hätte zugleich das Wasserproblem gelöst (Früchte haben einen hohen ca. 85 % Wassergehalt) und in vielen Menschen die Lust geweckt, dass das Früchteessen in heissen Ländern etwas feines und Rohkost etwas wunderbares ist. Früchte benötigen keine Verpackung! Kochen ist in heissen Ländern unnötig. Gar nie sah ich jemand während dieser Katastrophe Früchte und Nüsse verteilen. Auf diesem Inselteil hat es so wie so zu wenig Bäume, die mit dem Kochen wieder abgeholzt werden, von den Ärmsten die den Strom nicht bezahlen können. Auch da würde mein 5 Säulen-Prinzip, die Fehl- und Unterernährung, somit viele Krankheiten eliminieren. Bitte liebe Hilfsorganisationen seid doch bitte jetzt vernünftig und pflanzt in diesem sonnenverwöhnten Haiti Fruchtbäume an, mit den riesigen Mengen an Spenden-Geldern. Reis verteilen sollte verboten sein, sondern Samen aller Art die sie selber keimen könnten. Frucht-, Öl- und Nussbäume stehen in 30 Jahren noch, aber die Reissäcke nicht mehr.

Helfen sie den Menschen unabhängig zu werden, das ist doch ihre Aufgabe als Entwicklungs-Helfer (zur Entwicklung helfen)! Sie könnten jetzt ein Paradies aus dieser sonnenverwöhnten Insel machen und die Menschen würden es ihnen noch in 50 Jahren danken. Weil sie dadurch wieder den Frieden finden und eigenständig im Einklang mit der Natur ohne Armut leben würden.

Es gibt keinen Mangel, die Natur ist ÜBERAUS VERSCHWENDERISCH!

Geschichtliches über den Apfel

Der Apfel gehört zu den artenreichen Familien der Rosengewächse (Rosaceae).Es ist ein wundersames Gefühl, dass diese wertvolle und herrliche Frucht mit einer so schönen Blume wie die Rose verwandt ist. Die Apfelblüte hat grosse Ähnlichkeit mit der Wildrose. Seine Heimat ist jedoch Asien und ist vermutlich über die Seidenstrasse nach dem Vorderorient gekommen. Der Apfel ist eine alte Kulturpflanze. Schon die Römer kultivierten den Apfelbaum. Es ist bekannt, dass schon die ägyptischen Pharaonen grosse Obstgärten mit Apfelbäumen besassen. Auch die Syrer von Kleinasien pflanzten Apfelbäume an. Es gibt im Alten Testament der Bibel verschiedenste Hinweise auf den Apfel. So zum Beispiel im Buch der Sprüche 25, Vers 11: „Ein zur rechten Zeit gesprochenes Wort ist wie goldene Äpfel auf einer silbernen Schale…" Auch im Hohen Lied Salamons 2 Vers 3 ist der Apfelbaum erwähnt… In der griechischen Mytologie so ist die Rede, schmeckten Äpfel wie Honig und heilten (alle) Krankheiten. Es gibt Bilder aus dem Mittelalter, mit Mutter Maria wo das Jesuskind einen Apfel in den Händen hält. Vermutlich haben die Römer den Apfelbaum nach Mitteleuropa gebracht. Es ist bekannt, dass Karl der Grosse ums Jahr 800 Apfelbäume pflanzen liess. Schon früh im Mittelalter haben die Klöster Apfelbäume kultiviert. Man nimmt an, dass solche Obstgärten auch die Bauern anlegten und so besonders den Apfel zu verschiedenen Sorten heranzüchteten. Ende des 19. Jahrhundert gab es bereits in Europa über 200 verschiedene Apfel Sorten. Die Tradition geht weit zurück, dass man die Weihnachtsbäume und am Palmsonntag die Palmbäume mit Äpfeln schmückte. In der amerikanischen Volksmedizin wird der Apfel sogar „König der Früchte" genannt. Mittels dieser Frucht, so wird berichtet haben viele weitabgelegene Einwanderer sich mit dieser „Apfel Hausapotheke" selber helfen können.

Was der Apfel alles kann ....

- Der Apfel ist Bestandteil einer ausgewogenen Vollwert-Ernährung.
- Der Apfel enthält ca. 30 Mineral- und Vitalsubstanzen, die optimal in seinen 85 % Wasser eingelagert sind, die der Körper perfekt lösen kann.
- Der Apfel nimmt unter den Früchten eine neutrale Stellung ein, denn auch reichlicher Genuss schadet der Gesundheit nicht.
- Der Apfel ist eine ideale Frucht in Form von Saft für den Säugling.
- Der Apfel ist ein Hautpflegemittel, Hautverjünger, und Hautreiniger selbst hartnäckige Ekzeme können durch eine gezielte Apfelkur harmonisiert werden. Sogar rohes Apfelmus kann als Maske auf das Gesicht auftragen werden.
- Der Apfel ist eine grosse Unterstützung bei Grippe und Erkältung.
- Der Apfel ist bekannt, dass er hilfreich bei Konzentrationsschwäche ist.
- Der Apfel mit seinem hohen Gehalt an Vitamin-C ist er ein Muntermacher.
- Der Apfel ist das Regulierungsmittel bei der Darmsanierung, Darmverstopfung, Reizdarm, Durchfall etc.
- Der Apfel ist ein uraltes Magenheilmittel.
- Der Apfel hat einen ausgezeichneten Einfluss auf den gesamten Stoffwechsel und beseitigt den Mundgeruch. Dringend eine Körperreinigung vornehmen!
- Der Apfel ist eine grosse Hilfe bei akuten Leber-Galle Problemen.
- Der Apfel kann nach übermässigem Alkoholgenuss sehr hilfreich eingreifen.
- Der Apfel hilft beim Verdauen nach einer schweren und fettigen Mahlzeit.

- Der Apfel kann bei erhöhtem Cholesterinspiegel regulierend eingreifen. Doch 3 mittelgrosse Äpfel sollten es täglich schon sein. Dringend Fleisch und Wurst reduzieren!
- Der Apfel hilft auch den Diabetikern den Blutzucker zu regulieren. Der „Kaminfeger" putzt Diabetes-2 weg.
- Der Apfel wird auch Anti-Krebs Obst genannt.
- Der Apfel ist das Anti-Juckreiz Obst. (Juckreiz jeglicher Art ist eine grosse Verschlackung. Dringend eine Apfel-Generalreinigung durchführen. „Kaminfeger")
- Der Apfel hilft bei allen organischen Infekten und Entzündungen.
- Der Apfel ist überaus hilfreich bei Gicht und Rheuma.
- Der Apfel ist ein Reinemacher erster Güte bei Herz- und Gefässkrankheiten.
- Der Apfel hat bei allen entzündlichen Erkrankungen des Nervensystems eine beruhigende Wirkung.
- Der Apfel mit seinem hohen Anteil an Pektin ist der Kaminfeger unter allen Früchten. Das Pektin saugt die Körpergifte wie ein Schwamm auf und beschleunigt die Darmentleerung, damit die Gifte nicht ins Blut gelangen.
- Der Apfel kann durch das Pektin bei Blutern eine Heilung bewirken.
- Der Apfel hilft bei der Gewichts-Reduktion als Fettverbrenner.
- Der Apfel sorgt für eine schnelle Sättigung durch das aufgequellte Pektin.
- Der Apfel bewirkt in den Mundschleimhäuten eine Abneigung gegen den Nikotin-Genuss. Anti-Nikotin Rezept: Täglich 20 Äpfel essen zusammen mit zwei Tassen Leinsamen und nichts anderes mehr während 4 bis 5 Tage.
- Der reichliche Apfelgenuss in der Jugend kann vor Süchten schützen.

- Der Apfel enthält viel Phosphor, Frucht- und Traubenzucker, die die Müdigkeit vertreiben und rasch verfügbare Energie spenden.
- Der Apfel löscht den Durst, da er aus 85 % Wasser besteht.
- Der Apfel ist als einzige inländische Frucht das ganze Jahr über erhältlich.
- Der Apfel ist von Natur aus umweltfreundlich verpackt: Die Schale lässt sich mitessen und liefert gesundheitsfördernde Phytomine (sekundäre Pflanzenwirkstoffe).
- Der Apfel ist in der Küche vielseitig verwendbar und lässt sich zu herrlichem Apfelsaft pressen, einem natürlichen und erfrischenden Trendgetränk.
- Der Apfel wird jedes Jahr in einer Menge von rund 100'000 Tonnen (nur Tafelfrüchte) hierzulande produziert, ist also ein Stück Schweizer Landwirtschaft und Schweizer Herkunft.

Es gibt kaum eine Frucht die so viel in ihrer Hard- und Software anzubieten hat wie unser Apfel.

Viele Phyto-Wissenschaftler und namhafte Ärzte haben in den letzten 100 Jahren bewiesen, dass die "Naturazeutika" SEHR ERFOLGREICH ist. Heute kramen moderne Molekular-Forschungs-Ärzte in der "Mottenkiste der Natura-Therapie" und finden spektakuläre, krebshemmende und aufbauende Wirkstoffe! So Prof. Dr. med. Richard Béliveau. Er fand anti-angiogenetisches Potenzial in frischen Himbeeren, Erdbeeren, Heidelbeeren, Äpfeln, Haselnüsse, Walnüsse, Grüntee, Gelbwurz, Leinöl etc. die das Immunsystem unterstützen und zugleich das Wachstum von aggressiven Krebstumoren erheblich bremsen konnten ….

Leider handelte es sich bei seiner Entdeckung im Labor, nicht um pharmazeutisch nutzbare Moleküle sondern um frische, rohe pflanzliche Nahrung die nicht patentiert werden kann. So blieb der Zustrom vom grossen Geld aus… aber nicht die natürliche Wirksamkeit der Ellagsäure gegen Krebs…

Einer der Pioniere der "Naturazeutika" ist der bekannte Dr. Max Bircher–Benner. Wie wir in seinen vielen Publikationen lesen können:

„Es begann alles mit einem Apfel ... Im dritten Jahr seiner Praxis im Jahr 1894 erkrankte Dr. med. Max Bircher-Benner an einer Gelbsucht. Er lag mehrere Tage apathisch im Bett und ass nichts mehr. Da steckt ihm seine junge Frau papierdünne Scheibchen Äpfel in den Mund. Er fand es herrlich und ass so einen ganzen Apfel auf. Der fruchtige Geschmack des Apfels war das einzige Nahrungsmittel, das ihm nicht widerstrebte. Er ass einige Tage nur Äpfel und wurde gesund. Dr. med. Bircher-Benner von dieser Erfahrung geprägt, probierte er diese Rohkost an einer schwer Magenkranken Patientin aus....Auch sie wurde gesund. Nach weiteren positiven Erfahrungen mit den rohen Äpfeln, entwickelte er die Ordnungstherapie mittels Rohkost-Ernährung. Er vertrat die Meinung, dass die Strahlung der Sonne in den Pflanzen der sichtbare Ausdruck einer Schöpfungs- und Ordnungskraft ist. Dass jedes Lebewesen von dieser Lebensenergie durchströmt ist, die seine biologische Ordnung erhält. Den Pflanzen wird die Lebenskraft direkt von der Sonne mitgeteilt. Essen wir lebendige Nahrung was für den Menschen nur in pflanzlicher Form von Rohkost möglich ist, kommt uns so auch deren Lebenskraft und Ordnung zu gute. „

Nach über 100 Jahren können wir bestätigen, dass das weltbekannte Birchermüesli mit dem rohen Apfel und den anderen Früchten noch die volle Wirkung hat. An dieser Stelle könnte man noch viele erfolgreiche Ernährungs- und Erfahrungs-Mediziner anfügen. Sie alle haben wundersame Erfolge erzielt, sei es in alter oder neuer Zeit.

Dr. med. Dr. rer. nat. Christoph Raschka schreibt: "Zur Behandlung von Diarrhoe (Durchfall), Dispepsie (Verdauungsstörungen) sowie bei Hauterkrankungen werden die rohen Äpfel angewendet. Ebenfalls bei rheumatischen Erkrankungen, Nieren-,

Leber/Galleleiden und Arteriosklerose. Wie die Versuche gezeigt haben, fördert Pektin die Blutgerinnung."-

Der Wiener Kliniker Dr. med. Jagic erzielte mit Apfelkuren grosse Erfolge bei Nierenentzündungen, Wassersucht, Gefässerkrankungen. Auch bei der Gewichtsreduktion erzielte er mit der Apfel-Ernährung sehr gute Heilerfolge, da die Apfel-Wirkstoffe die Fettspaltung unterstützen, das Entstehen von Riesenfettzellen verhindern und den Appetit zügeln.

Der Feldarzt Dr. med. Kurtroff der während des Krieges eine Ruhrabteilung leitete, behandelte alle schweren Fälle nur mit Äpfeln. Die Kranken mussten 3 - 5 Pfund rohe Äpfel essen und bereits zeigten sich schon am 4. Tag Heilerfolge.

Es könnten noch viele Rohkost-Befürworter bis in die neuste Zeit aufgelistet werden, wie bereits schon erwähnt die beiden Molekular-Biologen raten dringend, Prof. Dr. med. Richard BELIVEAU und Dr. Denis CINCRAS: „Rohe farbige Früchte, sollten in der Ernährung von heute einer noch viel grösseren Bedeutung beigemessen werden."

Ein uraltes Sprichwort sagt, das heute noch seine volle Gültigkeit hat:

ÄPFEL IM HAUS HALTEN DEN DOKTOR RAUS!

Es gibt Stimmen, die behaupten man dürfe nach 16 Uhr nichts Rohes, auf keinen Fall Früchte essen, wegen der Gärung. Doch es ist grundsätzlich einzuwenden, dass ein gereinigter Darm normalerweise keine übermässige Gärung durch frisches Obst erzeugt.

Normal sollten nach 12 Stunden rohe Früchte oder Gemüse den Verdauungstrakt passiert haben. Nur wenn zu wenig gekaut wird, ein verschleimter Magen seine Aufgaben der Vorverdauung nicht mehr voll erfüllen kann und die Därme voll von alten, fauligen Speiseresten sind, behindern sie die rasche Darmpassage und es kommt zu Zersetzungsprozessen (Kompostierung) und zur Gärung.

(Das ist ein guter Grund zu meiner Apfel Generalreinigung „Der Kaminfeger" FIT FOR FUTURE. Diese hilfreiche Gesundheits-Vorsorge kann nicht genug empfohlen werden.)

Negative Schlagzeilen führen oft zu irrigen Meinungen:

"Obst und Gemüse enthalten Pestizide, die Krebs auslösen können." Die Vorteile eines gesteigerten Verzehrs überwiegen die möglichen winzigen Schadstoff-Spuren bei weitem. Das Waschen mit warmem Wasser und anschliessend gut abreiben mit einem Tuch beseitigt alle Rückstände.

oder

"Obst und Gemüse sind ungesund weil sie gentechnisch manipuliert sind." Die weit überwiegende Mehrheit der zurzeit verfügbaren Obst- und Gemüsesorten entstammt einer natürlichen Selektion.

Meine lange Erfahrung zeigt, nicht die Zertifizierung ist wichtig, sondern der tägliche Verzehr von einer Vital-Früchtemahlzeit und einer Vital-Gemüsemahlzeit. Nehmen sie den Weg auf sich und besorgen sie so viel wie möglich beim Produzenten direkt. Bestaunen sie die Blütenpracht im Frühjahr und hören sie dem Summen der Bienen eine Weile voller Ehrfurcht zu.

Der Körper benötigt dringend ca. 50 essentielle lebensnotwendige Substanzen die er täglich mit der Ernährung zu sich nehmen muss. Unwissenheit, Ignoranz und sogar mit Arroganz setzen sich die Menschen einfach über diese gigantischen Lebensgesetze hinweg und sind sehr erstaunt, wenn die Zellen chaotisch reagieren.

Die

Sprichwörter:

Der Apfel fällt nicht weit vom Stamm

Ein fauler Apfel steckt hundert gesunde an

Der schönste Apfel hat oft einen Wurm

Ein runzeliger Apfel fault nicht

In den sauren Apfel beissen

Der Zankapfel

2. SÄULEN-PRINZIP

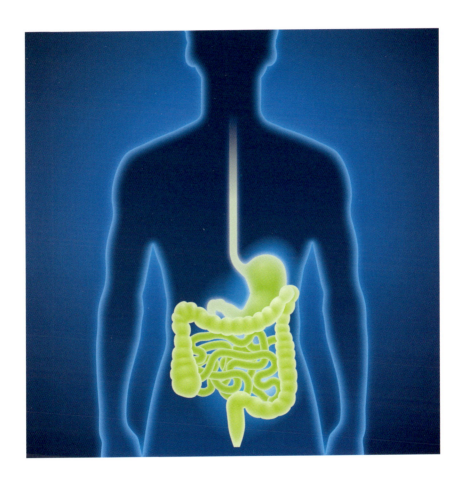

Die Darmreinigung ist die Wellness-Oase für den ganzen Körper.

Die Darmreinigung

Schon im alten ägyptischen „Ebers Papyrus" wurde 1500 v. Chr. die Darmwäsche erwähnt. Auch Hippokrates, 4. Jahrh. v. Chr. beschrieb die Verwendung des Einlaufs für verschiedenste Krankheiten. Bei unseren Vorfahren war die Darmspülung ebenfalls eine Akutbehandlung und Gesundheitsvorsorge. Sie wurde bei Jung und Alt vorgenommen. Der Darm mit seinen 400 Quadratmetern Kontaktfläche ist unser grösstes Organ. Ein gesunder Darm gewährleistet ein funktionierendes Immunsystem. 80 Prozent davon befinden sich in der Umgebung des Dünn- und Dickdarmes. Die Darmbakterien benötigen für ein gutes Gedeihen ein geeignetes Klima, ungesättigte Fettsäuren, Chlorophyll und Ballaststoffe. Unsere Nahrung kann Aufbau oder Zerstörung unserer Freunde, der Darmbakterien, im Darm auslösen.

Ein grosser Teil der Bevölkerung in der westlichen Welt leidet an Verstopfung (Obstipation), die immer von der Fehlernährung herrührt. Zu dieser Fehlernährung kommen noch die wiederholten Antibiotika-Therapien, Bewegungsmangel, Stress etc. die zusätzlich die normale Darmtätigkeit schwer belasten. Besonders die Verhärtung durch das Verweilen im Enddarm (Sigmoideum und Rektum) ist fatal, weil diese Gifte wie ein Suppositorium (Zäpfchen) wirken und den Körper den ganzen Tag mit diesen Toxinen überfluten. Nicht nur das, auch die stundenlangen Einlagerungen von hochgiftigen Substanzen zerstören das Darmgewebe und sind massgeblich am zunehmenden Enddarm-Krebs beteiligt. Durch die tägliche Enddarm-Reinigung mit dem von mir entwickelten HydroClean, werden die Lymph-Centren in der Leistengegend entlastet. Die wiederum direkt mit den Blutbahnen verbunden sind und somit der Entgiftung massiv entgegenwirken. Diese indirekte Massnahme unterstützt nicht nur den Enddarm, auch alle anderen Organe und insbesondere die Leber.

*Colon*Solutions

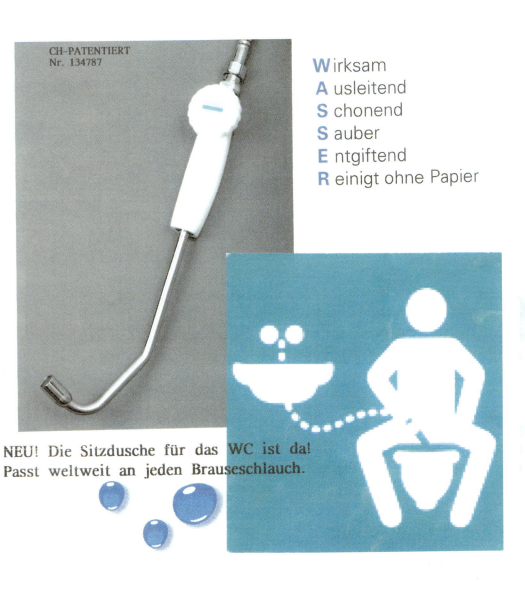

W irksam
A usleitend
S chonend
S auber
E ntgiftend
R einigt ohne Papier

NEU! Die Sitzdusche für das WC ist da!
Passt weltweit an jeden Brauseschlauch.

Verkrustungen, Verklebungen, Verschleimungen, Verharzungen und Kotrückstände aller Art füllen die Darmfalten (Haustren) aus. Im Laufe der Jahre wurde so Schicht für Schicht angehäuft bis nur noch eine kleine Höhle bleibt. Ausserdem kann es zu einer gesundheitsschädigenden Darm-Behinderung durch Verschiebung der Mikroorganismen kommen. Die Fäulnisbakterien, Würmer, Pilze nehmen überhand; sie haben eine ideale Brutstätte: dunkel, feucht und warm. Diese faulige Masse behindert den Weitertransport. Der Dünndarm kann nicht schnell genug entleert werden. So greift er zu einer Notmassnahme und wird auf Grund seines sehr guten Dehnungsvermögens länger. Auch der Dickdarm steigert so sein Fassungsvermögen.

Verstopfung ist immer: „Das falsche im Kochtopf - zu wenig schnell im Nachttopf". Die verlängerte Verweildauer des Darminhaltes ist für alle Körperorgane eine grosse Belastung. Durch das sich Unwohlfühlen werden bedenkenlos und massenhaft Abführmittel eingenommen. Diese sind aber nicht harmlos:

- Die Resorption der Nährstoffe im Dünndarm wird massiv gestört.
- Von der Dünndarmflüssigkeit (7 – 9 Liter) gelangt ein Teil in den Dickdarm.
- Durch die hohe Menge an Flüssigkeit im Dickdarm ist Durchfall die Folge und die Dehydratation.
- Dehydratation ist für den Organismus sehr belastend und fördert den Alterungsprozess.
- Demineralisation und Unterernährung fördern die Disharmonie des Körpers.
- Der Gewöhnungseffekt wirkt sich auf den gesamten Verdauungsablauf störend aus.
- Verändertes Hungergefühl kann eine Folgeerscheinung sein.
- Chemische Klistiere sind eine Kostenfrage und bei Enddarmprobleme nicht geeignet.

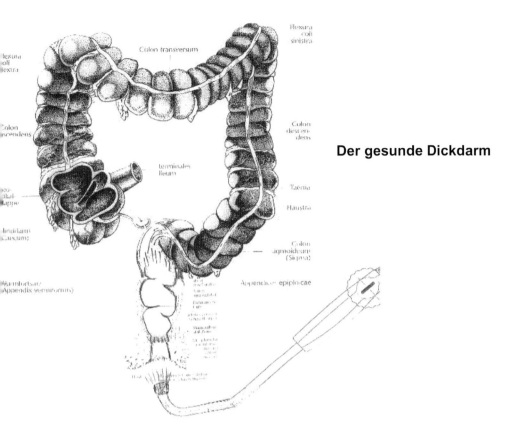

Der gesunde Dickdarm

Der Enddarm wird nur mit dem Wasserstrahl ausgereinigt."

Der kranke und verstopfte Dickdarm

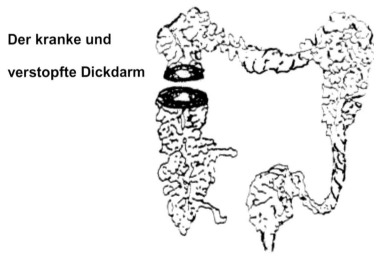

Was ist ein „Schwimmstuhl"? Stuhlgang der im Wasser schwimmt, ist leicht und enthält viele Gase. Das heisst es ist zu viel Nahrung angefallen, es wurde zu wenig gekaut, gesprochen beim Essen, mit offenem Mund gegessen, die Nahrung war zu übersäuert etc. „Schwimmstühle sind immer ein Alarmzeichen, dass die Assimilations-Organe (Magen, Leber, Gallenblase, Milz, Pankreas, Dünndarm) massiv überfordert sind. Diese Gase sind nicht harmlos, diese müssen eliminiert werden. Ich könnte mir vorstellen, dass diese Gase auch DIVERTIKULITIS verursachen. Durch die Gase vergrössert sich der Darm, dadurch kann in der Darmwand schwaches Gewebe ausstülpen. Diese Probleme haben Ende des 20. Jahrhunderts massiv zugenommen und weisen enge Parallelen zum wachsenden Verzehr industriell verarbeiteter Nahrungsmittel auf.

DIVERTIKULITIS ist nicht harmlos und zeigt immer eine Körperverschlackung an. DIVERTIKULITIS kann sehr schmerzhaft sein. Die Ernährung muss dringend umgestellt werden.
Gegenmassnahmen sind: „Sanfte Darmreinigungen mit dem HydroClean OT auf der Toilette, Einläufe mit Weizengras-Saft (auch Spirulina) und Leinöl, über den Tag verteilt mehrere Wochen lang mit Wasser verdünntes feingeraffeltes, rohes Apfelmus, Roter Bete, Karotten und immer mit der Leinöl/Hanföl-Creme zusammen essen (vorläufig kein Leinsamenschrot). Über den ganzen Tag verteilt ca. 40 Stück Spirulina platensis einnehmen. Erst später, für mehrere Wochen zu der beschriebenen Apfel-Generalreinigung „Der Kaminfeger" übergehen. Ohne einen sauberen Darm und der Ernährungs-Hygiene ist eine Regeneration nicht möglich.
In der Jogalehre gibt es eine Übung die heisst gaslösende Stellung „Pavanamuktasana". Auf einer weichen Matte und auf dem Rücken liegend, werden die Beine angezogen, angewinkelt werden sie von den Armen umschlungen, der Kopf hebt sich vom Boden ab. Mit der Einatmung sinkt der Kopf wieder zurück auf den Boden. Die Übung mehrmals wiederholen.

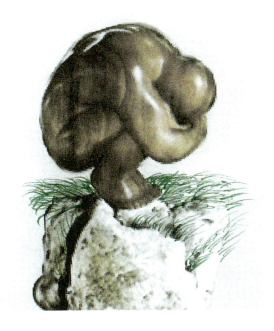

Von Natur aus würden wir für eine Defäkation auf den Boden kauern. So wie heute noch alle Naturvölker Ihre Notdurft erledigen. Mit der Bauchmuskulatur wird der Enddarm wie eine Handorgel zusammengepresst und somit optimal entleert.

Die moderne WC Anlage ist bis zu 50 cm hoch und lässt eine optimale Entleerung des Enddarmes nicht zu. Es bleibt zu viel Fäzes im Rektum. Dieser Kot verhärtet sich und durch die lange Verweildauer erhöht sich die Zunahme von Enddarm-Problemen ganz enorm.

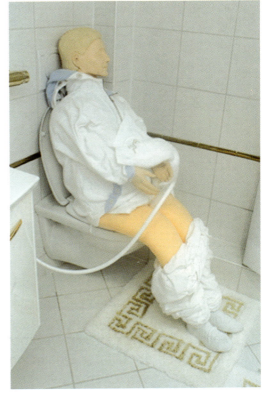

Dicke Bäuche bei Frauen und Männern sind oft die Folge von mit Kot verhärteten Därmen und eine grosse Bauchfettansammlung, die den Körper schwer belasten. Es ist wie ein überfüllter Staubsauger-Beutel, der auch dem Motor schweren Schaden zufügen kann. Es erfordert für den Motor Schwerstarbeit, weiterhin mit Anstrengung zu versuchen, Luft durch den verdreckten Beutel zu saugen. Es ist dann nur noch eine Frage der Zeit, bis der Motor stehen bleibt. Hilft es dann, an diesem Motor rumzubasteln, ihn abzuschrauben oder neue Teile einzusetzen, ohne den Staubbeutel zu wechseln?

Ein anderes Beispiel:

Wenn der Kamin völlig verrusst und die Ascheschublade völlig überfüllt ist, dann kann es im schönsten und besten Ofen kein gutes Feuer mehr geben. Es dürfte dann sicher falsch sein, einem solchen Ofen den Kamin zu verkürzen, weil er voll Russ ist. Es ist doch viel einfacher, den Kaminfeger zu bestellen der den Schornstein von allen Ablagerungen befreit. Dann wird der Ofen wieder viele Jahre seine Dienste leisten. Genauso verhält es sich mit unserem Körper.

Warum eine Darmreinigung unerlässlich ist

Wie bei den Fussreflexzonen befinden sich auch in und um den Darm Reflexzonen, welche mit den jeweiligen Organen verbunden sind. Durch die rhythmische, wurmähnliche Bewegung (Peristaltik) werden im gesunden Darm die Funktionen der zugehörigen Organe positiv beeinflusst. Durch extreme Darmdeformationen und Darmträgheit können dann diese Reflexzonen durch die natürlichen rhythmischen Massagen (Peristaltik) nicht mehr stimuliert werden.

Sind die Därme ausgedehnt, verändert und mit Abbauprodukten vollgestopft und somit durchsetzt mit vielen exogenen Keimen und Bakterien sind die Folgen heftige Blähungen und Unpässlichkeiten. Nicht selten sagen uns die Menschen, „mit dieser Rohkost geht es mir viel schlechter, seit ich mehr Früchte esse, geht es meinem Darm elender, seit ich das Gemüse roh esse habe ich es auf dem Magen."

Es ist klar, wenn die Menschen nur leblose Baustoffe zu sich nehmen, kann sich auch nicht viel regen. Wehe, wir kommen mit massiven Energien wie roher Früchte, Gemüse, Keimlinge, dann fangen die Zahnräder an, sich zu drehen. Ohne Reinigung bleibt es über Jahre dann ein Seilziehen.

Rohe Nahrung hat normalerweise eine viel kürzere Verweildauer im Verdauungskanal und somit ist sie leichtverdaulich. Früchte und Gemüse sind wie ein Schnellzug, gekochte Nahrung wie ein Bummelzug und gebratenes, frittiertes tierisches Eiweiss wie eine langsame Zahnradbahn.

Verbleibt die rohe Nahrung zu lange in den Därmen, kommt es zu „Kollisionen" unter anderem zu Gärungen. Ein weiterer Grund ist die Darmsymbiose (Kleinstlebewesen), die in Harmonie ist oder durch Antisymbiosanten (Parasiten, Pilze aller Art, Viren, exogene Keime und Bakterien) die das Darmmilieu massiv stören und es aus dem natürlichen Gleichgewicht bringen.

Es ist deshalb so wichtig eine gute Darmflora zu haben, weil die aus dem Dünndarm kommende Nahrung nochmals durchsucht wird auf Verwertbarkeit. Eine gesunde Darmflora ist nur möglich mit viel lebendiger Nahrung. Die Darmflora und die probiotischen Bakterien sind ein Verdauungshelfer für Vitamine K, B, B12, Biotin etc. Wiederum benötigen die erwünschten probiotischen Darmbakterien eine Behausung und das ist die Darmflora (Blumen). Die Ballaststoffe möglichst lebendig, sind die Nahrung der probiotischen Bakterien. Laktobazillen oder probiotische Bakterien sind zur Unterstützung im Handel erhältlich. Der grosse Feind für die Darmflora und die Wohnstätte der probiotischen Bakterien ist das Antibiotikum! Nur in dringenden Fällen nehmen! Viele Mangelerscheinungen und der grosse unstillbare Hunger resultieren oft von einer Schädigung der Darmflora und den probiotischen Bakterien.

DIVERTIKULITIS ist wie ich schon auf den vorigen Seiten beschrieben habe, eine sehr ernst zu nehmende und gefährliche Darmerkrankung. Wenn es zu Ausstülpungen des Darmgewebes kommt, dann ist immer eine langjährige FEHLERnährung und eine desolate Darmpflege die Ursache. Sofortmassnahmen habe ich schon beschrieben.

BLASENSCHWÄCHE. Nein diese Reklamen kann ich nicht länger anschauen, dass aktive Bergsteigerinnen Windeln im Rucksack zum Proviant mit einpacken müssen. In so „jungen" Jahren ist es immer die Körperverschlackung, die volle J…..grube, das tiefe Immunsystem und jahrelange FEHLERnährung an diesem körperlichen Desaster schuld. Mit meiner **Apfel-Generalreinigung** für Sportliche (nicht für Übergewichtige) garantiere ich, dass sie bei der nächsten Bergtour keine Windeln mehr einpacken müssen. Meinen Rat, sammeln sie mit Schere und Handschuhen jeden frühen Morgen einen grossen Sack Brennnessel. Zerschneiden sie diese und füllen damit 4 Krüge, giessen sie diese mit heissem Wasser auf (nicht absieben). Über den ganzen Tag trinken sie den grünen

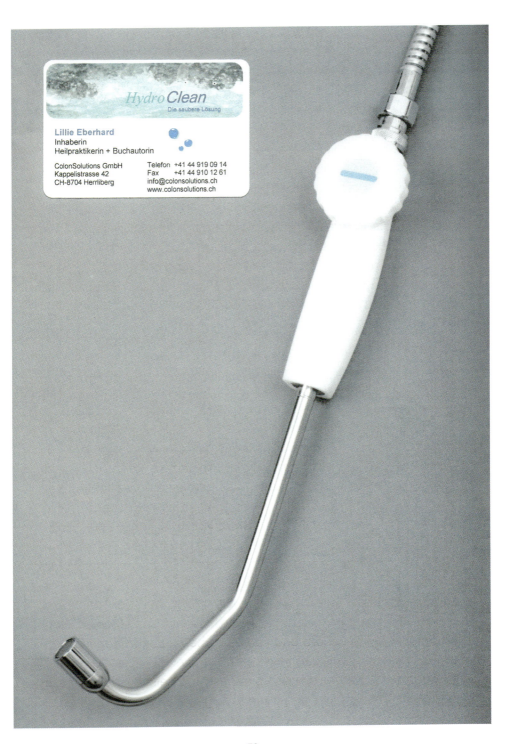

„Saft". Abends geben sie alle abgebrühten Brennnesseln in einen Krug und füllen diesen mit kaltem Wasser auf, so haben sie am Morgen früh gleich einen Basen-Trunk. Dazu essen und kauen sie gut 15 - 20 Äpfel, 2 Tassen gelben Leinsamen, Leinöl/Hanföl Creme, 30 Spirulina platensis mit dem Tee schlucken, sonst nichts anderes. Am Abend eine Darmreinigung (Wellness für den Darm) in der Badewanne, wie beschrieben vornehmen. Sofortmassnahmen sind: So oft wie es geht mit heisser Bettflasche den Rücken und den Bauch wärmen, Dampfbad von unten und aufsteigende Fussbäder. Solange bis sie keine Beschwerden mehr haben. Anschliessend unbedingt für mehrere Wochen strikt die Apfel Generalreinigung („Der Kaminfeger") durchführen. In den Rucksack bitte immer Lebensmittel wie Keimlinge, Früchte, Nüsse, und keine „Sterbemittel" mehr einpacken. In der Berghütte überlassen sie den anderen den Übersäuerungsschmaus. Von dem können sie postwendend wieder eine Blasenschwäche bekommen!

RHEUMA UND GICHT. Für schlanke und sportliche rheumatische Mitbewohner dieser wunderschönen Erde, leider mit einer vollen J…..grube, rate ich ebenfalls zu einer Apfel-Generalreinigung. Da sie in der Freizeit auch hart im Nehmen sind, können sie mit der vorprogrammierten Heilungskrise von einigen Tagen sicherlich gut umgehen. Bitte lassen sie sich nicht entmutigen, sie werden überglücklich sein mit der Schmerzfreiheit. Das Quantum an Leinöl (entzündungshemmend) müssen sie unbedingt erhöhen, sie können es teelöffelweise einnehmen, besonders bei argen Schmerzen. Ansonsten gehen sie gleich vor, wie bei der Blasenschwäche

ALLERGIEN was haben die denn mit dem Darm zu tun. Sehr viel, leider zu wenig bekannt, dass ca. 80 % des Abwehrsystems in der Nähe des Darmes beheimatet ist. Jede wirklich jede Allergie ist eine hochgradige Körperverschlackung und zeigt eine Überlastung an, Alarmstufe von höchster Gefahr, weil gravierende Schäden entstehen können, wenn das

Abwehrsystem nicht sofort entlastet wird. Alle Allergien werden mit dem rigorosen 5 Säulen-Prinzip das ausgerichtet ist auf REINIGUNG, REGULIERUNG, HARMONISIERUNG und KÖRPERAUFBAU innert 6 Wochen kuriert.

Sofortmassnahmen: Dringend eine begleitete Wellness-Woche für den Darm wäre ratsam, oder sofort gründliche Darmbäder in der Badewanne. Dringend empfehle ich keine „Sterbemittel" in den nächsten Wochen mehr zu sich zu nehmen.

DER REIZDARM ist weit verbreitet und wird der Tragweite, des Problems oft zu wenig Rechnung getragen. Aus meiner Erfahrung ist wiederum die FEHLERnährung schuld. Sonst könnte diese Disharmonie des Darmes nicht mit den rigorosen 5 Säulen Prinzip innert 2 - 4 Wochen behoben werden. Sofortmassnahme: Keine Sterbemittel (Artikel „Die vier wichtigsten Ernährungsformen"). Wenn ich sage keine dann mein ich auch keine mehr!

CANDIDA ALBICANS

Dieser Hefepilz befindet sich in jedem Körper des Menschen. Wenn aber der Hefepilz nicht in Schach gehalten wird von den probiotischen Darmbakterien, und zu wuchern beginnt, kann es zu Soor, Scheideninfektionen, Kandidose etc. kommen. Dann verdrängen die schädlichen Hefepilze die gesunden Darmbakterien noch ganz und auch die Darmflora bricht zusammen. Ein solcher Hefepilzbefall ist vor allem durch die FEHLERnährung entstanden. Dieser Pilzbefall kann auch zusätzlich noch psychische Ursachen begünstigen, wie ein Todesfall, Scheidung, Arbeitsverlust, Stress, Hochzeit und vor allem Antibiotikum, weil die Bakterien die Gegenspieler sind von den Pilzen. Diese Pilz- und Körperverschlackung kann zu einer MS-Erkrankung und für Allergien förderlich sein.

Gegenmassnahmen sind: Darmreinigungen mit dem HydroClean OT, viel frisch gepresster Weizengrassaft trinken, dringend eine Apfel-Generalreinigung mit VIEL Leinsamen, genügend Spirulina platensis und viele Keimlinge einnehmen. Einläufe mit verdünntem Weizengras-Saft 1:10 oder mit Spirulina Wasser 5 Tabletten pro Liter. Möglichst diese heilende Flüssigkeit lange genug im Darm halten. Weizengras-Presslinge mit Leinöl in den Enddarm applizieren.

MORBUS CROHN

Erstmals hat ein New Yorker Arzt Burrill B. Crohn dieses Darmproblem erwähnt, deshalb von ihm der Name. Es ist ein schmerzhaftes und sehr ernsthaftes Problem, weil durch die Entzündungen Darmgewebe zerstört wird und die Verdauung nicht mehr funktioniert. Im schlimmsten Fall kann es zu einem Darmdurchbruch kommen. Diese schweren Darmprobleme sind oft auch bei sehr jungen Menschen vertreten. ….

Vor nicht allzu langer Zeit, ist mir eine hübsche, schlanke, junge Dame begegnet. Sie hat mir vertraulich ihre Bauchschmerzen, ihre Verstopfung, ihre Esssucht geklagt und mir ihre Ernährung am gestrigen Tag verraten: „250 Gramm Mon Cherry Pralinen, 1 Stück Torte, 1 Stück Wähe, 1 Sandwich, 6 Tassen Kaffee, 8 Zigaretten, am Abend 1 Pizza mit Wein und in der Nacht noch hungrig naschen vom Kühlschrank….. So essen heute viele junge Leute und alle 7 Tage eine schmerzhafte „Darmentleerung" wie ich, ist auch bei vielen ihren Kolleginnen nichts Aussergewöhnliches."
Dieses wirklich herzige, hübsche, junge Menschenkind von ca. 23 Jahren, war noch mit Depressionen in ärztlicher Behandlung und musste Medikamente einnehmen. Ihr Arzt hatte sich nicht um die Ernährung und Verdauung dieser jungen Patientin gekümmert, was leider mit ihm noch viele andere Ärzte auch unterlassen… Alles fängt klein an, das ist meine Meinung!

Wenn ein Professor vom Unispital Zürich unter anderem schreibt:" Warum MORBUS CROHN besonders oft bei jungen Leuten auftritt, wisse man nicht so genau .... Heilbar ist diese Krankheit leider auch nicht....Genetische und immunologische Veranlagung auch Umwelt-Faktoren dürften eine gewisse Rolle spielen. .....".

Aber leider haben sie lieber Herr Professor in ihrem Bericht, nichts über die Ernährung verlauten lassen, schade. Schauen sie mal selber wie junge Leute manchmal essen, da muss das gesündeste Darmgewebe und schleimbildende Epithel zerstört werden. Dann müssten doch sofort grosse Mengen von aufbauenden und schleimbildenden Substanzen dem Körper wieder geliefert werden, die das Epithel und das zerstörte Darmgewebe wieder korrigieren. Wie ich schon erfolgreich erlebt habe, ist der Leinsamen, die Omega-3 Fettsäuren in Form von Leinöl, geriebene Äpfel und Spirulina platensis, all diese Produkte aus der Natur sind in der Lage gesundes Darmgewebe wieder aufzubauen und regulierend der Verstopfung oder dem Durchfall entgegenzuwirken. Es ist nicht die genetische Veranlagung, oh nein, Herr Professor, sondern die FEHLER-nährung ist an den vielen schwerwiegenden Disharmonien (Krankheiten) des Darmes schuld. Die gute Nachricht ist, dass die GESUNDE Ernährung, das Darmgewebe auch wieder GESUND werden lässt. Jedem Betroffenen mit MORBUS CROHN, rufe ich ernsthaft zu: SOFORT UND STRIKT sich über längere Zeit nur mit dem „Kaminfeger" ernähren um so dem Darm nur noch heilende Substanzen zu führen, damit der Durchfall gestoppt wird. Denselben Ratschlag und dazu wie schon bei CANDIDA ALBICANS beschrieben, habe ich einer ärztlich austherapierten Klientin mit MORBUS CROHN gegeben. Sie hatte damals eine Kosmetik-Grosshandels Firma und somit viele Damen als Kundinnen. Ihre weibliche Kundschaft hatte sie nach ihrem Erfolg, laufend mit der Apfel-Generalreinigung „infiziert". Die tüchtige Geschäftsfrau befolgte strikt mehrere Monate lang mein

Probleme bei der Darmentleerung
dann ist warmes Wasser die Lösung!

Für ein komplexes **Problem** ist der **HydroClean** eine einfache und saubere **Lösung**.... aktiviert das Nervreizleitungs-System

- Opstipation, schmerzhafte Darmentleerung
- Analabszesse, Analekzeme
- Hämorrhoiden, Wundstellen, Jucken, Brennen
- Blähungen, Fisteln, Fissuren, Mykosen
- Genitalsenkungen, Beckenbodendefekte,
- Harndrang, Inkontinenz, etc.

– Für Rollstuhl Patienten eine Erleichterung!

Ein Wasserstrahl mit einer top, top Wirkung!

<u>Reinigen ohne Papier</u>

„Der Kaminfeger" (siehe DVD) mit einem sehr hohen Anteil von ganzen Leinsamen und Leinöl. Sie wurde mit einer Traumfigur und einem herrlichen Darm-Wohlbefinden belohnt. Sollten sie von COLITIS ULCEROSA (Darmschleimhaut-Zerstörung) geplagt sein, würde ich ihnen dieselben Ratschläge wie bei Candida Albicans und Morbus Crohn geben. Unbedingt Weizengras-Presslinge mit Leinöl in den Enddarm applizieren. Eine begleitete Darmreinigung kann später eine gute Unterstützung sein.

Haben sie Vertrauen, die Natur mit ihren Enzyme, Vitamine und Phytomine etc. kann der Natur helfen, denn sie haben einen Code, der Selbstheilung heisst. Bedenken sie, bei allen tiefgreifenden Heilverfahren ist eine Reinigungskrise doch wohl zumutbar, weil viele Krankheiten, (wenn nicht alle) den Ursprung von einem toxischen Dickdarm haben. Ein gereinigter Körper hat die Möglichkeit, aus der lebendigen Nahrung die Schaltpläne zu lesen. Die gesetzliche Naturintelligenz ist die Chefin im Laboratorium „Wunderwerk Mensch". Die Baustoffe und die Baumaschinen auf einer Baustelle (die grobstoffliche Materie) können kein Haus renovieren, es werden auch (die feinstofflichen Energien) die Architekten, Ingenieure, Bauführer, Poliere, Handwerker und Handlanger dringend benötigt, um die schöne Wohnstätte und das wundersame Wohlgefühl der Seele zu erhalten.
Es ist für mich ein beruhigendes Gefühl, denn ich muss niemandem etwas beweisen:
DAS LEBEN BESTÄTIGT DIE WAHRHEIT! Und das seit Jahrtausenden, denn die Nahrung soll euer Heilmittel und das Heilmittel soll eure Nahrung sein. Zitat des berühmten Arztes aus dem Altertum, Hippokrates!

Das Buch „Die Ernährungs-Diktatur" von Tania Busse, Blessing Verlag. Warum wir nicht länger essen dürfen, was die Food-Industrie uns auftischt.

Die begleitete WC - Hygiene

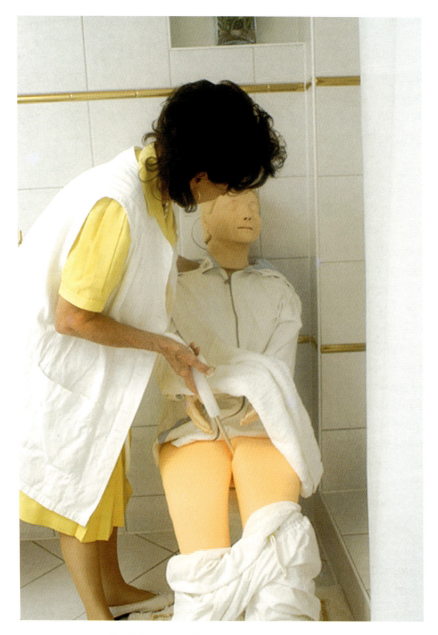

Bei Kindern, Betagten, Handy-Cape

DARMREINIGUNG LEICHT GEMACHT

Wellness für den Enddarm auf der Toilette

Alle Methoden die ich ausprobiert habe, sind nicht effektiv, unhygienisch und kompliziert. Aus diesem Grund habe ich mit meiner Tochter Yvonne zusammen den HydroClean eine Art Sitz-Dusche entwickelt. Diese WC-Sitz-Dusche ermöglicht eine sanfte Darmreinigung auf der Toilette ohne Papier. Die Aufgabe haben wir erfindungsgemäss so gelöst, dass das leicht bananenförmige HydroClean OT Gerät an dem Duscheschlauch angeschraubt und an der Armatur das Wasser an- und abgestellt wird. Dann wird noch die Temperatur reguliert. Mit dem Drehknopf am HydroClean wird der Wasserdurchlauf feinst dosiert. Durch die Warmwasser-Zuführung bei der Darmentleerung wird eine schmerzfreie Defäkation eingeleitet. Die tägliche, morgendliche und gezielte Ausspülung des Rektums werden Abführmittel absolut unnötig und die anderen unangenehmen End-Darmprobleme werden wie Hämorrhoiden, Fissuren, Analekzeme in kurzer Zeit beseitigt. Bei Anal-Beschwerden ist Hygiene sehr wichtig. Nassreinigung ist schonender als Reinigung mit Papier. Die frühe Inkontinenz, die rezitierenden Blaseninfekte bei Frauen und Scheidentrockenheit haben in den letzten Jahren massiv zugenommen durch Verschlackung und Übergewicht (Übersäuerung). Mein Rat dazu ist, dringend eine Apfel-Generalreinigung (Kaminfeger) vorzunehmen, damit diese unangenehmen und lebenserschwerenden Umstände beseitigt werden.

Gesundheit findet am Esstisch statt und nicht im Spital, beim Apotheker oder im Behandlungszimmer des Arztes!

HydroClean – Die revolutionierende Sitzdusche –
für die Hygiene des 21. Jahrhunderts
DIE SAUBERE LÖSUNG

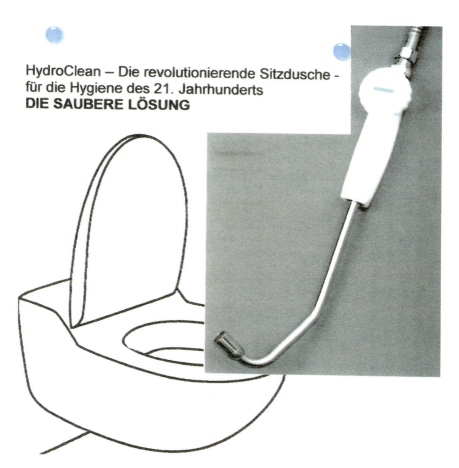

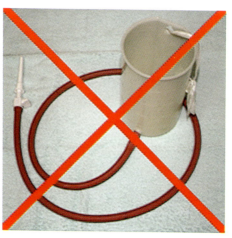

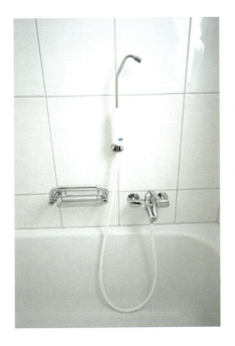

Dies ist die Sitzdusche HydroClean Typ OT. Wellness für den End-Darm und den ganzen Körper.

Der praktische WC Aufsatz für die Pflege und für sehr übergewichtige Menschen

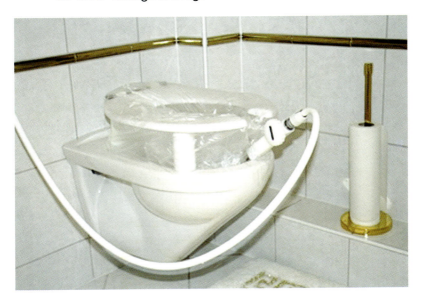

*Hydro***Clean** <small>PATENTIERT</small>

Typ OT, B-03,

Mobile Sitz-Dusche für die Intimpflege und Enddarmreinigung auf der Toilette.

Die Wellness-Oase für den Dickdarm.

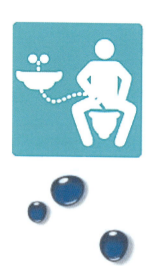
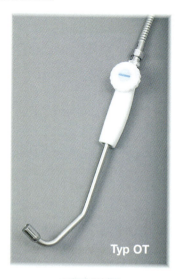

Typ OT

SWISS DESIGN
SWISS MADE
SWISS QUALITY

Intim- und Enddarmprobleme müssen nicht sein. Bequem auf der Toilette sitzend, führt der Anwender sein persönliches Hygiene- und Wellness-Programm durch. Schonend, diskret und entspannend ist eine Wassermassage auf dem WC. Mit der **HydroClean Sitzdusche** lösen sich dank individuell regulierbarem Wasserstrahl Verspannungen und die gewünschte Darm-Entleerung erfolgt schmerzfrei und natürlich. „Sana per aqua" (gesund mit Wasser) für den Darm und den ganzen Körper

Die portable Sitzdusche für das WC ist der ideale Reisebegleiter. So handlich, dass er in einer Toilettentasche Platz findet.

Beschwerdefreiheit leicht gemacht!

Die Sitz-Dusche HydroClean revolutioniert die Toiletten-Hygiene. Kleider werden nicht nass.

Die **HydroClean** Sitz-Dusche wird über einen im Handel erhältlichen Brauseschlauch (variable Längen) mit einem in der Nähe der Toilette vorhandenen Wasseranschluss mit der Mischbatterie verbunden. Die Wasserdurchlaufmenge lässt sich an der Armatur oder über den am Handgerät befindlichen Wasserzufuhrregler dosieren. Nach der Reinigung *muss* das Wasser immer an der Armatur abgestellt werden, weil aus Sicherheitsgründen immer Restwasser nachfliesst.

Der warme, Wasserstrahl im ganzen Intim- und Enddarmbereich wirkt wie eine sanfte Massage. Verspannungen lösen sich. Eine schonende und schmerzfreie Darmentleerung ist die Folge. Sana per aqua, Wellness für den ganzen Körper.

Die **HydroClean Sitzdusche** reinigt sich durch das kontinuierlich austretende Wasser automatisch. Ein Zurück-fliessen in das Wasserleitungssystem verhindert die moderne Dusche- oder Badewanne Armatur.

Das wasserreiche Abspülen mit der **HydroClean** Sitz-Dusche vor, während, und nach der Darmentleerung ist entspannend und wohltuend.

- Auch mit einer Hand zu bedienen -

Die Sitz-Dusche **HydroClean** ersetzt das Toilettenpapier und ist eine schonende Form der Intim-Reinigung. Gesundheits-Förderung und eine Dickdarmkrebs Profilaxe.

Wie führen Sie einen hohen Einlauf in der Badewanne durch

Die Apfel-Generalreingung ("Der Kaminfeger") muss mit den hohen Einläufen -unbedingt- begleitet werden. Nur so ist eine optimale Körperreinigung möglich. So können sie ein hohen Einlauf oder eine Dick-Darmreinigung mit dem HydroClean in der Badewanne durchführen.

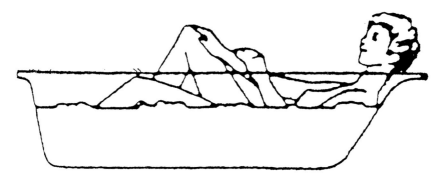

1. Halten sie genügend Tücher bereit
2. Sollte das WC weiter weg sein, legen sie Tücher aus um ein Ausrutschen zu verhindern.
3. Sorgen sie für eine ungestörte Atmosphäre. Entspannen sie sich mit schöner Musik.
4. Den HydroClean am Duscheschlauch montieren. Lassen sie ein warmes Bad einlaufen.
5. Bequem legen sie sich hin und halten den HydroClean in die Anus-Gegend. Geniessen sie zuerst den angenehmen entspannenden Wasserstrahl.
6. Versuchen sie mit der Muskulatur den Anus einzuziehen – dann wieder herausdrücken – einziehen – herausdrücken – einziehen – herausdrücken. Dabei immer den HydroClean in der Anus-Gegend. Das Einführen der Duschdüse ist nicht nötig. Versuchen sie das Wasser mit der Muskulatur einzuziehen.
7. Mit der Badewanne-Armatur oder mit dem Regulier-Knopf am HydroClean können sie den Wassereinlauf in den

Darm regulieren. Beginnen sie mit ganz wenig Wasser im Enddarm zu halten.

8. Sobald der Druck unangenehm ist, stehen sie auf, schlagen ein trockenes Tuch um sich und entleeren sie sich auf der Toilette. Krämpfe sind am Anfang etwas ganz normales. Massieren sie sich den Bauch. Mit Creme beschichtetes Papiertaschentuch sanft abtupfen (nicht putzen).
9. Sofort wieder ins warme Bad zurück. Lassen sie sich genügend Zeit bis zum nächsten Einlauf. Ein nasses heisses kleines Frottiertuch auf den Bauch legen.
10. Diesen Vorgang können sie JE NACH WOHLBEFINDEN mehrere Male hintereinander wiederholen. Verändern sie auch während des Einlaufes immer wieder die Lage. Einmal auf dem Rücken, mal seitlich, mal auf den Knien oder die Beine etwas auf die Badewanne aufstellen, um so das Wasser im Darm besser zu verteilen. Wenn sie auf der Toilette zum Entleeren sitzen, massieren sie sich den Bauch. Bei eventuell auftretenden Krämpfen oder stechenden Schmerzen sollten sie jedoch die Darmspülung beenden. Krämpfe sind immer Verhärtungen die sich jetzt lösen. Sind sie zuversichtlich diese lösen sich mit der KONSEQUENTEN Ernährungs-Hygiene.
11. Anschliessend begeben sie sich mit Bettflaschen in ein vorgewärmtes Bett. Die Bettflaschen legen sie sich auf den Bauch – Rücken – Füsse. Warme Füsse sind ausserordentlich wichtig!
12. Am nächsten Tag wiederholen sie diese sanften Einläufe um den Verklebungen und Verkrustungen Herr zu werden. Dieses tägliche Vorgehen wiederholen sie 10 Tage lang. Anschliessend nur noch alle 2 Tage. Zusammen mit der täglichen Enddarm-Reinigung auf der Toilette, sollten ihnen diese Einläufe grosse Erleichterung bringen. Ein Elektrolyte Verlust ist nicht möglich durch die grosse Einnahme von Spirulina platensis.

3. Säulen-Prinzip

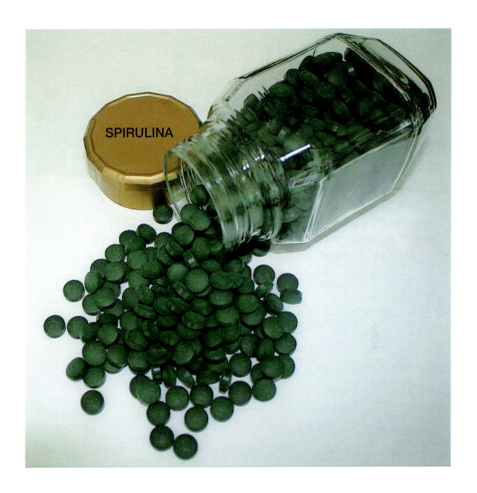

Spirulina platensis

eine blaugrüne Mikroalge

SPIRULINA PLATENSIS

Die grüne Sonnen-Oase für den Körper:

Spirulina platensis ist eine spiralförmige, blau-grüne Mikro-Alge, eine Wasserpflanze, die ausschliesslich in alkalischen, stark salzhaltigen Binnenseen, unter der heissen Sonne eines subtropischen Klimas gedeiht. Dieser Mikroorganismus darf nicht mit Süsswasser oder Meeresalgen verglichen werden. Für die menschliche Ernährung wird Spirulina platensis in speziellen Kulturen (Taiwan) gewonnen und nach der Ernte sprühgetrocknet und dient in pulverisierter Form als natürliches Nahrungsergänzungsmittel.

Eine Besonderheit der Mikro-Alge Spirulina platensis ist ihr Aufbau. Die Zellwand besteht aus Mucoproteiden, d.h. diese Nahrungssubstanz ist vom Verdauungsapparat leicht aufschliessbar, im Gegensatz zur Zellwand aus Zellulose der Meeresalgen oder der Hefe.

Unser Körper benötigt komplexe Wirkstoffträger, mit wertvollen Substanzen, in einem natürlichen Verhältnis und in nichttoxischer Konzentration.
Spirulina platensis ist ein natürliches Eiweiss-, Vitamin- und Mineralstoffkonzentrat, im Verbund mit Chlorophyll und Phycocyanin, ein Phycobiliproteid .
Nur ganz wenige bekannte Natursubstanzen kombinieren ein solch breites Spektrum lebenserhaltender Substanzen, wie Spirulina platensis. Keine künstlich zusammengestellte Kombination kann dies so harmonisch wie die Natur.

*Spirulina hat eine lange Tradition als Nahrungsmittel: Berichten zufolge war Spirulina bereits bei den Azteken vor über 1'000 Jahren als Nahrung vertraut. Auch die Bewohner im Gebiet des Tschad-Sees in Afrika nutzten Spirulina schon früh als Nahrungsmittel. In verschiedenen toxikologischen Studien wurde nachgewiesen, dass der Verzehr von Spirulina für den Menschen generell unbedenklich ist.

Enzyme und Aminosäuren (Proteine)

Alles was der Mensch ist (isst), ist (isst) er durch seine Proteine. Wenn Peptide mit über 100 Aminosäuren zusammengesetzt sind, ergibt dies ein Protein. Jedes einzelne Protein ist ein kompliziertes Gebilde aus Aminosäuren, deren Art und Reihenfolge im Erbgut eines jeden einzelnen Menschen exakt festgelegt ist. Der hohe pflanzliche Proteingehalt in der Mikroalge Spirulina platensis mit seinen 60 - 70 % der damit verbundenen wertvollen Aminosäuren wird in keiner anderen Pflanze erreicht. Es ist ein hochwertiges, vollwertiges Eiweiss mit 9 wichtigen und den 8 essentiellen Aminosäuren.

Interessanterweise enthalten die Proteine dieser Mikroalge die essentiellen Aminosäuren in einem Verhältnis, wie es bei tierischer Herkunft zu finden ist. Somit würde die desolate und tierquälerische Massentierhaltung sich erübrigen. Spirulina wird in grossen Becken an der heissen Sonne kultiviert. Es gäbe für alle Menschen auf dieser Welt genug hochwertiges Protein. Die Bauern könnten wieder weniger Kühe zur eigenen Freude und auch zur Freude der Tiere artgerecht halten. Für so ein arbeitsintensives und wertvolles feines Genussmittel „Milch" mit hoher BIO- Qualität wäre Fr. 4.- für den Bauer und Fr. 6.- für den Bergbauern pro Liter Alpenmilch korrekt und so könnten sie anständig mit weniger Tieren leben. Die Milch ist viel zu billig geworden und dadurch ist auch die Wertschätzung und Achtung der Bauern, den Tieren und der Milch gegenüber verloren gegangen! So ein wertloses Limonaden-Getränk kostet der Liter ca. Fr.2.- viel zu teuer! Wasser, Zucker, Aromas und Maschinen fabrizieren diese wertlosen Getränke. Bitte, bedenken sie, Milch kommt von Kühen, und diese müssen vom Bauern gefüttert werden. Im Winter frisst die Kuh ca. 20 Kilogramm Heu und im Sommer ca. 70 – 100 Kilogramm Gras. Eine Kuh braucht pro Tag ca. 80 – 100 Liter Wasser. Vor ca. 60 Jahren holte ich aus der Milchhütte für 51 Rappen pro Liter unsere 5 Liter Milch für den täglichen Gebrauch. Die Milchpreise sind eine Schande und eine grosse Ungerechtigkeit unseren fleissigen Bauern gegenüber. Viele mussten auch schon Haus und Hof verlassen aus Rentabilitäts-Gründen. Dazu kommt noch, die UTH-Billig-Milch, die stapelweise in den Supermärkten steht: Diese Proteine mit den wichtigen dreidimensionalen Molekularstrukturen sind zerstört!

Schon vor 30 Jahren haben Ernährungs-Wissenschaftler uns vor dieser Milch „Zerstörung" gewarnt, weil sie belegen konnten, dass die Assimilierung der UTH-Milch „für das Wunderwerk Mensch" sehr problematisch ist und nicht die Gesundheit fördert. Neurologen sehen einen Zusammenhang mit veränderten Eiweisstrukturen, Demenz und Altzheimer.

MIKRONÄHRSTOFFE: Katalysatoren für das Immunsystem

Vitamine

Der Vitamingehalt, einschliesslich Vitamin B12, ist sehr reichhaltig und liegt höher als bei Früchten und Gemüsen. So decken 6 gr. Spirulina ein Viertel des Tagesbedarfs an Vitamin B1 und das Doppelte des Bedarfes an Vitamin B12. Bisher hat man angenommen, dass Vitamin B12 nur in tierischen Nahrungsmitteln enthalten ist. Spirulina jedoch verfügt mit 2mg/kg sogar über 2,5 Mal mehr Vitamin B12 als die wichtigste B12-Quelle, die Rinderleber.

Phytomine

In der Kosmetik und Pflanzenheilkunde werden diese sekundären Pflanzenwirkstoffe Phytomine genannt. Zauberstäbe der Natur, voller Rätsel und Wunder aus dem Universum. Forscher gehen davon aus, dass diese 100 Tausende von sekundären Pflanzenwirkstoffen (Phytomine), grundlegend für unsere Gesundheit wichtig sind und diese eine unumstrittene und gesundheitsfördernde Wirkung haben. In Vitro-Versuchen und tierexperimentellen Untersuchungen bewirkten Phytomine antikarzinogen, antimikrobiell, antioxidativ, antithrombotisch, entzündungshemmend, verdauungsfördernd, cholesterinhemmend, immunmodulierend, blutdruckregulierend und wirken sogar Osteoporose und der Makula-Degeneration entgegen.

Spirulina platensis verfügt über sehr viele verschiedene Phytomine besonders einen reichlichen Carotinoidgehalt (davon gibt es über 700), vor allem Beta-Carotin. Bis zu 1'700 mg per kg werden gefunden. Zum Vergleich: bei Mohrrüben nur ca. 120mg/kg.

Das Pro-Vitamin Beta-Carotin hat eine wichtige Schutzfunktion als Anti-Oxidans. Es gilt als sehr wichtige Vorstufe der Vitamin A-Synthese. Die Carotinoide werden im menschlichen Organismus gespalten, wobei jeweils zwei Moleküle Retinol (Vitamin A) entstehen. Der Vorgang findet hauptsächlich in der Leber statt, wobei Leberzellschädigungen durch Alkohol und sonstige Schäden, durch falsche Ernährung sowie Umwelteinflüsse sich leistungsmindernd auswirken. Sämtliche Gewebe und Organe werden durch Vitamin A Mangel beeinträchtigt. Vor allem betroffen sind Augen, Haut, Schilddrüse und Sexualorgane. Über die Glucocorticoidbildung greift Vitamin A generell in hormonale Regulationsabläufe ein. Von allen menschlichen Organen hat die Retina (Netzhaut des Auges) den verhältnismässig höchsten Gehalt an Vitamin A. In den Photorezeptorenzellen (Lichtempfänger), fungiert Vitamin A als "Sehfarbstoff". Beim Sehvorgang wird Vitamin A verbraucht und muss entsprechend der Inanspruchnahme ergänzt werden.

Ein Mangel an Vitamin A führt zu Verschlechterung des Sehvermögens. Das kann bis zur Nachtblindheit (Unfähigkeit zur Dunkeladaption) gehen.

Das natürliche Nachlassen des Sehvermögens im Alter, aber auch durch Nachtarbeit, ist eine Indikation für Vitamin-A Ergänzung. Viel Lesen, langes Fernsehen, meist zur Abend- oder Nachtzeit, aber auch das Arbeiten am Computer-Bildschirm kann den Bedarf an Vitamin A um das 50fache erhöhen!

Die Bedeutung von Beta-Carotin **als Antioxidans und als freier Radikalenfänger** wird immer mehr erkannt. Spirulina platensis ist eine der besten natürlichen Quellen von Beta Carotin die heute bekannt sind. Der damit verbundene zellprotektive Effekt ist für unseren Organismus sehr wichtig, da er in der heutigen Zeit massiven Umweltbelastungen ausgesetzt ist.

Im Rahmen einer Krebsprävention wird Beta-Carotin von der Wissenschaft heute allgemein empfohlen. Eine Tagesmenge von 5 - 6 mg wird mit etwa 15 Tabletten Spirulina platensis erreicht.

Bei wissenschaftlichen Versuchen zur Stimulierung des Stoffwechsels waren natürliche Carotinoide dem synthetischen Beta Carotin überlegen.

Chlorophyll

Einer der wichtigsten Inhaltsstoffe von Spirulina ist das Chlorophyll, das in der Mikroalge pro Kilo bis zu 7'600 mg enthalten ist! Im Vergleich zu höheren Pflanzen ist bei Spirulina der Gehalt an Chlorophyll und Phycobiliproteiden zwei- bis dreifach höher. Diese photosynthetisch aktiven Pigmente sind chemisch mit dem eisentragenden roten Blutfarbstoff (Hämoglobin) des Menschen verwandt und verleihen Spirulina platensis ernährungsphysiologisch eine Spitzendarstellung. Chlorophyll fördert die Blutbildung umso intensiver, wenn gleichzeitig Eisen vorhanden ist. Auch ist bekannt, dass es fördernd auf die Herzmuskelkraft wirkt.

Die grüne Farbe von Spirulina platensis ist Ausdruck von einem der wichtigsten pflanzlichen Lebensvorgänge, denn erst durch das Chlorophyll gewinnt die Pflanze die wunderbare Fähigkeit, aus der Kohlensäure der Luft und aus dem Wasser organische Verbindungen, zunächst Stärke und Zucker, synthetisch herzustellen. Weder das Tier noch der Mensch sind zu ähnlichen biochemischen Leistungen fähig. Chlorophyll allein besitzt die Fähigkeit, das Sonnenlicht zu binden, d.h. bestimmte Licht-Quanten des gesamten Spektrums werden vom Chlorophyll resorbiert um so den als Kohlenstoffassimilation bezeichneten Vorgang zu vollziehen, bei dem aus CO_2 und H_2O die Grund- und Baustoffe der Zucker und Stärken entstehen. Es sind also Farbstoffe und Lichtquanten, die uns die grossen Nahrungs-Moleküle (Energieträger) aufbauen. Bei dem komplizierten Abbau dieser grossen Moleküle im Verdauungsvorgang wird die potentiell gebundene Sonnenenergie wieder frei und wirkt als kinetische (Bewegungs-) Energie im Körper.

Die Mikroalge Spirulina platensis, welche in subtropischem Klima, nur unter intensiver Sonnenbestrahlung gedeiht, ist eine Synthese aus Sonne und Wasser und enthält viel Chlorophyll. Spirulina Platensis wird heute in grossen Becken an der Sonne in Asien kultiviert. Aus dem Wasser nimmt die Mikroalge ihre Nährstoffe auf und wandelt sie durch Photosynthese in eine Vielzahl von Bau- und Betriebsstoffen - Aminosäuren, Vitamine, Mineralstoffe, Spurenelemente, hochungesättigte Fettsäuren, Beta-Carotin, etc. - die als Biokatalysatoren dem menschlichen Organismus zur Verfügung stehen.

Die grüne Pflanze ernährt alle Lebewesen, spendet darüber hinaus den Sauerstoff, ohne den kein Leben möglich wäre und bindet laufend die Kohlensäure, die am Grunde unseres Luftmeeres immer allzu reichlich vorhanden ist. Wir würden ersticken, wenn die Pflanzen dieses schädliche Kohlendioxid nicht laufend zum Aufbau der Kohlenwasserstoffe (Kohlenhydrate), von denen wir bevorzugt leben, benötigen würden. In unserem Körper herrschen analoge Verhältnisse. Je geringer die Aufnahme grüner Substanz (des Chlorophylls) als Nahrung, desto geringer ist auch die optimale enzymatische Bindung des

Sauerstoffs. Erst eine Ernährung, die entweder bevorzugt aus der grünen Substanz besteht, zumindest aber mit einer solchen hochwertigen Substanz aufgewertet wird, sichert uns eine optimale Sauerstoffbindung.

Im Gegensatz zu grünen Substanzen sind Samen (Getreide-Körner, Nüsse, etc.) sowie Hefen und Soja, insbesondere in der üblichen industriell aufbereiteten Form, arm an Chlorophyll. Die falsche Bewertung des Chlorophylls, des kostbarsten Nahrungs-Bestandteils überhaupt und ihr viel zu geringer Anteil an unserer heutigen Ernährung ist mitverantwortlich für die Zivilisations-Krankheiten.

In der Entwicklungsgeschichte der Flora und Fauna der Erde werden die blau-grünen Mikroalgen als erste Chlorophyll-Träger, als Muttersubstanz des Pflanzenreiches angesehen. Ohne diese gäbe es möglicherweise keine Sauerstoffatmosphäre, kein grünes Blatt, keine Frucht, keine Samen, aber auch kein Tier und keinen Menschen.

Das Chlorophyll und mit ihm die Mikroalge - wie Spirulina platensis - sind die Muttersubstanzen aller höheren Lebewesen.

Darum sind auch Natursubstanzen, welche im Sonnenlicht gedeihen, ihre Nährstoffe durch Photosynthese bilden und Chlorophyll enthalten, als Nahrungsaufwertung anderer auch künstlich zusammengesetzten oder in Laborprozessen entstandenen vorzuziehen.

MINERALSTOFFE

Die physiologische Konzentration von **Eisen** dürfte für Eisenmangelsyndrome (z.B. Eisenmangelanämie) eine prophylaktische Bedeutung haben. Überhaupt zeigt sich, dass die Blau-Grüne-Alge gerade die Hämatopoese in mehrfacher Hinsicht positiv beeinflusst. So sind mit Eisen, der Aminosäure Valin und

Vitamin B12 gleich drei "Blutbildungsfaktoren" in bedeutender Menge vorhanden.

Magnesium, einer der wichtigsten Mineralstoffe gelangt hauptsächlich mit dem Chlorophyll der Nahrung in den Körper. Mit seiner Hilfe wird das wichtige Niveau der Kalzium-Ionen-Konzentration im Serum aufrechterhalten.

Magnesium ist bei zahlreichen Stoffwechselvorgängen sowie für die normale Funktion der Muskulatur und der Nerven notwendig. Für Stoffwechsel und Leistung der Herzmuskelzelle ist Magnesium von entscheidender Bedeutung. Auch zahlreiche nervöse Beschwerden lassen sich auf Magnesiummangelzustände zurückführen.

SPURENELEMENTE

Unter den, in Spirulina platensis enthaltenen Spurenelementen kommt dem Selen eine wichtige Bedeutung zu. Der Mensch kann es nicht selber bilden und ist auf die Zufuhr von aussen angewiesen. Selen senkt die Toxizität einer Reihe chemischer Schadstoffe aus einer verschmutzten Umwelt, wie z.B. Kadmium, Thallium, Quecksilber, Blei und Nitrit. Chronischer Selenmangel führt zu Problemen des Immunsystems. Zusammenhänge zwischen niedrigem Selenspiegel im Blutserum und verschiedenen Funktionsabläufen im Organismus sind nach gewiesen worden.

Der Bedarf an Selenergänzung infolge selenverarmter Böden inden Industriestaaten wird noch zusätzlich erhöht, da zur notwendigen Entgiftung durch Umweltbelastungen, wie z.B. Schwermetallen, natürlich benötigtes Selen bereits vorweg verbraucht wird, sodass für die selenabhängigen Stoffwechselfunktionen leicht ein Defizit entstehen kann.

Wegen des Vorhandenseins von Lithium dürfte Spirulina bei Depressiven von Interesse sein.

FETTSÄUREN VOM OMEGA-TYP

Bei den Fettsäuren sind besonders die ungesättigten Fettsäuren hervorzuheben, da der menschliche Organismus nicht in der Lage ist, diese zu synthetisieren. Die Pflanzenwelt produziert diese Fettsäuren, die im menschlichen Organismus wichtige Funktionen erfüllen. Spirulina platensis enthält die essentielle Gamma-Linolensäure, eine Omega 6-Fettsäure. Aus diesen Stoffen und den Metaboliten (Umbauprodukte) gehen eine Reihe hochaktiver, kurzlebiger, körpereigener Wirkstoffe hervor. Bereits in niedrigsten Konzentrationen steuern sie eine Vielzahl von physiologischen Prozessen und immunologischen Vorgängen.

Sie haben Einfluss auf Erweiterung und Konzentration der Blutgefässe (blutdruckregulierend) sowie auf die Thrombozyten-Aggregation (Geldrollen - Blutplättchen-Aneinander-Lagerung).

Umfangreiche epidemiologische und klinische Studien deuten darauf hin, dass durch hochungesättigte Fette die Entstehung von Herz- und Kreislauferkrankungen vorgebeugt werden kann.

Die Nahrungsergänzung mit den Vitalstoffen der Spirulina platensis - im Sinne einer Substitution - strebt vorrangig die Wieder-Gewinnung, Erhaltung und Förderung der stofflichen Harmonie, von Leistungskraft und Vitalität in jedem Alter an.

> *Der Körper benötigt dringend ca. 50 essentielle lebensnotwendige Substanzen die er täglich mit der Ernährung zu sich nehmen muss. Unwissenheit, Ignoranz und sogar mit Arroganz setzen sich die Menschen einfach über diese gigantischen Lebensgesetze hinweg und sind sehr erstaunt, wenn die Zellen chaotisch reagieren.*

Spirulina platensis ist eine Nahrungsergänzung. Am besten werden die Nährstoffe mit viel Wasser und auf leeren Magen aufgenommen. Spirulina sollte vorzugsweise vor den Mahlzeiten verzehrt werden. Aber ich empfehle die Tabletten mit einem Steinmörser zu mörsern und über den ganzen Tag mit viel Wasser zu schlucken. Als konzentrierte bisweilen dringend erforderliche Nahrungsergänzung ist der Dauerverzehr sehr zu empfehlen.

Nebenwirkungen, auch bei langjähriger Dauereinnahme sind nicht bekannt. Ich persönlich nehme täglich über den ganzen Tag verteilt 15 bis 30 Stück und das seit 1978.
Die empfohlene Tagesmenge der Mikroalge Spirulina platensis, als Nahrungszusatz ist ca. 30 Tabletten pro Tag. Durch die grosse Umwelt Belastung ist der Körper auf Chlorophyll und Spurenelemente dringend angewiesen. Wir können nicht genug davon täglich konsumieren. Es ist ein „Anti-Aging" von feinster Güte.

Viele dieser Informationen über Spirulina platensis habe ich von Elisabeth und Richard Hau erhalten, die über viele Jahre an der Verbreitung von Spirulina platensis in der Schweiz massgeblich beteiligt waren.

Danke, Danke!

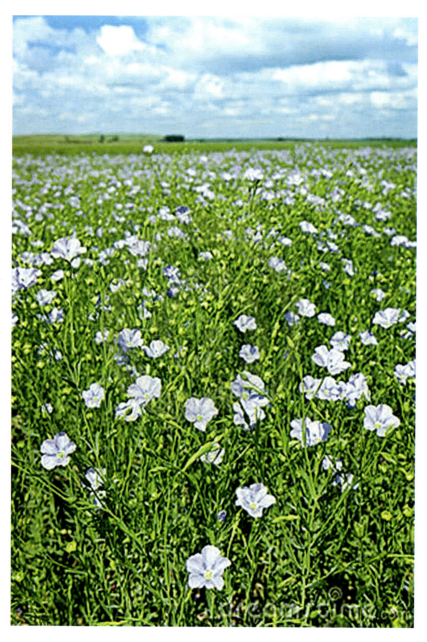
Blühendes Flachsfeld (Leinen)

4. SÄULEN-PRINZIP

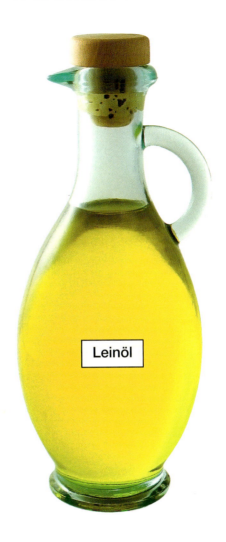

Leinöl enthält 50 – 60 % Omega 3

Es sind hochwichtige essentielle Fettsäuren, die der Körper nicht herstellen kann. Diese müssen täglich eingenommen werden, deshalb ESSENTIELL.

LEINÖL

Die Leinpflanze dürfte eine der ältesten Kulturpflanzen der Menschen sein. Es wird vermutet, dass in den gemässigten Regionen Afrikas, Asiens und Mitteleuropas schon vor über 400'000 Jahren Lein wuchs. So Simone Riel, sie ist Archäobotanikerin. Eine Ur-Pflanze der Zivilisation. Das Leinen-Tuch hat die Globalisierung eingeläutet. Die Segel der Welt-Entdeckungsreisen wurden aus Leinen hergestellt. Die grosse Verwendbarkeit, wie für Nahrung, Kleidung, im Wohnbereich die Aussteuer der Bräute, Bodenbeläge (Lionoleum) und Rohstoff für die Papierherstellung, hatte dieser Pflanze zu einer enormen Entwicklung verholfen. Bis Ende des 18. Jahrhunderts war Leinen ein durch nichts zu ersetzender Rohstoff. Die meisten Künstler vergangener Epochen malten auf Leinwand und mit Leinölfirnis, wie Rembrandt, Leonardo da Vinci oder Picasso. Dadurch ist auch viel Leinsamen angefallen der zu Leinöl gepresst wurde. Da Leinöl zum sofortigen Verbrauch bestimmt war, gab es überall kleine Ölmühlen. Noch im 19.Jahrhundert waren deren mehrere tausend in Europa noch im Betrieb. Es war das Speiseöl für die eher arme Stadt- und Landbevölkerung. Leinöl mit Quark dominierte mit allen Variationen in der Küche überall wo Leinsaat wuchs. Schweizer-Gastarbeiter die in Schlesien und Ostpreussen arbeiteten brachten diese feine Sauce mit. Es wurde schon sehr lange als sicheres Hausmittel für die verschiedensten Krankheiten eingesetzt. In meiner Ausbildung als Ganzheits-Kosmetikerin waren warme Leinsamenmasken ein Muss. Der Lein als Heilmittel hat eine sehr lange Tradition und reicht bis in die Antike zurück zum Ur-Arzt Hippokrates der 460-377 vor Christus lebte. Er war es der die Worte prägte: „Das Heilmittel soll eure Nahrung, und die Nahrung soll euer Heilmittel sein". Gleich hier möchte ich das wunderschöne Buch empfehlen: „Leinöl macht glücklich" von Hans-Ulrich Grimm. Aus diesem Buch habe ich einiges zitiert.

Mit den ultramodernen Methoden kann die Wirksamkeit des Leinöls heute erklärt werden. Es gibt keine Pflanze in unserer Nahrungskette die über 50 % Anteil an essentiellen Alpha Linolen Omega-3-Fettsäuren hat.

Wenn wir unseren Körper über die Nahrung mit kaltgepressten Samen-Ölen versorgen, ist er in der Lage verschiedene Fettsäuren selbst zu synthetisieren. Wobei jedoch höchstens eine Doppelbindung eingefügt werden kann. Fettsäuren mit mehr als einer Doppelbindung wie z.B. Linolsäure und Linolensäure, können vom Körper nicht hergestellt werden. Deshalb heissen sie essentielle Fettsäuren, weil sie täglich in unserer Nahrung vorhanden sein müssen. Linolsäure und Linolensäure, diese mittel- und kurzkettigen mehrfach ungesättigten Omega-3-Fettsäuren müssen als fertig vorgeformte Moleküle aus der täglichen Nahrung stammen. Sie sind für den Menschen lebenswichtig, weil der Körper sie als Ausgangsstoff für die Synthese vieler körpereigenen Substanzen und Hormone benötigt. Im Fall der Omega 6 (Alpha Linolsäuren) stellt das weniger Probleme dar, denn diese Fettsäuren sind in den Hauptzutaten der Ernährung ausreichend und in vielen Pflanzen-Ölen enthalten. Dagegen ist die adäquate Versorgung mit Omega-3 Fettsäuren (Alpha-Linolen) und (Gamma-Linolen) Omega-6 wesentlich schwieriger zu gewährleisten. Von allen Pflanzenölen hat das Leinöl am meisten (Alpha-Linolen) Omega-3-Fettsäuren ca. 52 - 58 ! Das Hanföl, Schwarzkümmelöel, Borretschöl und Nachtkerzenöl, sind Spitzenreiter von Gamma-Linolen Omega-6. Dies sind sehr wichtige und seltene Öle, richtige Zauberstäbe der Naturintelligenzen. Wichtig: Alpha Linolen und Alpha Linol unterscheiden sich massiv.

Die Alpha Linol Omega-6-Fettsäuren können im Körper zu entzündungsfördernden Molekülen synthetisiert werden, wenn zu viel zugeführt wird. Eine Verringerung der Omega-6 Alpha Linol-Fettsäuren kann folglich das Risiko für alle entzündlichen

Erkrankungen reduzieren. Omega-6 ist nicht gleich Omega-6. Es besteht ein grosser Unterschied zwischen - Linol und Linolen Fettsäuren. Hingegen kann der Körper Alpha-Linolensäure Omega-3-Fettsäuren und die Gamma-Linolen Omega-6 und unter anderem (siehe Artikel Spirulina, Gamma Linolen) auch in Eicosapentaensäure (EPA entzündungshemmend) und Docosahexaensäure (DHA) umwandeln. EPA & DHA sind hormonähnliche Substanzen die im Körper ein sehr wichtiges und weites Spektrum haben.

Alle Zucht Fischsorten haben weniger als 3 % Omega-3 Fettsäuren, deshalb können auch Lachs Fischöl-Kapseln heute nicht mehr als Omega-3 Lieferanten empfohlen werden. Fischöl aus Zuchtlachsproduktion ist kontaminiert mit Antibiotika, Pestiziden, Anti-Fäulnisprodukte, Chemikalien die das Fleisch rosa machen, etc. Fischöl ist dementsprechend kontraproduktiv für die Gesundheit. Um 1 Kilogramm Zuchtlachsfleisch zu gewinnen benötigt es 5 Kilogramm freilebende Fische. Im Fall von Chile werden hochwertige Sardinen die teilweise die Geschlechtsreife noch nicht erlangt haben aus dem Humboldt-Strom verfüttert. Somit ist es nur noch eine Frage der Zeit, dass dieser fischreiche und warme Meeres-Strom zu wenig Futter spendet. Dies ist dem Produzent sehr wohl bewusst, aber das grosse Geld geht vor. (ARD-SENDUNG vom 10. März 2010 „Lachsfieber Pazific-Zuchtlachsproduktion in Chile") Bitte Unterlagen besorgen, denn Abhilfe ist dringend nötig damit nicht noch mehr Tiere und Menschen leiden.

Der Leinsamen gehört zu den von der Wissenschaft erst spät „wiederentdeckten" natürlichen Heilmitteln. Die schleimlösende, reizmildernde, und entzündungshemmende Wirkung bei entzündlichen Prozessen des Verdauungsapparates, sind wundersam. Die Wirkungsweise des Leinsamens ist enorm breit gefächert.

Die im kaltgepressten LEINÖL enthaltene Alpha Linolen Omega-3 Fettsäuren sind wasserlöslich und für viele, weitere, wichtige Aktionen im Körper funktionell und strukturell mitverantwortlich u.a. :

- Als Ausgangsstoff für die Synthese wichtiger körpereigener Substrate und Hormone (Fortpflanzung).

- Zum Aufbau und Unterhalt der Zellmembran damit sie geschmeidig bleibt und sich für die Zellteilung ausdehnen kann.

- Die hochwichtige, körpereigene Schleimsekretion im Epitel intakt zu halten.

Wenn diese kurzkettigen funktionstüchtigen, elektronenreichen, bipolaren, biologischen, wasserlöslichen Alpha Linolen-Omega-3 Fettsäuren und die seltene Gamma Linolen Omega- 6 Fettsäuren fehlen, aber in grossen Mengen gesättigte und erhitzte Fette tierischen und pflanzlichen Ursprungs, oder sogar gehärtete Industriefette (Transfettsäuren) in den Zell-Membranen eingebaut werden, verlieren die Zell-Membranen die Geschmeidigkeit, Reaktions- und Funktionsbereitschaft.

Die Zellumhüllung (Membran) besteht aus mehrfach ungesättigten wasserlöslichen Omega-3 und Omega-6 Fettsäuren. Wo Wachstum ist, ist immer eine Bipolarität. Diese Zweipoligkeit dem elektrisch positiv geladenen Zellkern und der elektrisch negativ geladener Zell-Membran sind sehr wichtig, wenn aus einer Zelle zwei werden, dadurch wird der Umfang grösser und jetzt ist Elastizität gefragt. Das ist die Krux. Für jede gesunde Zellneubildung gehören die essentiellen mehrfachungesättigten Fettsäuren und die schwefelhaltigen Eiweiss-Anteile, die elastische Zell-Membranen bilden.

Bedenklich: Coopzeitung Nr.3 vom 19. Januar 2010:
"Von der Fritteuse in den Lastwagen-Tank - Klimafreundlich fahren – das geht mit altem Speise- und Frittieröl. Coop hat dafür nun zwei Lastwagen umrüsten lassen….."!

LOW FAT, LOW FAT, LOW FAT…….. WENN ICH DAS HÖRE ODER LESE DANN DENKE ICH IMMER, WIESO SCHREIT DA NICHT EIN MEDIZINSTUDENT AUF, DER LERNT JA SOEBEN, DASS:

„Die Reichweite der elektronenreichen essentiellen Fette als aktivierendes und lebensspendendes Prinzip in genügender Menge für unseren Körper entscheidend ist."

Wenn für die Haltbarmachung die Resonanz zu den elektronenreichen Systemen aus der Nahrungskette entfernt werden, wird die Resonanz zum Sonnenlicht für die lebende Zelle abgeschnitten… „Dr. Johanna Budwig

---

Es liegen Forschungen vor, dass wir über eine gewisse Zeit hohe Mengen an Leinöl verzehren können, ohne dass die geringsten Störungen auftreten. Zu diesen Forschungen gehöre auch ich. Bei grosser Anstrengung, Ueberforderung, beim Fasten, bei meinen vielen, langen Autofahrten nach Südfrankreich 1'000 km pro Tag habe ich 10 – 15 Esslöffel Leinöl zum mir genommen, 3 kg frische Apfelschnitze und dazu 30 Stück Spirulina gegessen.

Wussten sie, dass die trockene schuppige Haut immer ein Indikator ist, dass ein sehr grosser Mangel an Omega-3 essentiellen Fettsäuren im Körper herrscht.

Die Resorption der in ihre Bausteine aufgespaltenen Fette, fettähnliche Substanzen und die fettlöslichen Vitamine (A, D, E, K) lagern sich als Mizellen zwischen die kleinen Zotten (Mikrovilli) vom Zwölffingerdarm (Duodenum) und Dünndarm (Jejunum) ab. Der Abtransport der aufgenommenen Fette zeigt jedoch eine Besonderheit:

Nur die kurz- und mittelkettigen (funtionstüchtigen und wasserlöslichen) Fettsäuren gelangen über Diffusionsvorgänge in die Mikro- Blutkapillaren der Darmzotten und von dort über das Pfortadersystem zur Leber und schliesslich in den grossen Blutkreislauf als gutes VHDL.

Die harten und funktionsuntüchtigen Nahrungsfette die nicht in die Mikro-Blutkapillaren der Darmzotten passen, werden (sehr kompliziert) in wasserlösliche Transportvehikel (Chylomikronen) umgewandelt, um sie dann in die Lymphgefässe der Darmzotten abzugegeben. Diese Chylomikronen gelangen **ohne die Leber zu passieren** in den Milchbrustgang von dort in die obere Hohlvene und so direkt in das Herz. Unbiologische harte funktionsuntüchtige Fette gelangen als Chylomikonen in den oberen Blutkreislauf. Wenn eine grosse Blutfettansammlung von Chylomikronen das heisst schlechtes VLDL mit funktionsuntüchtigen Fettsäuren im Herzbereich ist, können sie das Herz, die Lunge, den Kopf und die oberen Extremitäten sehr belasten.

(Dies erklärt meiner Meinung nach zunehmender Hirntumor, Hirnschlag (wovon meistens Schläfenpartien im Hirn betroffen sind), Demenz, Altzheimer, Lungenkrebs ohne dass jemand je geraucht hat, zunehmender Brustkrebs, Lymphkrebs und Hautkrebs.)

Diese Chylomikronen stören massiv das 200'000 km lange Blutversorgungs-System und es leidet dadurch der ganze Organismus. Besonders wenn es an den guten Cholesterin VHDL mangelt.

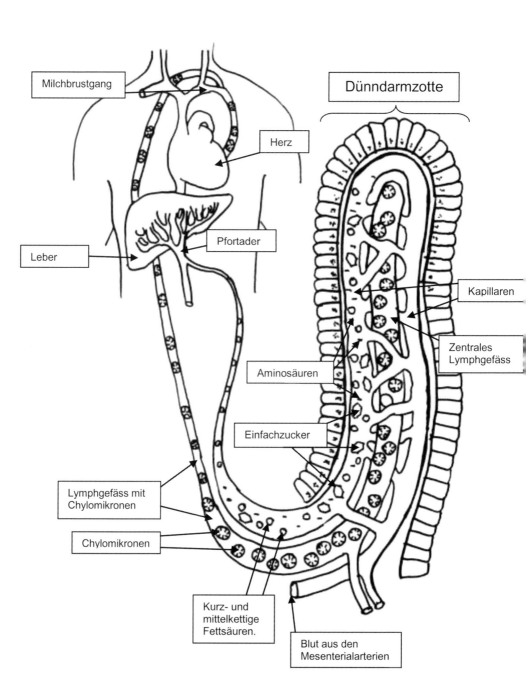

DAS CHOLESTERIN gehört chemisch zu den Steroiden einer Untergruppe der Fette, eine wichtige Ausgangssubstanz für Hormone, die Herstellung von Vitaminen und Gallensäure etc.

> *In der pflanzlichen Nahrung gibt es kein Cholesterin, nur in der tierischen Nahrung.*

Es sollte ein Gleichgewicht zwischen dem zugeführten und dem in der Leber synthentisierten Cholesterin sein. Ist ein zuviel an Cholesterin im Blut wird es an den Innenwänden der Blutgefässe abgelagert. Fatale Folgen haben die Ablagerungen in den Herzkranzgefässen (Herzinfarkt). Die schützenden, guten VHDL Cholesterin-Transportpartikel können aus den Blutgefässen die abgelagerten Cholesterine per Huckepack aufnehmen. VLDL schlechtes Cholesterin lagert sich vorzugsweise in den Blutgefässen ab. Der europäische Speiseplan hat zu viel tierisches Cholesterin. Arteriosklerose-Risiko! Bei erhöhtem Cholesterinspiegel ist die Ernährungs-Umstellung ein MUSS und sollte NICHT hinausgeschoben werden. Der Körper stellt nicht zu viel Cholesterin her, sondern wir essen über die tierische Nahrung zu viel.

> *Viele Betroffene nehmen diese lebensbedrohende Situation zu wenig ernst, denn die Ursache des erhöhten Cholesterinspiegels ist der Speiseplan und die Lebensweise. Mit unserem erprobten und erfolgreichen 5 Säulen-Prinzip normalisiert sich der Cholesterinspiegel wieder!*

MACHEN SIE DIE PROBE AUFS EXEMPEL!

Lange Zeit hat man einen Mangel an essentiellen kurzkettigen Alpha-Linolen Omega-3 Fettsäuren als eher selten betrachtet.

Mit der heutigen Sichtweise und den empfindlichen Diagnose - Möglichkeiten hat man herausgefunden, dass ein Mangel an essentiellen Alpha-Linolen Omega-3-Fettsäuren viel häufiger vorkommt. Das Fehlen ist für sehr viele Symptome verantwortlich. Die essentiellen mehrfach ungesättigten Alpha Linolen Omega-3 Fettsäuren sind bei der menschlichen Gehirnentwicklung und Gehirnfunktionen von besonders grossem Nutzen. Die Hälfte des Gehirngewichts, dem fettreichsten Organ in unserem Körper, besteht aus bioaktiven mehrfach-ungesättigten essentiellen Omega-3 und Omega-6 Fettsäuren.

Die Knochen/Knochenmark und die benachbarten Weichteile sind sehr fettreich. Obwohl heute die Menschen nicht mehr „krüppeln" müssen wie früher, sind viele nur mit der sitzenden Arbeit zum „Krüppel" und Invaliden geworden. Wenn die Alpha Linolen Omega-3 Fettsäuren fehlen, werden die harten und funktionsuntüchtigen Fettsäuren in diese Disken und Bänder eingebaut die dann zu wenig elastisch sind. Dazu kommen noch die Harnsäure Ablagerungen etc. Es sind NIE die „Abnützungen" schuld, sondern bioaktive Omega-3 Fett-Mangelernährung. Wie wäre es sonst möglich, dass nach einer Generalreinigung mit grossen Mengen Leinöl und die erfolgte Gewichtsreduktion „die Invalidität" verschwunden ist? MS-Patienten kann nicht genug zu einer dringend notwendigen (damit die Not gewendet wird) Generalreinigung mit Gewichtreduktion geraten werden. Des Weiteren zu einer Frischkost mit einem grossen Anteil von frisch gepresstem Leinöl ca. 15 Teelöffel pro Tag. Ich habe erlebt, dass nach 3 Wochen eine gelähmte MS Frau sich auf den Tisch stützend, langsam, aber schmerzfrei um den Tisch gehen konnte. Bei dieser schokoladensüchtigen MS kranken Frau habe ich eine solch desolate Darmpflege angetroffen, da muss der gesündeste Mensch krank werden. Damit diese hochenergetischen Fettsäuren (Nervennahrung) wirken können, muss der Darm zuerst ausgereinigt werden. Bei einem Ölwechsel am Auto muss zuerst das alte Öl abgelassen werden, bevor neues Öl eingefüllt wird…

In der Schwangerschaft ist die Alpha Linolen Omega-3 Fettsäure ebenfalls unentbehrlich und ultimativ. Während der Stillzeit sollten die Mütter unbedingt für die Entwicklung des Kindes Leinöl einnehmen. Auch in der Kinder- und Jugendernährung sind die heranwachsenden Wesen auf viel naturbelassene Alpha Linolen Omega-3 Fettsäuren dringend angewiesen.

LEINOEL MACHT FROH UND GLÜCKLICH ! ES IST DER NERVENZELL-ARCHITEKT 1. GÜTE !

Auch ein gut funktionierendes Immunsystem benötigt täglich bioaktive essentielle Alpha-Linolen Omega-3 Fettsäuren, um den permanenten biochemischen Marathonlauf gegen die Viren, Bakterien, degenerativen Zellen etc. zu bewältigen.

"Eine Veränderung der Ernährungs-Gewohnheit mit einem grossen Anteil von Früchte , Gemüse und einer deutlichen Steigerung des Verzehrs von Leinöl Alpha-Linolen-kurzkettigen Omega-3-Fettsäuren, ist ohne Zweifel ein geeignetes Mittel, um sich vor vielen Zivilisations- und Wohlstands-Krankheiten wie auch Krebs zu schützen." (Prof. Dr. Biochemiker und Molekularforscher Richard Béliveau & Dr. med. Denis Gingras). Laut ihrem neusten Buch: „Krebszellen mögen keine Himbeeren."

Dr.med. David Servan Schreiber, Neurowissenschaftler, schreibt in seinem Buch von 2007: "Das Anti Krebs Buch"

„Es gibt eine Ernährung die den Krebs maximal fördert und das ist unsere gegenwärtige Ernährung in der westlichen Welt. Dagegen gibt es viele bioaktive Pflanzen, Früchte, Nüsse, Öle, Gewürze die signifikant, als Antikrebsmittel oder als „Naturazeutika" bezeichnet werden können. Der Krebs kann nur gedeihen, wenn er den ernährungsbedingten Nährboden hat. Nur davon ist der grosse Teil der Krebsforscher Lichtjahre entfernt."

Dazu ist nur zu sagen: „Das Leben bestätigt die Wahrheit."

Schon in den 50er Jahren haben zahlreiche Wissenschaftler die in Mode gekommenen gehärteten und haltbar gemachten Fette erforscht und auf die Krebsförderung unentwegt aufmerksam gemacht. Besonders Dr. Johanna Budwig, Biochemikerin und Physikerin hatte grosse Anstrengung für die Verbreitung des kaltgepressten Leinöls in der täglichen Nahrung gemacht. So schreibt sie:

„Wenn aus der Nahrung elektronenreiche Systeme entfernt werden, zwecks Haltbarmachung, so wird die Resonanz zur Sonnenenergie abgeschnitten. Die lebenden Moleküle sind beteiligt, dass reine Energie zu Materie wird."

Für ihre wahren Aussagen wurde sie damals, leider von der medizinischen Wissenschaft nicht belohnt. Obwohl sie tausenden von Krebskranken mit ihrem "Budwig-Müesli" helfen konnte, sogar Wissenschaftler, die sie zuvor bekämpft hatten.

Am 2. November 1959 hielt im Kongresshaus in Zürich Frau Dr. Budwig ein Vortrag: <u>„Fette als wahre Hilfe gegen Krebs, Herzinfarkt & Arteriosklerose"</u>

Ein hochaktueller und neuzeitlicher Vortrag auf bräunlichem vergilbtem Papier…

KURZUM, ESSENTIELLE MEHRFACH UNGESÄTTIGTE FETTSÄUREN BESONDERS ALPHA LINOLEN OMEGA-3 Fettsäuren sind im Leinöl, pro Liter Öl, über einen halben Liter enthalten, das ist enorm. FÜR ALLE KÖRPER-FUNKTIONEN UND DIE REGENERATION DER ZELLEN IST SOMIT LEINÖL VON ALLERGRÖSSTER WICHTIGKEIT!

Über Jahrzehnte hat man die lagerungsfähigen, industriellen, gesättigten und lahmen Transfettsäuren als Öle und gehärtete Fette bedenkenlos konsumiert.

Seit kurzem muss die Nahrungsmittel-Industrie die funktionsuntüchtigen harten Trans-Fettsäuren auf ein Minimum reduzieren, da sie bewiesenermassen Krebs und andere chronisch entzündliche Leiden erzeugen. (Das hat Frau Dr. Budwig schon vor 60 Jahren gesagt!)

Was sind Transfettsäuren: Die von der Food-Industrie verarbeiteten Fette/Öle werden nicht mehr ranzig daher lagerungsfähig. Aber sie sind nicht mehr lebendig. Sie werden erhitzt, über 200 Grad Celsius! Für eine bessere Ausbeute raffiniert, gebleicht und entdeodoriert. Die chemische Zusammenstellung der mehrfach ungesättigten Ölmoleküle wurden verändert, sind energetisch blind, stumm und passen nicht mehr als Bausteine in die biochemische Architektur unseres Körpers - das heisst, von der Natur unbekannte Fettsäuren, sind zellschädigend.

Die naturbelassenen essentiellen wasserlöslichen mehrfach ungesättigten Alpha Lionolen Omega-3-Fettsäuren und Alpha Linöl Omega-6-Fettsäuren im LEINÖL sind sehr empfindlich auf Licht, Sauerstoff und Wärme. Sie werden dadurch schnell ranzig und verändern den Geschmack.

Jede Erwärmung über 45 Grad zerstört wertvolle Substanzen und über 80 Grad Celsius werden sie sogar giftig für den Organismus. DAS LEINÖL muss nach der Kalt-Pressung wie Milchprodukte, frische Früchte und frisches Gemüse behandelt werden. Das ist der Hauptgrund, dass dieses lebensnotwendige Öl in den Regalen der Supermärkte fehlt. Das heisst kühl lagern und bald konsumieren. So erhält das sehr wertvolle LEINÖL keinen Eigengeschmack und lässt sich zu herrlichen Gerichten verwenden. Verändern sie doch einfach eine Zeitlang ihre täglichen Nahrung und verwenden sie nur noch Leinöl (entzündungshemmend und regenerationsfördernd).

Produkte-Hinweise im Inhaltsverzeichnis beachten.

Leinöl

Nährwertangaben und Zusammensetzung

Gesättige Ölsäure		**ca 10 %**
1 – fach ungesättigte	**Ölsäure**	**ca 17 %**
2 – fach ungesättigte	**OMEGA 6**	**ca 15 %**
3 – fach ungesättigte	**OMEGA 3**	**ca 51 %**
ALPHA – Linolensäure		
3 – fach ungesättigte	**OMEGA 6**	**ca 0,2 %**

GAMMA-Linolensäure (sehr selten vorkommend und sehr wichtig, mehrheitlich in Hanföl vorkommend)

Unter anderem: Vitamin A,D,E,K Mineralstoffe und Betakarotin.

Hanföl hat einen hohen Anteil an seltenen Fettsäuren und anderen essentiellen wichtigen Substanzen die ein enorm breites Spektrum ihrer Funktionen haben. Es ist sehr zu empfehlen, dass auch die anderen drei Öle im täglichen Speiseplan einen obligatorischen Platz haben, wie das:

Schwarzkümmelöl käuflich 250 ml
Borretschöl in Kapseln
Nachtkerzenöl, käuflich 100 ml

Mit dem Leinöl zusammen haben wir eine optimale Versorgung, für das Zellwachstum, für das Gehirn, die Sehzellen der Augen, die Keimdrüsen und dem Entzündungsgeschehen entgegenzuwirken. Die Einnahme dieser 5 Öle ist zwingend um eine Regeneration aller Körperzellen zu unterstützen.

Das Leinöl ist die Königin der Alpha-Linolen Omega-3 Fettsäuren

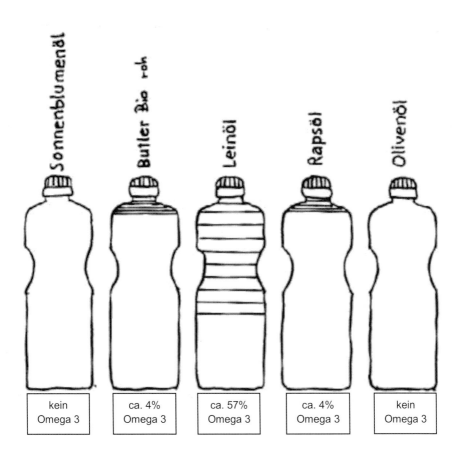

| kein Omega 3 | ca. 4% Omega 3 | ca. 57% Omega 3 | ca. 4% Omega 3 | kein Omega 3 |

Das Fischfleisch pro Kilo enthält nur 30 Gramm Omega-3 Fettsäuren. Dazu muss es immer erhitzt werden. Es ist keine Alternative als Omega-3 Fettsäure Spender.

In den letzten Jahren konnte ich viele Regenerationen mit dem **5 Säulen-Prinzip FIT FOR FUTURE** an Klienten erleben. Auch gibt es Berichte aus alter und neuer Zeit von sensationellen Heilungserlebnissen mit den Alpha-Linolen Omega-3 Fettsäuren:

- Rheuma (Das Skelett ist ein fetthaltiges Gebilde)
- Herz-Rhythmusstörungen
- Erhöhtes Cholesterin
- Bluthochdruck
- Übergewicht
- Diabetes-2
- Arteriosklerose
- Leukämie
- Neurodermitis
- Psoriasis
- Impotenz
- Inkontinenz
- Kinderwunsch
- Frühreife bei Kindern
- Stoffwechsel-Störung
- Allergien
- Migräne
- Asthma
- Leberleiden
- Depression
- Vergesslichkeit
- Hyperaktivität
- Schizophrenie
- Demenz (schwerste Fehl- und Mangelernährung & Verschlackung)
- Parkinson (schwerste Fehl- und Mangelernährung & Verschlackung)
- Jugendkriminalität (Fehlernährung, Mangel an Omega-3 Fettsäuren)
- Jugendlich-Gewaltbereitschaft   dito.

Die Ernährungs-Erziehung in Schulen wird in naher Zukunft noch zu einem wichtigen Schulstoff werden. Eine ganzheitliche Körperreinigung, Körperregulation und Körperaufbau mit dem **5 Säulen-Prinzip FIT FOR FUTURE** aktivieren nicht nur die Selbstheilungskräfte, sondern die Intelligenz und Intuition zum universellen Wissen.

5. SÄULEN-PRINZIP

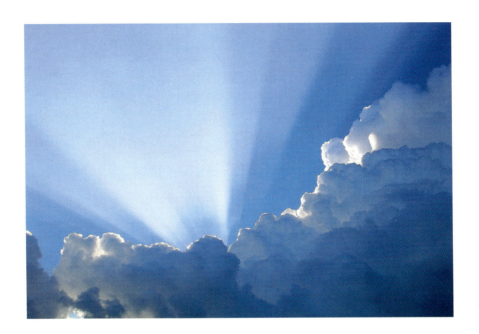

Gedanken-Hygiene

Die universelle Kraft ist die allumfassende Liebe. Ein Künstler wurde einmal gefragt, wie er aus diesem Steinbrocken einen Löwen macht. Der Künstler entgegnete: "Ganz einfach, ich meissle alles weg was nicht nach Löwe aussieht." Machen wir es auch so: "Alles was nicht Liebe ist, lassen wir sein, so einfach ist die Verbindung zur Universellen Kraft, DIE LIEBE IST.

Die universelle Kraft ist schöpferisch

Die Menschen haben im Laufe der Erdgeschichte, die Naturphänomene beobachtet und wissenschaftlich erforscht, soweit sie dies mit ihrem Verstandes-Bewusstsein erfassen konnten. Es wird angenommen, dass die Erde einmal genau wie die Sonne eine glühende Masse war und sich im Laufe der Millionen Jahre abgekühlt hat und eine geschrumpfte Kugel wurde. Die besonderen Gravitations-Verhältnisse der Planeten im Sonnensystem zueinander, stellen ein ausgewogenes Polaritäts-Verhältnis zwischen dem Pluspol des Magnetfeldes und der Entladung zum glühenden Erdkern dem Minuspol dar.

Plus und Minus erzeugen Schwingung
- Resonanz - Energie -

Es ist die universelle Kraft die keinen Anfang und kein Ende hat. Sie ist einfach kosmische, unerforschliche, allliebende, allumfassende, allwissende, allmächtige Gottheit die alles in allem ist und wovon wir ein „Teil" sind. Wenn uns dieser eine „Teil" ganz bewusst wird, dann sind wir durch die harmonischen Gedanken und Gefühle an dieser universellen Kraft und Schöpfer genannt angeschlossen. Der Komponist Joseph Haydn hat in seinem einmaligen Werk „DIE SCHÖPFUNG" wundervoll vertont.
In schönster und harmonischer Weise wird sie besungen und dabei mit den vielfältigsten Instrumenten musiziert, dass alle Materie in der vielschichtigen Schöpfung von dieser universellen Kraft erschaffen und durchdrungen ist.
Jeder Mensch, jedes Tier, jede Pflanze, jeder Stein besitzt seine eigene Schwingung. Musik ist Schwingung. Alle Sinnesorgane sind Schwingungs-Organe. Schmerzen sind Schwingungen in verschiedensten Frequenzen und zeigen eine Störung an. Eine Information an den Körper zu seinem Schutz, damit der Mensch eine Änderung vornimmt, um Schäden in der Materie zu

vermeiden. Gedanken und Gefühle sind Schwingungen sie können harmonisch oder disharmonisch sein. Farben sind nur Schwingungen in verschiedenen Frequenzen. Unser Körper ist Manifestationsträger von dieser göttlichen universellen Energie. Bevor Materie entsteht ist die Energie, die Abstrahlung bereits vorhanden. Alle Materie wächst in die formgebende Energie, d.h. in die unsichtbaren Atome hinein.
Leben ist: Informations-Übertragung und dies geschieht mittels aktivem Licht.

Dem deutschen Forscher und Physiker Dr. A. Popp aus Kaiserslautern gelang es nachzuweisen, dass die Zellen aller Lebewesen "Biophotonen" ausstrahlen, es sind elektromagnetische Schwingungen. Photonen sind Lichtteilchen die wiederum in der Lage sind Informationen weiterzuleiten. Elementar ist zu wissen, ob eine Augen-, Muskel-, Knochen-, oder Leberzelle usw. entsteht, entscheidet der Atomkern mit seiner gigantischen Elektronen-Konfiguration, jedoch ist dies noch nicht in alle Details erforscht.

Das ist elementares Wissen! Diese bioenergetische Einhüllung aller Materie wird SOEF (Subtiles, organisierendes Energie Feld) von Dr. Gabriel Cousens genannt. (Spiritual Nutrition Cassandra Press 1986.) Dieses ist für das menschliche Auge normalerweise nicht sichtbar. Mittlerweile gibt es verschiedene technische Verfahren um dieses "subtile organisierende Energie Feld" (SOEF auch Quanten Feld genannt) sichtbar zu machen.

Je glücklicher, harmonischer, friedlicher, liebevoller, gesünder und positiver ein Mensch d e n k t, umso grösser ist seine Ausstrahlung, welche in einer wundersamen Farbenpracht brilliert. Der Gedanke ist an die Vernunft und an den Willen gekoppelt! Wir entscheiden in jeder Sekunde über unsere Resonanz, das heisst, den Sender und den Empfänger. Die Resonanz hat keine Entscheidungs-Freiheit.

Der Gedanke ist universeller Geist in Bewegung. Der universelle Geist ist immer harmonisch. Es ist unsere Wahl, ob wir lichtvolle positive oder finstere, negative Gedanken hegen. Hegen sie grossen Respekt vor den Gedanken und Gefühlen, denn sie müssen sich verwirklichen.

Wollen wir im Leben etwas ändern, dann müssen wir zuerst die Gedanken und Gefühle ändern. Jeder Gedanke ist wie ein Samenkorn. Wenn sie Karotten säen, können sie nicht Bohnen ernten. Wenn die Aussaat der Gedanken und der Gefühle, Krankheit, Neid, Hass, Streit, Angst, Depression, Mangel, etc, heisst, dann muss das Gesetz der Schwingungsfrequenz die Ernte einfahren, die Erkrankung heisst. Die Erkrankung trägt den Keim der Auslöschung der Zellen in sich und bringen noch viele andere Formen der Disharmonien über den Betroffenen. Ändern sie die Schwingungsfrequenz und sie verändern die Umstände so, dass sie für ihr Leben und in ihrem Körper harmonische Zustände schaffen. Leider wird in der Medizin noch viel zu wenig Gebrauch gemacht, von der zentralen Lenkungskraft auf unsere Zellen mittels unserer Gedanken und Gefühle. Es ist von grossem Nutzen, wenn wir lernen die emotionalen Übererregungen abzustellen. Durch regelmässige Übungen, können wir es lernen, dass Gefühle der Freude, Hoffnung, Liebe, Zuversicht uns erfüllen, um so die Gedanken von der Erkrankung abzuziehen und uns dadurch umzupolen (Charles Hennel 1912).

Verlassen sie das Hamsterrad und die ausgetretenen Trampelpfade und setzen sie sich an ihr Steuerrad in eben dieser Veränderlichkeit liegt unsere grösste Chance. Sie beginnen ihre Macht und den Einklang mit dem Universum zu spüren. Unser Wohlgefühl ist die wahre Aufgabe unseres Lebens: LEBENSFREUDE AUSSTRAHLEN!

Wenn die schöpferische Gedankenkraft zum Wohle für sich und die ganze Menschheit ausgerichtet ist, dann gelingt uns plötzlich vieles leichter und müheloser.

Aber dieses richtiges Denken und Fühlen muss gelernt und geübt werden wie z.B. das Klavierspielen. Jeder richtige Ton resoniert mit allen Saiten die mit dem angeschlagenen Ton harmonieren und so in Schwingung gebracht werden. Ob der Ton richtig ist und zum Musikstück passt oder nicht, um das kümmert sich das Klavier nicht. Die Lebensumstände sind wie das Klavier, was wir anschlagen auf den Tasten bringt das Klavier in Schwingung, harmonisch oder disharmonisch. Die Lebensumstände zeigen welche Tasten wir angeschlagen haben. Affirmationen helfen uns am schnellsten die Lebensumstände zu ändern:

Die „TUN ALS OB" Methode hilft uns dabei. Da wir pro Zeiteinheit nur einen Gedanken hegen können, liegt die Auswahl von erwünschter oder unerwünschter Zukunft immer bei uns. Gedankendisziplin ist gefragt. Zum Beispiel üben sie den ganzen Tag: „ ICH BIN VOLLER FREUDE „ und lächeln dabei.

Schieben sie ihre üblichen Gedanken wie ein Schneepflug weg.

Das nenne ich Gedanken-Hygiene!

- Der nächste Tag :„ ICH BIN ERFOLGREICH"
- Der nächste Tag: „ ICH BIN GESUND UND FIT"
- Der nächste Tag: Alle „Licht " Eigenschaftswörter üben.

Versuchen sie immer mehr aus dem Herzen ein dankbares Gefühl zu spüren den Menschen, den Tieren und der Mutter-Erde gegenüber, das erhöht die Wirkung und ihre positive Ausstrahlung.

Der Wunsch, der Gedanke, das Gefühl und die Vorstellungskraft ist ein unschlagbares Quartett und ihre Träume werden Wirklichkeit.

Ist ein Lebewesen destruktiv im „Schatten-Denken" somit dem „Licht-Denken" abgewendet, wird das SOEF kleiner und disharmonisch. Die Farben verlieren ihre Brillanz und werden dunkel.

Lange bevor ein Lebewesen krank wird und Symptome zeigt, ist dies in der Abstrahlung (SOEF) schon sichtbar. Viele Naturvölker auf der ganzen Welt nehmen diese Phänomene als Grundlage für die Gesundheitsvorsorge und Heilungsverfahren wahr. Zudem ist für diese Menschen das Fortbestehen dieser Energie der ganze Lebenssinn. Auch der zivilisierte aufgeklärte Mensch von heute weiss und die neue Quanten Physik bestätigt es, dass diese Energie in der Schöpfung fortbesteht. Dass das Leben nach dem Leben im Kosmos eine Aufgabe und Krönung findet. Sowie jede Saat seine Ernte hat.

Auf den nächsten Seiten habe ich die bekannten 7 Ebenen beschrieben wie man sie in vielen Büchern und alten Schriften so ähnlich finden kann. Sie sind eine gute Orientierungs-Hilfe. Diese Aufstellungen habe ich weiterentwickelt und sind für meine Beratungen immer eine hilfreiche Unterstützung. Zugleich sind es Etüden-Blätter zum Üben. Zu oft habe ich erlebt, dass eine „Vernünftige-Seele" eine „Fauna-Seele" geheiratet hat. Diese beiden kollidieren miteinander. Jeder möchte den andern auf seine Ebene bringen, um eine harmonische Beziehung auszuleben. Die Disharmonie ist vorprogrammiert. Sie haben das Passwort nur für ihren eigenen Schaltpult um die Frequenz, die Ebene oder die Resonanz zu wählen. Deshalb wählen sie ihren Partner immer gut aus. Lassen wir doch jeden Menschen auf seiner gewählten Ebene leben, das ist unendlich wichtig. Wenn er sich nicht mehr wohlfühlt, dann wird er schon von alleine mit seinem Passwort an seinem Schaltpult die Wohlfühl-Frequenz (Ebene) suchen und einstellen. Geben wir jedem die Freiheit, das ist Liebe und auch das grösste Geschenk. Jeden einzelnen Erdenbewohner möchte ich ermuntern, fühlen sie sich wohl auf welcher Ebene auch immer sie sich bewegen. Wirklich alle Ebenen sind eine wundervolle Lebenserfahrung und das ohne jegliche Beurteilung oder Verurteilung. Aber bleiben sie offen, neugierig, wissbegierig, denn ÜBUNG MACHT DEN MEISTER.

Wende dich der Sonne zu
und die Schatten liegen hinter dir!

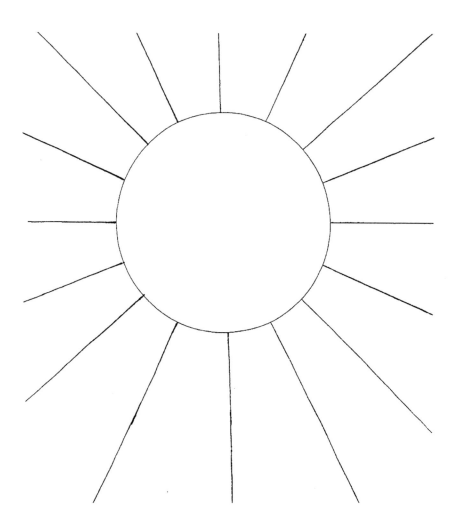

Die Emotions-Frequenz

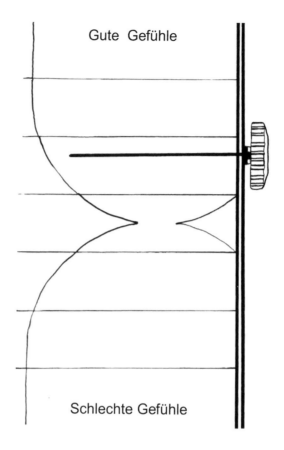

Durch unsere Gedanken verstellen wir die Anziehung bzw. die Frequenz unserer Gefühle. Unsere Gefühle sind der unmittelbare Barometer, ob wir auf der harmonischen (Licht) oder disharmonischen (Schatten) Wellenlänge sind. Nur wir allein und niemand anders können an dieser Regulier-Scheibe drehen! Wir sind nicht in einer Lostrommel, wo wir unausweichlich einem Schicksal ausgeliefert sind. Nein, wir sind mit unseren Gedanken und Gefühlen ein „Schöpfer" in der Hand des grossen universellen SCHÖPFERS.

LICHT

REINE SEELE
- alliebend
- anhänglich
- aufopferungsfähig
- begeisterungsfähig
- bescheiden
- durchhaltevermögend
- demütig
- intuitiv
- kreativ
- lichtvoll
- liebenswürdig
- mutig
- nachgiebig
- optimistisch
- ordentlich

ERLEUCHTETE SEELE
- einfühlsam
- einfallsreich
- entschlussfreudig
- einsichtig
- ehrlich
- fleissig
- friedliebend
- fröhlich
- fürsorglich
- reif
- rein
- selbstbewusst
- taktvoll
- tapfer
- tolerant
- treu
- diszipliniert
- verständnisvoll

VERNÜNFTIGE SEELE
- geduldig
- gelassen
- gehorsam
- gerecht
- grosszügig
- gutmütig
- harmonisch
- hilfsbereit
- hoffnungsvoll
- vertrauend
- verzeihend
- verantwortungsbewusst
- warmherzig
- verständnisvoll
- wandlungsfähig
- zielbewusst
- zuverlässig
- beherrscht

MATERIELLE SEELE

FAUNA SEELE
- aggressiv
- ängstlich
- schnell beleidigt
- besitzergreifend
- dominant
- egoistisch
- ehrgeizig
- eifersüchtig
- eitel, eingebildet
- pedantisch
- pessimistisch
- prahlerisch
- rachsüchtig
- rücksichtslos
- resignierend
- schlampig
- streitsüchtig
- starrköpfig, stur

FLORA SEELE
- geizig
- geltungssüchtig
- herrschsüchtig
- hinterlistig
- hassen
- humorlos
- intolerant
- intrigierend
- intolerant, kaltherzig
- sorgenvoll
- taktlos
- unbescheiden
- unehrlich
- ungeduldig
- unbeherrscht
- ungerecht
- unnahbar
- unzuverlässig, untreu

MINERAL SEELE
- kritisierend
- launisch
- materialistisch
- Minderwertigkeitsgefühle
- machthungrig
- misstrauisch
- nachtragend
- neidisch
- vergangenheitsfixiert
- verbittert
- verunsichert
- verzweifelt
- wankelmütig

SCHATTEN
DEM LICHT ABGEWENDET

REINE SEELE

Ein Mensch mit höchster, reinster Liebe. Sein Leben ist durchdrungen von rechtem Denken, Reden und Handeln. Er ist Meister, Vorbild, Lehrer. Vollendet im Vergeben. Höchste Lichtausstrahlung - Harmonie - Weisheit - Liebe – Demut - Wahrheit – Reinheit.

ERLEUCHTETE SEELE

Ein Mensch mit Intuition, Botschaften von oben. Er lebt die geistigen und universellen Gesetze. Aussäen von edlen Emotionen. Er hat hohe Ideale - Tugendhaftigkeit - materielle Grosszügigkeit – Beständigkeit - Selbstbeherrschung. Beurteilt und verurteilt nicht mehr. Er ist ohne Ego-Bedürfnisse.

VERNÜNFTIGE SEELE

Ein Mensch mit Erkenntnis, Vernunft, schöpferischem Denken. Er hat aus Erfahrungen gelernt - begreift die universellen Gesetze: Ursache = Wirkung, etc. Er setzt sich auseinander - ist einsichtig - fördert seine geistige Entwicklung - übt die Selbstbeherrschung.

MATERIELLE SEELE

Ein Mensch, der an eine immaterielle Existenz glaubt. Er wechselt immer wieder von Licht zu Schatten (dem Licht abgewendet). Er besitzt viel Wissen aber wenig Taten. Macht Erfahrungen ohne dabei viel zu lernen. Durst nach materiellen Gütern, Ruhm & Ehre. Gibt immer den andern an seinem "SO SEIN" die Schuld. Er beurteilt & verurteilt.

FAUNA SEELE

Ein Mensch, der nur für seine Körperbedürfnisse lebt. Emotionen und Liebe sind eingegrenzt und nur für seine eigene Sippe und nächste Umgebung. Dieser Mensch glaubt nicht an die grossen seelischen Zusammenhänge. Begierden - Leidenschaften – Eigenliebe – Ausleben von unbeweglichen, starren Traditionen – Hass gegen Andersdenkende.

FLORA SEELE

Ein Mensch, der seine Körperbedürfnisse und Emotionen sehr begrenzt auslebt und austauscht. Er befriedigt sich oft mit Drogen und Alkohol. Sehr Ich - bezogen. Er hat wenig Mitgefühl für den Nächsten. Will aber geliebt werden, ohne Liebe zu geben. Es fällt ihm schwer Liebe zu zeigen.

MINERAL SEELE

Ein Mensch, der keinen Emotions-Austausch braucht, ihn sogar ablehnt. Seine Emotionen sind "einbetoniert". Er ist menschenscheu. Stur in seinen Ansichten und Meinungen. Ablehnung zur Entwicklung. Angst vor Neuem. Er ist selber unbeweglich - kann höchstens geschoben werden.

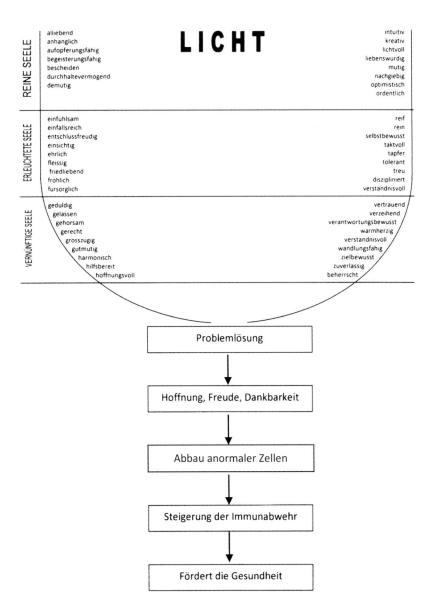

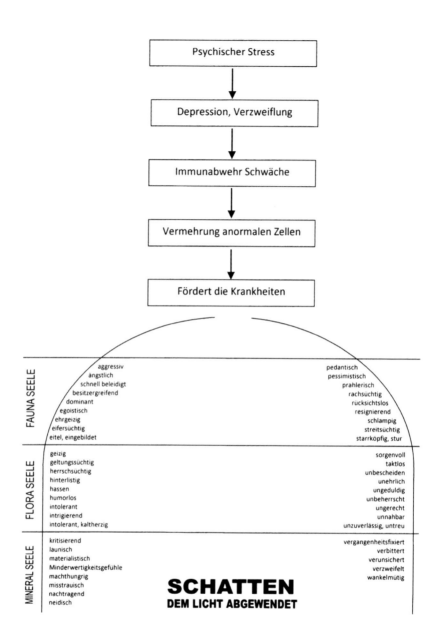

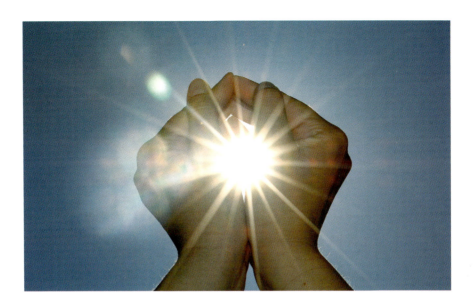

Erstaunlich!

CHARLES HENNEL (1866 – 1949) war ein erfolgreicher Geschäftsmann und Verfasser mehrerer Bücher. Sein berühmtes Werk ist „The Master Key System". Es sind 24 lehrreiche Wochen-Lektionen aus dem Jahr 1912. Dieser „Universal-Schlüssel" ist heute noch so populär und absolut unentbehrlich für ein erfolgreiches Leben. (ISBN Nr. 978-3-442-33821-4 ARKANA-Verlag)

Ebenso alt ist das Meisterwerk 1898 von Wallace D. Wattles: „Die Wissenschaft des Reichwerdens" Der wichtigste Satz in seinem Buch ist: **Es gibt ein denkender, lenkender Stoff, aus der alle Dinge erschaffen wurden, und in seiner Ursubstanz die Zwischenräume des Universums durchströmt, durchdringt und ausfüllt. Sie können alles erschaffen und formen indem sie dieser Ursubstanz einen Gedanken aufprägen, können sie so das Erdachte und das bildhaft Vorgestellte erstehen lassen. (**Quantenphysik war neu im Erforschen)

GESUNDHEIT IST NICHT ALLES - ABER ALLES IST NICHTS OHNE GESUNDHEIT

Wir alle können vital, schlank, kreativ, leistungsfähig und aktiv bis ins hohe Alter sein, wenn wir genügend Zeit für das Wesentliche nehmen, nämlich unser Wohlbefinden. Wunderschön ist das Leben, wenn wir mit der Schöpfung in Harmonie sind, - Anspannung - Entspannung! Gesundheit ist nicht nur keine Schmerzen haben, sondern viel mehr: Lebensfreude, Begeisterung, Fröhlichkeit, Glücksfähigkeit, Liebesfähigkeit, innerer Friede, Ausgeglichenheit, Belastungsfähigkeit, Herzlichkeit, und tiefe Freude. Das Leben ist eine Kunst und diese will gelernt sein. Für alles und jedes Ding erhalten wir eine Gebrauchsanweisung. Wie steht es mit dem grössten Wunderwerk auf dem Planeten Erde, genannt Mensch. Das gesamte Universum, sprich die Schöpfung ordnet sich mit subtilen exakten Gesetzen. Wenn wir beginnen uns mit unserer „Gebrauchsanweisung" von der Mutter-Natur zu resonieren, dann werden wir grossartig belohnt. Mit Gesundheit und Schönheit! Das heisst schmerzfrei das Leben bis ins hohe Alter in vollen Zügen zu geniessen. Wir alle sind unglaublich "reparaturfähig" wie wir es kaum wagen zu träumen! Ganz einfach, wir müssen dem Körper, der innewohnenden Natur-Intelligenz täglich:

Die Reparaturwerkzeuge

die Ersatzteile

die Schaltpläne

genügend Stromzufuhr

und viel frische Luft liefern.

Dies alles ist reichlich in der Natur wie Keimlinge, Sprossen, Samen, Nüsse, Früchte und Gemüse vorhanden. Es sind vorab die Enzyme, Vitamine (Vita=Leben) und Phytomine (sekundären Pflanzenwirkstoffe) in diesen rohen Naturprodukten, die als Top-Manager, Informatiker, Architekten, Bauführer, Handwerker und Hilfsarbeiter die Grossbaustelle "MENSCH" leiten. Die Enzyme lenken die chemischen Vorgänge in den einzelnen Organen von Mensch, Tier und Pflanze und zwar genau so, als ob sie denken könnten. Dieses überwältigte Lebensgeheimnis ist den Menschen noch nicht preisgegeben worden. Täglich vollzieht unser Körper ca. 200 Millionen chemische Prozesse, je mehr frische (Rohkost) Enzyme, Vitamine und Pflanzenwirkstoffe unsere Nahrung enthält, desto mehr neues Leben dem Körper zufliesst, desto mehr neue Zellen kann er bilden. Die Lebensqualität eines Menschen ist proportional von seinem Enzym- Vitamin- und Vitalstoffdepot abhängig. Die naturbelassene Nahrung ist ein Lebensgesetz. Eine Frucht reift nach - Gemüse fängt an zu keimen - es ist ein Zeichen von Leben, Energie, Information und das Vorhandensein von Enzymen. Ein roher Apfel z.B., hat im Kerngehäuse die Information von 10 Apfelbäumen! Gekocht sind diese geheimnisvollen Enzyme (Leben – die universelle Energie) gelöscht.

Um die Vitalität, Schönheit und Gesundheit zu erhalten oder wiederzuerlangen, ist es unerlässlich die farbenprächtigen Naturprodukte jeden Tag reichlich in roher Form zu geniessen.

Ein Arzt der sich vor 2500 Jahren um die ganzheitliche Gesundheits-Vorsorge kümmerte prägte die Worte:

"Die Nahrung soll euer Heilmittel sein und das
Heilmittel soll eure Nahrung sein!"
(Hippokrates, Arzt 460 – 377 vor Christus)

Diese Aussage ist emblematisch! Sie werden diese uralte Wahrheit noch oft in meinem Buch antreffen.

Gerne möchte ich das passende Zitat erwähnen das Dr.med. Barbara Hendel und Peter Ferreira in ihrem Buch beschrieben haben „Wasser und Salz Urquell des Lebens" Seite 20.

„WIE AUS ENERGIE MATERIE ENTSTEHT 1984 erhielt der Schweizer Atomphysiker Dr. Carlos Rubbia den Nobelpreis für die Entdeckung einer mathematisch berechenbaren Naturkonstante, mit der er das Verhältnis von Massenteilchen (Materie) zu den steuernden Energieteilchen berechnen konnte. Dieses Verhältnis von Materie zu der sich formenden Energie beträgt 1:9,746 x 10 x hoch 8. Dies entspricht etwa 1:1000 000 000. So sind dementsprechend 1 Milliarde Mal mehr Energieeinheiten daran beteiligt, eine einzige Einheit an Materie, sprich Masse, zu bilden, so dass diese für uns sichtbar wird und wir sie in den Händen halten können."

Die neueste Physik-Wissenschaft lernt uns, dass wir ein Schwingungswesen sind. Wir sind zugleich Funkempfänger und Sendestation. Der Mensch ist als einziges Lebewesen auf der Welt, der das DENKEN und SPRECHEN über den WILLEN STEUERN kann. Das Reich der Gedanken ist ungreifbar, doch die Macht ist gewaltig. Jeder Gedanke ist Ursache somit subjektiv und dieser ist immer die exakte Wirkung objektiv. Wir sind in einem Universum eingebettet, das von einem universellen Geist durchdrungen ist. Diese harmonische Energie ist statisch. Mit unseren Gedanken die dynamisch sind, können wir diesen universellen Geist zur Manifestation anregen. Es gibt nur ein Prinzip im Universum das die Attribute All-Macht, All-Gegenwart, All-Weisheit hat, nämlich der universelle Geist - Gott - der Schöpfer. Damit sich das Leben manifestieren kann muss es einen Geist geben. Diese geistige Substanz die alles erschaffen hat ist: Ordnung, Harmonie, Schwerkraft, Resonanz, Anziehung sind zugleich Lebensgesetze. Mittels unseren Gedanken und Gefühlen bilden wir mit diesem universellen Geist eine Einheit. Deshalb hat der Gedanke mit Gefühl aufgeladen und begleitet mit der tiefen Überzeugung eine subjektive schöpferische Kraft, die sich immer objektiv manifestieren muss. Dies ist eine Kunst die gelernt sein will. Dieses wundersame Wissen, dass wir in weit grösserem Masse Energie, Schwingung oder Elektrizität sind, öffnen sich für uns ganz neue Türen, die der Selbstbestimmung und Selbstverantwortung.

Das Leben besteht aus einem ständigen Austausch an Informationen (lat. informa "Gestalt" SOEF. (Subtiles organisierendes Energie Feld)

Jede Information - Energie - ist bestrebt nach einem genau festgelegten Bauplan sich zu manifestieren, sprich einer unergründlichen höheren Ordnung zu folgen. Diese revolutionäre wissenschaftliche Entdeckung zeigt uns ganz deutlich, dass jede Form von Materie ihren übergeordneten energetischen Wechselwirkungskräften unterliegt. Weil wir DU und ICH ein so gigantisches WUNDERWERK sind, benötigen wir beides. Die harmonischen lichtvollen positiven Gedanken und Gefühle (subjektiv) sowie die lebendige rohe (objektiv) Nahrung mit den SOEF`s in Enzyme, Hormone, Vitamine, Phytomine, Boten- und Pflanzenwirkstoffe frisch von der Mutter-Natur.

GESUNDHEIT UND SCHÖNHEIT IST EINE FOLGE DER ORDNENDEN ENERGIE, DER ALLUMFASSENDEN UNIVERSELLEN GÖTTLICHEN KRAFT.

DAS WUNDER DER GENE

In verschiedensten Physiologie Bücher habe ich das Kapitel „Gene" mit grösster Bewunderung gelesen. Gerne möchte ich sie anspornen dies auch zu tun, denn dieses grossartige unbegreifliche „Wissen" kann eine Brücke sein, zu einem bewussteren Leben dem eigenen Körper gegenüber. Wenn man sich das vorstellt ....eine jede unserer ca. 80 - 100 Billionen Körperzellen hat einen Kern, in dem sich die 46 Chromosomen befinden, die zu 23 Paaren angeordnet sind. In ihnen ist das gesamte Erbmaterial in Form eines langen lebendigen Kettenmoleküls (wie eine verdrehte Strickleiter) dicht zusammengeknäuelt. Die energetische Substanz aus dem das lebende Molekül mit seiner Erbinformation besteht, ist eine energetische biochemische Substanz mit dem Namen Desoxyribonukleinsäure, abgekürzt DNA (Deutsch DNS). Dieses DNS Molekül ist ein unglaublich dünner Faden von 1.74 m Länge, der zusammengeknäult in unserem Zellkern liegt.

Würden die Körperzellen unserer Grösse von ca. 1.70 m entsprechen, wäre dieser dünne Faden 20'000 Kilometer lang. Alle Lebensprozesse sind auf den Millimeter genau codiert. Verirrt sich das lebende Molekül um einen Millimeter oder Zentimeter so sind Störungen im System die Folge. („Die Gesundheits-Revolution" wie lebende Makro-Moleküle wirken aus dem Buch von Christian Opitz.)

Jedes lebende Kettenmolekül besteht aus ca. 2'000 Abschnitten, den so genannten Genen. Daraus ergeben sich etwa 80'000 bis 100'000 Gene pro Zelle.

Die lebende Molekülsubstanz DNS setzt sich aus vier verschiedenen Basen den Nukleotiden zusammen: Adenin & Thymin sowie Guanin & Cytosin. Jedes Gen besteht aus Millionen von Basenpaaren. Die beiden Stränge der DNA

„Strickleiter" sind nur aus diesen 2 Basenpaaren zusammen gesetzt.

Aus Ihrer spezifischen Anordnung ergeben sich die verschiedenartigsten genetischen Informationen. Man kann dies vergleichen mit der Anordnung der Buchstaben in unterschiedlichen Wörtern. Für die Regulierung aller unserer Lebens-Vorgänge sind immer Informationen und Energie erforderlich, die innerhalb unseres Körpers ausgetauscht werden. Die Träger und Speicher dieser Informationen sind die Gene. Damit besitzen sie eine fundamentale Bedeutung für unser Leben. Finden Veränderungen unserer Gene statt, so verändern sich auch Lebensvorgänge, die alle von den Genen gesteuert werden. Quantenphysiker konnten schon lange nachweisen, dass die Nahrung, die Lebensumstände und auch die Gedanken die Gene verändern. Es ist ein tröstliches Wissen, dass wir mit der konstruktiven Gedankenkraft auf unsere Gene somit unsere Zellen einwirken können. Die Gene können noch viel mehr, sie kommunizieren miteinander über Distanzen. Das erklärt Pierre Franckh in seinem neuen Buch auf eindrückliche Weise und schreibt: „Dies alles hat die Grundfundamente von manchem Wissenschaftler tief erschüttert." Wir haben unendlich viele Möglichkeiten die ständige Zellerneuerung sprich:

RE GENE RATION zu unterstützen. Zu diesem Wort, „Regeneration" hatte ich ein eindrückliches Erlebnis:

Mit vielen gefüllten Bananenschachteln haben wir Menschen in der DDR damals beglückt. Es kam zu Freundschaften. So auch mit den Eltern von Jan, so hiess er, ein fröhlicher, humorvoller und begabter Violine-Spieler. Er holte bereits Musik-Jugendpreise. Ein Velounfall mit der Strassenbahn verletzte die linke Hand schwer. 16 komplizierte Knochenbrüche und noch weitere Verletzungen waren die Folge seiner Unvorsichtigkeit. Ein sehr guter Hand-Chirurg operierte ihn, aber machte ihm keine Hoffnung, dass er je wieder Violine spielen könne. Als er mich anrief in seiner grossen Not, habe ich ihm sofort die homöopathischen Tropfen „Arnika" empfohlen. (Für alle Knochenbrüche immer sofort Arnika). Jan wirkte mit als 1. Geiger, in einem Jugendorchester und ein Konzert war angesagt. Auf meinen Rat hin, hatte er immer die Geige sowie die Noten für das Konzert auf seinem Bett. Er befolgte meine strikten Anweisungen: „Kein Jammern, Jan, du spielst jeden Tag MENTAL das ganze Konzert von A - Z durch, so oft du kannst und spüre dabei die operierten Finger. Sende mentale Heilung in die Finger, mit der Vorstellungskraft meine „Hand ist gesund". Von ärztlicher Seite bekam er nur ein mitleidiges Kopfschütteln. Als religiös erzogener ca. 16 jähriger Junge konnte er zu Gott beten und holte so für sich, viel Zuversicht, Mut und Trost und mit den „EMIL" Cassetten hatte er viele zum Lachen gebracht, indem er den Schweizer Komiker imitierte. Lachen ist wie Medizin und für die Genesung sehr wichtig. Nach einigen Wochen Spitalaufenthalt konnte Jan die Finger im Gips „bewegen". Bald danach... zum riesigen Erstaunen der Ärzte und insbesondere des Chirurgen spielte Jan die erste Geige in jenem Konzert... und das nach ca. 7 Wochen. Genau so liebe Leserin und lieber Leser, können auch sie in den Genen den Code „Selbstheilung" zur Regeneration unterstützen und fördern. Die Selbstheilung ist ein unumstössliches universelles Lebensgesetz.

Gerne möchte ich ihnen das neue Buch von Pierre Franckh „Das Gesetz der Resonanz „ empfehlen.

Nr. ISBN 978-3-86728-066-2

Was ist Kosmetik

KOSMETIK = SCHÖNHEITSMITTEL (griechisch) KOSMOS UND ETHIK

KOSMOS = LEHRE VON DEN EINFLÜSSEN AUF DIE GESAMTHEIT DER LEBENSERSCHEINUNGEN (griechisch)

ETHIK = ORDNUNG SITTENLEHRE DER MORALISCHEN GRUNDSÄTZE (griechisch)

So wie es nur ein Lebensgesetz, eine Ordnung und Harmonie gibt - so gibt es auch nur eine Gesundheit.

GESUNDHEIT - ORDNUNG - HARMONIE - im Einklang mit dem Natur- und Lebensgesetz ist:

- gute Laune haben
- begeisterungsfähig, mutig, zielstrebig,
- schlank, schön, fit,
- fröhlich, herzlich, freundlich,
- glücksfähig, liebesfähig, freudefähig,
- humorvoll, verzeihend, stressfähig, kreativ,
- lernfähig, konzentrationsfähig, arbeitsfreudig,
- langsamer, harmonischer Alterungsprozess
- geistige Frische bis ins hohe Alter

Bei Krankheit ist die Harmonie wie in einem Symphonie-Konzert gestört. Es hat zu viele Falschspieler, falsche Einsätze und die Instrumente sind nicht richtig gestimmt. Eine Zeitlang mogeln sich die Spieler (Organe, Drüsen, Zellen) durch, bis irgendwann das ganze Orchester zusammenbricht.

Was ist Ernährungs-Hygiene

Reinigung – Regulierung – Harmonisierung - Aufbau

Die „jüngste" Entdeckung ist, eine licht-quantenreiche Nahrung, als Grundversorgung des Körpers. In der Natur können Pflanzen bei Angriffen nicht weglaufen, sie müssen sich mit Molekülen bewaffnen, die sie gegen Insekten, Bakterien, Viren und schlechtes Wetter schützen. Diese lebendigen Moleküle sind phytochemische Substanzen mit vielen Abwehrmechanismen, diese sind in den primären und sekundären Pflanzen-Inhaltsstoffen reichlich vorhanden. Alle Nahrungsmittel, die wir gegessen haben, müssen zuerst sortiert und in winzige Molekularstrukturen verkleinert werden, dann noch entgiftet, bevor sie in den Blutkreislauf gelangen. Das Blut und die Lymphe sind Versorgungszuflüsse der Nährstofflösung darin die Zelle schwimmt. Und je optimaler die Nährstofflösung in der Zelle ist, umso grösser ist das Energiepotential der „hochintelligenten" Zelle. Jede Zelle besitzt eine unerforschliche Intelligenz, um die Funktionen im physiologischen System des Menschen zu erfüllen. Manche von ihnen bilden Gewebe, andere sorgen für den Aufbau und Abbau der Körpersäfte. Es gibt Träger- Reparatur- Transport- Abwehrzellen, etc. Alle dieser Zellen haben nur ein einziges Ziel und Auftrag, dem übergeordneten Organismus zu gehorchen und zu dienen. Zu diesem Zweck müssen sie genügend Nährstoffe anziehen, welche davon eine Zelle aufnimmt, unterliegt einem komplizierten mikromolekularen Auswahlprozess. Die komplexe Aufspaltung der Nahrung nennt man Stoffwechsel (biochemisch werden Stoffe gewechselt und verändert).Bei diesen Vorgängen fallen Abbauprodukte sprich, Schlacken an. Nehmen wir zum Beispiel die roten Blutkörper: Nur etwa 1 Monat lang verrichten sie ihre Arbeit perfekt. Dann werden sie wieder in Aminosäuren zerlegt um mit dem Nachschub der Nahrung neue rote Blutkörperchen herzustellen (deshalb ist die perfekte Nahrung so wichtig). Genau so ist es mit Enzymen, Hormonen, Antikörpern des

Ernährungs-Hygiene ist Vital-Ernährung

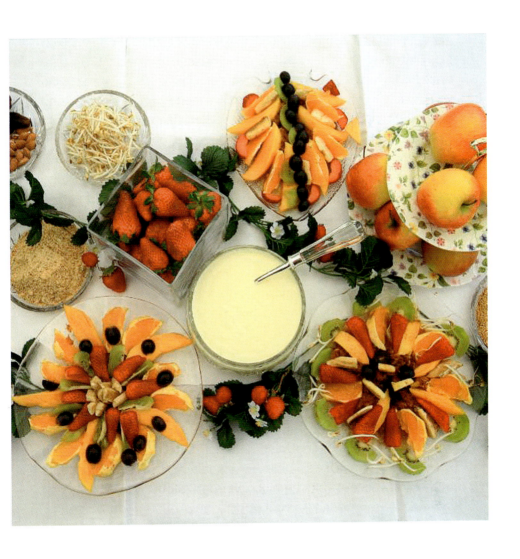

Früchte-Menü-Teller mit verschiedenen Zutaten wie im Buch beschrieben

Immunsystems etc. Zehntausende von unterschiedlichen Proteinen haben hunderttausende von Pflichten zu erfüllen. Bedenken wir, dass jeder Mensch und jedes Tier eine eigene Zusammensetzung(CODE) der komplizierten Proteine hat. „SIE SIND EIN UNIKAT AUF DIESER ERDE! " Reibungslos und unmerklich klappt das alles wenn wir gesund sind.... Das ist leider von mir nur ein stümperhafter Einblick in unser WUNDERsames Leben, das jetzt ein sehr grosses STAUNEN verdient! Da steht der Geist vor Ehrfurcht still... Dazu hat unser Organismus noch hervorragende, unergründliche nicht in alle Teile erforschte Systeme wie das:

- Energie-System
- Warn-System
- Navigations-System
- Feedback-System
- Abwehr-System
- Anti-Virus-System
- Selbstheilungs-System
- Heiz-System
- Kühl-System
- Pump-System
- Fliesssystem
- Filter-System
- Kanalisations-System
- Kehrichtverbrennungs-System

DU UND ICH sind das komplizierteste lebendige Wesen das auf dieser Erde herumspaziert. Wir sind keine Wurstfabrik, sondern ein gigantisches „WUNDERWERK", genannt Mensch. Diese Systeme sind enorm REPARATURFÄHIG und die Natur verzeiht uns sehr viel, wenn wir ihr hin und wieder einen „SERVICE" angedeihen lassen.

In unserer technischen, motorisierten, zivilisierten, Industriewelt, wo es diese Systeme alle auch gibt, ist es selbstverständlich, dass diese in periodisch genauen Zeitabständen gewartet, revidiert und gereinigt, werden. Das heisst:

- Asche und Russ entfernen
- Kanalisation wird durchgespült
- neuer Staubsaugersack wird eingelegt
- Ölwechsel
- Revision
- Sanierung
- Generalreinigung auch Generalüberholung genannt

Auch unser Körper verlangt diese Revisionen. Die Organe und der Stoffwechsel haben durch die heutige Ernährung-und Lebensweise eine Mehr-und Schwerstarbeit zu leisten. Dazu kommt noch der grössere Schlacken-Anfall und die freien Radikale. In der Natur ist es so vorgesehen, dass immer Fülle und Leere sich abwechseln, bedingt durch die Jahreszeiten. Die Leere das heisst der Winter und das Frühjahr ist automatisch eine Generalreinigung für die Lebewesen in freier Natur. Im Sommer und Herbst werden die Bäuche gefüllt. Dieser natürliche Rhythmus von Fülle und Leere ist in der zivilisierten Welt nicht mehr. In unseren Breitengraden haben wir nur noch Fülle und so bleiben viele Asche-Schubladen voll. Wenn wir die komplexen Systeme in unserem Körper unterstützen wollen, dann müssen wir diese Leere in gewissen Zeitabständen künstlich nachvollziehen. Das 5 Säulen-Prinzip ist eine Methode die reinigt und saniert zugleich. Wir haben eine Vorgabe von der Natur, dass wir ca. 50 essentielle wichtige Nahrungs-Elemente täglich zu uns nehmen müssen um gesund zu bleiben. Davon sind 2 die Omega-3 Alpha Linolen Fettsäuren und Omega 6 Alpha Linol Fettsäuren kalt gepresst. Werden Lebensmittel in ihrer Geometrie und Molekularstruktur verändert oder zerstört, verändert oder zerstört man auch den Informationsgehalt und ihre Lebendigkeit. Das reinigende 5 Säulen-Prinzip erfüllt diese Anforderung der Natur optimal. Die Praxis hat gezeigt, dass die Ernährungs-Hygiene und die Apfel-Generalreinigung gute

Revisions-Massnahmen sind. Die morgendliche Dusche genügt leider nicht .... Sie haben alle Voraussetzungen, mit ihrem „FAHRZEUG" unbeschwert, die lange Lebensreise in vollen Zügen zu geniessen.

Die Autowaschanlage genügt auch nicht... Das Auto muss aus dem Verkehr gezogen werden für den SERVICE ... auch wenn es unbequem ist. Kennen sie die Situation, man steht vor dem Lift und es hängt ein Schild „REVISION".... Und genau so, machen sie es auch! Bevor der Abschleppdienst kommt oder der Lift im aller dümmsten Moment stecken bleibt...

Es gibt Lebensmittel die arbeiten wie der Kaminfeger, ein Techniker oder ein Mechaniker. Das sind die süssen, reifen rohen Früchte, Beeren, Oelsamen, die Keimlinge, Gemüse, Gewürze, etc. Mit diesen essen sie gleich einen frischen Marktstand, eine Handwerkertasche, einen Computertechniker, eine Notfallapotheke und ein Kosmetikstudio in subtilster Form.

Die ERNÄHRUNGS-HYGIENE mit dem „Früchte-Menü-Teller"
ist der Service-Wagen vom Sanitär und die Putzfrau.

Die APFEL-GENERALREINIGUNG („Der Kaminfeger") mit dem „Apfel-Menü-Teller" ist die Kanalreinigungs-Firma, das Prof-Kaminfeger-Team und eine professionelle Putz-Equipe.

(DVD „FIT FOR FUTURE)

> *„Die Ernährung ist nicht das Höchste im Leben, aber sie ist der Nährboden, auf dem das Höchste gedeihen oder verderben kann." Dr. med. Max Bircher-Benner*

Anfänglich vor über 45 Jahren waren die Selbsbedienungsläden klein und übersichtlich. Zum Einkaufen standen am Eingang nur Körbe. Später kamen die Einkaufswägeli. Diese Einkaufswägeli wurden zu Einkaufswagen und später zu „Lastwagen-Anhänger" die man durch die überfüllten Gänge stossen musste. Aus dem kleinen Einkauf-Center im Dorf wurde ein riesiger Supermarkt. Aber das reichte nicht aus, es kamen noch 3 weitere Supermärkte dazu. Auf den Kleiderständern in der Damen Mode-Boutique, wo früher nur bis Grösse 46 hingen, wurden stillschweigend wunderschöne Kleider bis Grösse 60 hingehängt. Gleichzeitig sind in der Schweiz ganz harmonisch aus allen Spitälern wunderschöne Krankenpaläste geworden. Die kleinen Chemie- und Genussmittelunternehmen wurden zu riesigen Chemie- und Food-Weltkonzerne, deren Glasbauten in den Himmel gewachsen sind. Die Krankenkassenprämien sind harmonisch mit diesen Chemie- und Food-Konzerne mit ins astronomische gestiegen. Gibt das ihnen nicht auch zu denken?

L.N. Mac Leod, Gesundheitsminister von Grossbritannien bei der Eröffnung des Internationalen Krankenhauses Kongress nach dem „Daily Telegraph" vom 26.Mai 1953: „ Wir haben glänzende Einrichtungen für die Behandlung von Krankheiten, was wir aber brauchen, das sind glänzende Einrichtungen zur Förderung der Gesundheit! Von Spitälern als Krankheitspalästen zu denken, ist überholt. Das Krankenhaus muss ein Zentrum für die Erziehung zu gesunden Lebensordnung werden." (Abschrift aus dem Buch: Geheimnisarchiv der Ernährungslehre von Dr. Ralph Benner)

Viel Wissen ist im Angebot, aber zu wenig Erfahrung mit diesem Wissen. Dieses erfahrene „WISSEN WEITERGEBEN" um das geht es mir in diesem Buch, damit auch sie befruchtet werden von dem fundamentalen WISSEN, dass wir unendlich REGENERATIONSFÄHIG sind, wenn wir uns an die LEBENSGESETZE halten. Die Naturintelligenz und die universelle Kraft haben einen Code: DIE SELBSTHEILUNG.

Eine Tonne Erfahrung wiegt mehr als eine Tonne Theorie!

Der Früchte Menü Teller „FIT FOR FUTURE"

(siehe DVD „FIT FOR FUTURE")

1. **Als Mahlzeit** sind wir uns eher an Gemüse-oder Salat-Teller gewohnt. Viel zu wenig ist uns ein Früchte-Menü Teller bekannt. Sie müssen bedenken, dass Früchte grossartige Informationen durch die Samen haben und zwischen Himmel und Erde an der Sonne gedeihen. Gemüse wird meistens gekocht und verliert viele Botenstoffe. Grüne Salate sind auf dem Boden und Wurzelgemüse sind im Boden gewachsen. Früchtegemüse ist auch fein auf dem Früchte-Menü-Teller. Bereiten sie pro Person einen solchen Teller wie folgt zu :

2. **1 Apfel raffeln** - auf einen flachen Teller in die Mitte geben - mit viel Beeren, Südfrüchte, Früchtegemüse, Minzeblätter, essbare Blumen etc. fantasievoll dekorieren mit sonnengetrockneten und ungeschwefelten Aprikosen, Feigen, Datteln, biologischen Nüssen und mit den verschiedenen frischen Keimlingen in kleine Schalen geben und auf dem Tisch dekorativ hinstellen. (Nüsse immer 12 Stunden einweichen, so sind sie viel bekömmlicher für den Körper.) Die Leinöl/Hanföl Saucen und die vielfältigen Leinsamen-Mischungen ergeben einen richtigen Festschmaus.

3. **3 Esslöffel gelber und brauner Leinsamen frisch schroten** (zuvor 1 : 1 mischen und in einer Dose die ungeschroteten Samen aufbewahren. Mit einer elektr. Kaffeemühle ca. 3 Sek. mahlen (nicht auf Vorrat). Zu der bereits vorbereiteten „Energie-Mischung" dazu geben und in einer Schale auf den schön gedeckten Tisch stellen.

4. **Für die Leinöl/Hanföl Sauce** 2 Schaf Joghurt oder 1 kleine Packung unpasteurisierter mager Schaf Quark –

Sie können auch Soja Joghurt oder Seidentofu nehmen, 1 Esslöffel Honig - 5 Esslöffel frischgepresstes Leinöl - 1 Teelöffel Hanföl - 5 Tropfen Nachtkerzenöl, alle Zutaten mit dem Schwingbesen verrühren.

5. **Vor dem Essen alles bestaunen** und sich für diese herrlichen Gaben im Stillen bedanken. Den Früchte-Menü Teller immer nur einen kleinen Teil mit Leinsamenmischung bestreuen – Leinöl/Hanföl-Sauce oder Mandelmus Sauce nur partiell beträufeln - nicht vermengen - damit die Früchte noch bestaunt werden können. Immer mit Messer und Gabel langsam essen und gut kauen! Zu den Mahlzeiten, nicht trinken und nicht fernsehen! Mit geschlossenem Mund gut kauen, damit keine Luft gegessen wird, die zu Blähungen führt.

6. **Pro Tag trinken Sie vorzugsweise 2 Liter reines Wasser** inkl. gerechnet, Kräutertee, Grüner Tee, des weiteren 1 mittlere rote Bete roh (Randen) und 4 Karotten raffeln - 1 Liter Wasser dazu geben - gut umrühren und anschliessend durch ein Sieb drücken. Dies ergibt ein sehr reinigendes und gesundes Getränk. (Siehe DVD)

7. **Spirulina Platensis** ist hochwertiges Chlorophyll einer Mikroalge. Schlucken sie mit Flüssigkeit über den ganzen Tag verteilt ca. 30 Tabletten, wenn möglich gemörsert. Diese Mikroalgen sind ein hochwichtiges Element der Ernährungs-Hygiene um die REGENERATION optimal zu unterstützen.

8. **Bitterkristall ALOE FEROX ist eine Naturarznei!**
In unserer Nahrungskette wurden schon seit längerer Zeit die Bitterstoffe eliminiert. Sie sind aber sehr wichtig, weil sie die Verdauungssäfte an regen und die Funktionen vom Magen, Milz, Pankreas, Leber, Galle enorm unterstützen. (Zu beziehen bei ColonSolutions.ch)

Die Energie-Mischung

Den Leinsamen zu jedem Früchteteller immer frisch schroten.
DVD „FIT FOR FUTURE"

Mögliche Zutaten zu den geschroteten Leinsamen mit der elektrischen Kaffeemühle ca.3 Sek. mahlen:

- Sonnenblumenkerne   nach Belieben
- Sesamsamen ungeschält   "
- Kürbiskerne   "
- Braunhirse ganz   "
- Flohsamen etc.   "

Mögliche Zutaten nach Belieben dazu geben ohne zu mahlen:

- Haferkleie
- Hagenbuttenkonzentrat - Pulver
- Aprikosenferment – Pulver
- „Molat" v.Reformhaus (Reiskleie Vitamin B etc.)
- Heierle Milchzucker 1 Kaffeelöffel
- Aion A (Emma Kunz Pulver) 1 Messerspitze etc.

Zu ungeschroteten Leinsamen mischen Sie nach Belieben :

- Lebkuchengewürz
- Zimt
- Ingwer
- Curry oder Kurkuma
- Vanillestangen
- Safran
- Paprika

So haben sie 7 verschiedene ungeschrotete Leinsamen-Variationen die sie auf Vorrat mischen können.

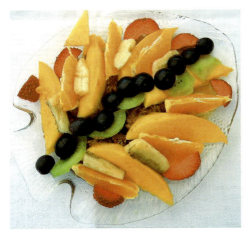
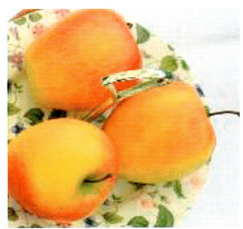
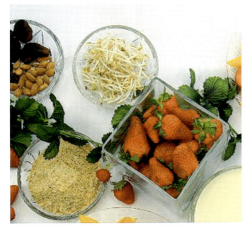
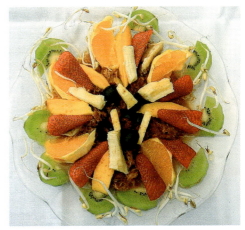
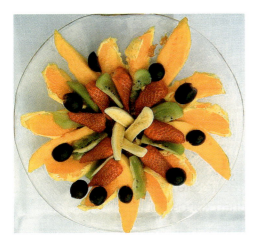
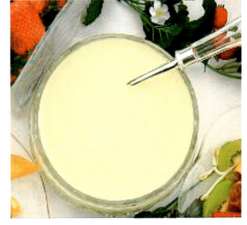

Der Leinsamen

Der Leinsamen ist enorm breit gefächert einsetzbar. Bei einer akuten Magen-Darm Verstimmung, können sie ohne weiteres zwei Tassen ungeschroteten trockenen Leinsamen über den ganzen Tag mit viel Flüssigkeit kauen und schlucken. Diese Methode den Bauchschmerzen beizukommen ist uralt. Denn die rasche und sehr schonende Eliminierung des Darminhaltes ist von allergrösster Wichtigkeit. Es gibt kaum ein Lebensmittel, das die Verdauungsorgane so unterstützt wie der Leinsamen. Der Leinsamen ist das Ruhekissen für den Darm. Leinsamen immer frisch schroten, denn schon nach 15 Minuten sind wertvolle Substanzen verändert. Ich habe sehr gute Erfahrung, mit der elektrischen Kaffeemühle gemacht. Nur 2-3 Sekunden mahlen genügen.

Honig

Die bewunderungswürdige Sammlung vom Nektar durch die Bienen kann gar nie umfassend begriffen werden. Im Bienenstock wird dann dieser Nektar abgegeben von anderen Bienen „bearbeitet" zu Honig und als Vorrat in die exakt 6-eckigen Waben versorgt. Diese überaus soziale fleissige Biene fliegt für einen Teelöffel Honig ca. 2'500 Kilometer – für ein Kilogramm - ca. 5-6 Erdumrundungen und befruchten ca. 5-6 Millionen Blüten. Das erklärt vielleicht den Grund, dass Honig ein Heilmittel ist. Manche Honigsorten sind bei Oberflächen Behandlungen effektiver als Antibiotika. Dazu gehört der MANUKA HONIG aus Neuseeland, weil der Honig hauptsächlich vom Manuka-Strauch ist. Es ist erwiesen, dass dieser Honig ein breites antiseptisches Spektrum hat. Die Natur hat die Möglichkeit, heilend und schützend einzugreifen ohne Gewebs- oder Biogenestrukturen zu zerstören. Wer an Nasennebenhöhlen Problemen leidet, sollte sich diesen Manuka Honig besorgen. Honig nie mehr als 40 Grad erwärmen um ihn wieder flüssig zu erhalten, da sonst wertvolle Substanzen zerstört werden. Erst ab 12 Monate den Säugling mit Honig beglücken.

Mandelmus

Mandelmus, das aus besten handverlesenen süssen Mandeln ohne jegliche Zusätze hergestellt wurde, enthält hochwertiges Eiweiss mit allen notwendigen Aminosäuren. Neben Eiweiss und den essentiellen hochungesättigten Fettsäuren sind besonders Vitamin E, Vitamin B1 und B2 hervorzuheben.

Auch die vorhandenen Spurenelemente und Mineralstoffe wie Kalium, Kalzium, Magnesium, Fluor, Jod und die für die Blutbildung notwendigen Komplexe Eisen, Kupfer und Mangan sind vorhanden. Mandelmus wird als eine Energienahrung angesehen, die täglich die Nahrung bereichert. Das Mandelmus immer 1:1 mit Leinöl verdünnen um so die OMEGA-3 Fettsäuren zuzufügen, da Mandelmus viel gesättigte Fettsäuren enthalten.

Mandelmus enthält keine Blausäure und kann deshalb auch die Muttermilch ersetzen, wenn es 1:10 verdünnt wird. Die Muttermilch hat eine ähnliche Zusammensetzung.

Siehe Artikel Kinderernährung.

Rote-Bete-Saft, das natürliche Doping

Rote-Bete (Randen) haben eine stark wirkende Reinigungskraft auf Leber und Gallenblase. Dies ist besonders nützlich, da die Leber mit ihren ca. 260 komplizierten Funktionen zusätzlich durch die vielen chemischen Zusätze in Nahrungsmitteln, durch Umwelt-Verschmutzungs Stoffe und dessen Gifte, gebratene Speisen, frittiertes Fleisch, Tabak, Alkohol und Kaffee sehr belastet ist.

Die Galle, die in der Gallenblase gelagert wird, dient als Transportmittel für die Abfälle aus der Leber, einschliesslich des Cholesterinüberschusses. Sie ist mitverantwortlich für die ordentliche Verdauung und Fettumwandlung. Eine Fehlernährung kann zu festen Kristallisationskernen (Gallensteinen) führen. So kann Rote-Bete-Saft mit seinem Gehalt an viel Vitamin A, Vitamin B2,

B6, Folsäure, Vitamin C sowie Natrium, Kalzium, Phosphor, Schwefel, Jod, Kupfer, Eisen, Kalium und Spuren seltener Metalle wie Rubidium, Caesium eine anregende und stärkende Wirkung auf die Leber und die Gallenblase haben und zur Verbesserung der Blutwerte führen. Schon der Naturarzt Galenos hat im Altertum Rote Bete bei Blutarmut verordnet. Ein weiterer Grund für die Randen ist die blutdrucksenkende Wirkung. Zugleich fördern sie die Widerstandsfähigkeit der feinsten Kapillaren. Leistungssportler müssen wissen, dass Randen ein ultimatives Stärkungsmittel ist. Allerdings soll der frisch gepresste Rote-Bete-Saft gut eingespeichelt und nicht getrunken, sondern löffelweise „gegessen" werden. Keinesfalls sollte pasteurisierter Saft aus der Flasche während der Generalreinigung verwendet werden. Es ist möglich, dass sie anfangs Rote Bete nicht vertragen und Übelkeitsgefühle aufkommen. Diese können Symptome der Reinigungsaus-wirkungen auf die Leber sein. In diesem Fall vergrössern sie dann einfach den Anteil von Karotten und Äpfel.

Tipp: Randen, Karotten und Äpfel werden geraffelt und mit Wasser ca. 1:10 – 20 verdünnt und langsam getrunken.

Karotten - Saft

Dem Karottensaft ist auch eine besondere Heilungskraft zuzu-schreiben, da er die anorganischen Stoffe aus den Blutgefässen entfernt, die sonst zu Verhärtungen der Gefässwände führen würden. Eine Mischung aus Karotten- und Rote-Bete-Saft liefert außerdem Phosphor und Schwefel sowie Kalium und andere alkalische Elemente. Zusammen mit dem reichen Gehalt an Vitamin A ist er ein idealer Baumeister für die Blutbildung. Sie können auch je nach Möglichkeit und nach Lust andere Gemüse pressen.

Die Möhren weisen einen hohen Beta-Carotin-Gehalt auf (aber Spirulina enthalten das 14 fache mehr), nämlich 6,6 Milligramm pro 100 Gramm essbare Substanz auf. Beta Carotin, das als pflanzliche Vorstufe zur Bildung des notwendigen Vitamin A soll vor Krebs schützen und die körperlichen Abwehrkräfte stärken. Beta Carotin gehört zu den besonders wichtigen Abwehrstoffen gegen freie Radikale (die freien Radikale habe ich bereits beschrieben). Die tägliche Beta Carotin Aufnahme sollte zwischen 1,5 und 2 Milligramm betragen. In Amerika wird Krebskranken eine Kost empfohlen, die 6 Milligramm Beta Carotin enthält. Auf Beta Carotin wurde bereits bei der Beschreibung von Spirulina platensis hingewiesen.

Aloe - Saft

Die Aloe, auch Wüstenlilie genannt, gehört zu den immergrünen Liliengewächsen. Wissenschaftliche Studien haben bewiesen, dass Aloe-Vera-Saft durch seine zellreinigende, zellschützende und regenerierende Wirkung bei gesundheitlichen Problemen Hilfe bringen kann. Bisher wurden in Aloe Vera Inhaltsstoffe mit schmerzstillender, entzündungshemmender, entgiftender, nährender, immunstärkender und aufbauender Wirkung gefunden. Im Besonderen sind es Anthraquinone, Enzyme, Lignine, Mineralstoffe, Saponine, Vitamine und das Mucopolysaccharid „Acemanan", das in alle Zellmembranen eingelagert wird. Somit kann nicht nur die Widerstandskraft von Zellmembranen gegen Viren und krankmachende Organismen verbessert werden, sondern auch die Aktivität der Makrophagen (Killerzellen).

Weiterhin werden auch im Darm krankmachende Hefepilze, Parasiten, und Viren zurückgedrängt und der Darm wird entgiftet. Durch die Enzymaktivität kann sich die Atmung des Herzgewebes verbessern, der Herzrhythmus normalisieren und die endokrinen Drüsen können aktiviert werden. Aloe-Vera-Saft stabilisiert und normalisiert alle Körperfunktionen und fördert die geistige Leistungsfähigkeit und Antriebskraft auch im Alter.

Keimlinge

Es gibt auf der ganzen Welt kein Lebensmittel, das so gesund ist wie frische Keimlinge und Sprossen.

Keime und Sprossen sind sehr wichtig für die Apfel-Generalreinigung. Im Samen lagert der eigentliche Keim des Lebens wie in einer Vorratskammer und birgt konzentrierte Energie, Nährstoffe und gewaltige Informationen in sich. Sie alle warten auf eine passende Gelegenheit, um mit dem Wachstum beginnen zu können. Sobald Temperatur, Sauerstoff und Feuchtigkeit in optimalen Bedingungen vorhanden sind, beginnt das "Wunder des Lebens". Die formgebende Energie, das feinstoffliche SOEF ist entstanden. Die Pflanze wächst in die formgebende unsichtbare Energie hinein. Mit den Keimlingen essen wir am meisten SOEF. (Subtiles organisierendes Energie Feld oder Quanten Feld)

Durch die Keimung finden chemische Veränderungen statt, Stärken werden zu Einfachzucker umgewandelt, Proteine in einfachere Aminosäuren, Fett in fettlösliche Fettsäuren und Vitamine und Enzyme entstehen oder vermehren sich um ein Vielfaches. Z.B. Vitamin B2 (Riboflavin) verstärkt sich um 1'300%, Biotin um 50%, Inosit um 50%, Panthothensäure um 500% und Folsäure um 600%.

Dazu kommt, dass Sprossen und Keimlinge wenig Kalorien enthalten, dafür aber vollwertige Proteine, die gut assimiliert werden können. Durch den Genuss von Keimlingen wird die Zunahme der milchsäurebildenden Bakterien gefördert, die ein gesundes Darmmilieu schaffen und dadurch den Stoffwechsel unterstützen.

Die Enzyme, die reichlich in den Keimen enthaltenen sind, können im Darm ihre Tätigkeit fortsetzen, die Darmflora dabei entgiften und im Dickdarm ein gesundes Milieu für die erwünschten Milchsäurebakterien bilden. Sprossen sind die Art von Nahrung, die am meisten Information haben, Zellen bei der Neubildung zu unterstützen und gleichzeitig keine Schadstoffe mit in den Organismus bringen.

Die kleinen Kraftpakete schmecken knackig und fein und werden leider in unseren Breitengraden nur als Garnitur serviert. Der gesundheitliche Wert ist enorm. Im Samen ruht alles Leben wie im Winterschlaf. Bekommt dieser Samen seine Lebens-Elixiere Wasser, Sauerstoff, Wärme und Licht, dann ist er an ein Gesetz gebunden, das Wachstum heisst. Mit einem Schlag wird es in diesem Samen Frühling. Die Samenschale wird atmungsaktiv. Sie springt auf, die Zellmembrane wird durchlässig und der Embryo fängt an zu wachsen. Alle Wirkstoffe in dem Samen haben nur ein einziges Ziel, der werdenden Pflanze beim Zellaufbau zu dienen und alle nötigen Energien und Wirkstoffe bereitzustellen.

WIE KEIMEN? (siehe DVD „FIT FOR FUTURE")

Dafür benötigen Sie einen Keimturm „biosnacky hydro 12" von A. Vogel.

Spuren von Spirulina Platensis Pulver geben den Samen einen guten Nährboden für die Keimung. Um für das Wachstum der kommenden Pflanze wie Enzyme als Biokatalysatoren, Aminosäuren, Linolsäuren, Linolensäuren, Vitamine B2, B12, E, das 60 Fache etc. beschleunigen und bereitzustellen. Das Verjüngungs-Vitamin E im Weizenkeim ist sogar 300 % vermehrt! Darüber hinaus entstehen beim Keimen wichtige Mineralien wie Kalzium, Kalium, Magnesium, Eisen, Phosphor etc. Sie legen die nasse Matte auf die Spirulina Tablette.

Am andern Tag von oben mit Spirulina-Wasser das „Saatgut" besprühen mit einer Sprühflasche aus der Blumenabteilung. Oder mit einem feuchten Küchenpapier abdecken, das mögen die Keimlinge auch.

Nicht abspülen! Dadurch wird die Keimung beschleunigt und der Wachstumsprozess wird nicht unnötig gestört. Das Spirulina-Wasser hat ein Eigengeschmack nach Algen, aber das ist gut so.

So ziehe ich auch „schwierige" Samen, weil sie nicht abgespült werden. Es kann einmal ein „Fluseli" Schimmel entstehen bei feinen Samen, einfach abwaschen oder essen, ich habe dabei nie nachteiliges erlebt. Dazu ist zu sagen, die Energie in einem Keimling ist so gewaltig, dass dies nie der Grund für Beschwerden ist. In 1 ½ Tage ist der Ernährungswert als Keimling um das 100-500 fache gestiegen. Nach 2 Tagen sind so z. B. Bohnen, Kichererbsen, ohne einweichen schon essfertig. Haben sie einmal zu viel Keimlinge, dann lassen sie sich auch im Glas beim täglichen Abwaschen 3-4 Tage im Kühlschrank halten. Oder Schenken sie diese einer Nachbarin und zeigen sie ihr dieses WUNDERWERK.

> **- Keimen statt kochen - heisst das Gesundheits-Moto und CO_2 sparen.**

Wir können in der heutigen Zeit nicht genug Keimlinge essen! Bitte Keimlinge nie kochen! Diese sind in grossen Mengen gegessen ein absolutes Anti-MS, Anti-Krebs, Anti-Aids, Anti-Leukämie, Anti-Rheuma-Mittel, Anti-Diabetes, Anti-Bluthochdruck etc.

> *Für die Regeneration sind Keimlinge unverzichtbar!*

Schon vor hunderten von Jahren haben die Welt-Eroberer sich mit Keimlinge über „Wasser" gehalten. Sollte einmal eine Hungersnot kommen dann wissen sie, dass sie mit Keimlinge immer überleben könnten. Mit backen, kochen, braten ist der Ernährungswert sehr gering, gegenüber gekeimt ist der Nährwert der Körner und Samen bis ums 500-fache grösser.

Die vier wichtigsten Ernährungs-Formen

Hochenergetische Lebensmittel..

…sind Keimlinge und Sprossen. Alles was sich im Wachstum befindet, gedeiht in die formgebende Energie hinein. Denn bevor Materie entsteht ist die formgebende Energie bereits vorhanden. Auch die ganzen Informationen der ausgereiften Pflanzen sind bereits vorhanden. Dies gilt für alles was in der Natur existiert. Bruchteile von Sekunden, bevor ein Kristall entstanden war ist schon die formgebende Energie sichtbar. Dies konnten Experimente, dank der modernen Technik aufzeigen. In Fachkreisen wird diese sichtbar gemachte Energie (Subtiles organisierendes Energie Feld) genannt, abgekürzt SOEF.
Es kann nicht genug aufgeklärt werden, dass eben aus diesen Gründen Keimlinge sehr, sehr wertvolle Lebensmittel sind. Wir essen mit ganz wenig Materie eine riesige Energie und hochwichtige Informationen. Denken wir an die Sonnenblumenkeimlinge, deren SOEF enorm ist. Diese lebenden Moleküle sind beteiligt von der reinen Energie zu Materie zu werden. Das Samenkorn wächst in die formgebende Energie hinein. Mit dem Sonnenblumenkeimling essen wir diese über 2 m lange energetische unsichtbare Architektur-Energie. Die befähigt ist eine hohe Summe von Sonnenenergie aufzunehmen. Biophysiker haben dieses elektromagnetische Feld, das jedes lebende Substrat umgibt auch Quantenfeld genannt.

Lebensmittel…

…sind lebendig und können nachreifen. An erster Stelle sind das die Früchte. Erst dann Nüsse oder Gemüse. Eine Frucht birgt in sich den Samen, eine gewaltige Informations-Flut für den Körper. Ein Apfelbaum birgt 10 Apfelbäume im Kerngehäuse. Sie sind von der Sonne gereift und wachsen zwischen Himmel und Erde. Diese unergründliche Naturintelligenz ist in allen Früchten enthalten. Dem gegenüber wächst eine Karotte in der Erde, sie ist eine Wurzel und besitzt keine Samen. Die enorme Vielfalt die die Natur verschwenderisch liefert kann unser Körper umsetzen, (Enzyme, Vitamine, Phytomine, lebendige sekundäre Pflanzenwirkstoffe) in Millionen von Lebens-Prozessen.

Nahrungsmittel…

…sind alle gekochten oder tiefgefrorenen Lebensmittel. Bleiben wir beim Beispiel Apfel. Wenn er gekocht, gebacken oder tiefgefroren wurde und man ihn in die Erde steckt, entsteht daraus kein Apfelbaum. Es ist von der Schöpfung vorgesehen, dass sobald das Leben, die Energie, entwichen ist, der Abbauprozess beginnt. „Alles wird wieder zu Erde". Die Natur räumt auf, es herrscht Ordnung. Dieser Abbauprozess ist eine extreme Veränderung der Molekularstruktur, die Lebensenergie Polarität ist entwichen, „SOEF" auch. Die Vitalstoffe sind verstummt, mit andern Worten, der Chef mit den Bauplänen, die Handwerker mit den Ersatzteilen und Werkzeugen sind „verduftet und verdampft". Was bleibt aus dem gekochten oder tiefgefrorenen Nahrungsmittel, das sind die Baustoffe, Farbstoffe und eventuell die Aromastoffe. Zudem hat der Körper mit diesen veränderten Molekularstrukturen riesige Probleme, für ihn sind sie fremde Stoffe und werden oft als Müll behandelt. Die Verstoffwechselung ist ein hoch komplexes und kompliziertes System. Was nicht entsorgt werden kann, wird als Zwischenprodukt, oft als Schlacke bezeichnet und an unwichtigen Stellen im Körper abgelagert.

Sterbemittel…...

…sind richtige CO_2 Schleuder bei deren Herstellung.
Dazu zählen alle tierischen Produkte, Kaffee, Weisszucker, Glace, Guetzli, Zelltli, Schokolade, Konserven, Convenience-Food, Fertigprodukte, erhitzte Öle und alle Fette (diese werden zu unverdaulichen Transfettsäuren), alle Lebensmittel die bestrahlt oder mit Mikrowellen erhitzt wurden.

Je mehr ein Lebensmittel gekocht, frittiert und gegrillt ist, umso mehr ist es in seiner Molekularstruktur zerstört bis hin zur Giftigkeit. Wenn wir ein Haus bauen oder renovieren genügt es nicht, nur Baustoffe zum Bauplatz zu bringen. Nur wenn alle Berufsgattungen harmonisch zusammenarbeiten, ergibt es ein erfreuliches Haus. Tote Lebensmittel sind im Vergleich Bauabbruchschutt. Sicherlich hat es auch noch verwertbare Dinge drin, aber es ist viel aufwendiger und komplizierter, damit etwas zu bauen. Zudem ist die Abfallansammlung viel grösser.

Nehmen wir zum Beispiel eine Stadt mit 100'000 Einwohner, ihre Kläranlage und Müllverbrennung ist dementsprechend gebaut worden. Wenn aber diese Stadt einen Abfall produziert wie 500'000 Einwohnern, dann brechen eben die Entsorgungs-Systeme zusammen.

Genau gleich verhält es sich in unserem Körper. Von der Schöpfung sind wir Menschen im Erwachsenenalter mit im Verhältnis den gleich grossen Organen ausgestattet; ganz egal ob jemand 60 kg oder 100 kg wiegt. Grossgewachsene Menschen müssten vielmehr auf die Ernährung achten als kleine Menschen. Die Organe sind gleich gross, somit ist die Versorgung und Entsorgung dementsprechend unterschiedlich. Es verändert sich nur die Karosserie und nicht der Motor und das Fahrgestell (Skelett). Ist es verwunderlich, wenn auch in unserem Körper mit den vielen Sterbemitteln das Entsorgungs-System zusammenbricht? Das heisst die 5 wichtigen Fliess-Systeme (Verdauung, Blutkreislauf, Lymphkreislauf, Zentralnervensystem, Meridiane) sind verstopft, verklebt, verkrustet und blockiert. Falls nicht bald etwas unternommen wird, füllen sich auch die Organe mit dem Abfall, die Lungen verschleimen, es kommt zur Steinbildung in Galle, Nieren, Blase. Eine Notlösung ist die Haut und das Fettgewebe um „Bauschutt" zu deponieren. Übergewicht ist auch eine Notmassnahme, um Toxine und „alles Unbrauchbare", einstweilen zu deponieren

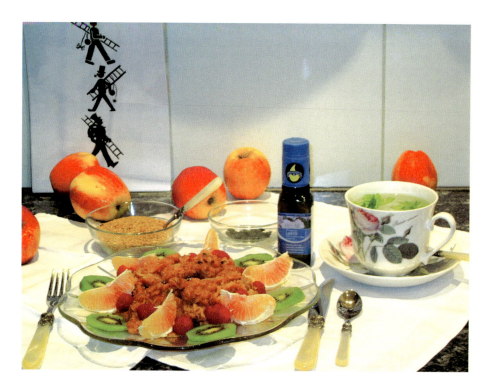
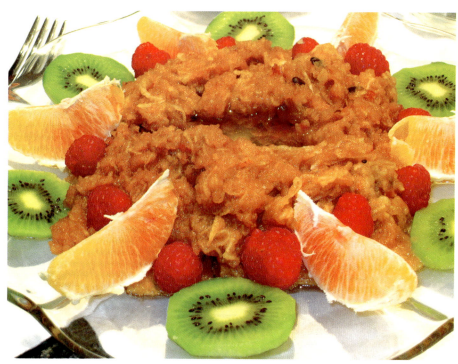

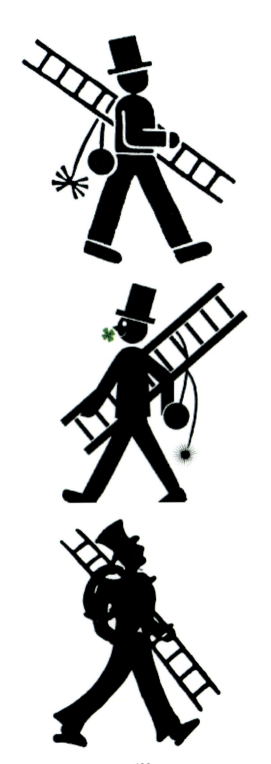

Warum zur Ernährungs-Hygiene noch der „Der Kaminfeger „ FIT FOR FUTURE" notwendig ist.

Die Erfahrung hat gezeigt, …..

um die Not zu wenden ist eine strikte Lifestyle Änderung absolut **notwendig**. Nur so können Sie von den Schmaus-und Trink-Süchten befreit werden. Wie ich schon mehrmals gesagt habe, wir essen alle zu viel in der westlichen Welt! Wir brauchen so wenig Nahrung, wenn diese lebendig ist. Die herrlichen Früchte-Menü-Teller mit Nüssen, Samen, Dörrfrüchte, Keimlinge etc. sind nach der Körperreinigung mit dem „Kaminfeger" in angemessenen Portionen optimal. Wenn aber meine lieben Mitmenschen pro Tag 1 Pack Feigen, 1 Pack Haselnüsse, 2 Glas Mandelmus, 2 Früchte-Menü-Teller mit 3 Gläser Leinöl/Hanföl-Creme essen und dann sagen, mit dieser Vital-Ernährung habe ich immer noch mein Übergewicht und alle anderen Probleme. Aus diesen Gründen musste ich nochmals die „Leitblanken" enger legen. Um die fünf wichtigsten Flies-Systeme: 1. Das Verdauungs-System mit den Ausscheidungs-Organen - 2. Der Blutkreislauf - 3. Das Lymph-System - 4. Das Zentralnerven-System - 5. Die Meridiane - zu reinigen. Krankheit entsteht nur, wenn diese 5 Systeme verstopft, verkalkt, verkrustet, verhärtet und blockiert sind. Diese zu reinigen ist die grosse Herausforderung und ein absolutes MUSS um wieder sich der Gesundheit, der Leichtigkeit des eigenen Seins zu erfreuen. Aus diesem Grund ist das Konzept die Apfel Generalreinigung oder mit anderen Worten „Der Kaminfeger" FIT FOR FUTURE" entstanden.

SCHLANK VITAL UND GESUND MIT DER APFEL-GENERALREINIGUNG
„Der Kaminfeger"

Die Einsicht, der Wunsch, der Wille und der Drang sind die Voraussetzungen für eine Gewichts-Regulierung.

1. Mit dem 5 Säulen-Prinzip als Apfel-Generalreinigung („Der Kaminfeger") wird der Körper in Tagen erleichtert.
2. Die hohen Einläufe sind eine uralte und bewährte Heilweise die zugleich den Hunger reduziert und den Körper von langjährigen Schlacken befreien.
3. Diese Vitalkost enthält einen grossen Anteil an Äpfeln.
4. Leinöl reguliert die Hormone und Zellerneuerung.
5. Spirulina platensis baut die Depots der Spurenelemente auf und liefert das hochwichtige grüne Chlorophyll
6. Bitterstoffe entgiften und aktivieren die Verdauungssäfte
7. Die „dünnen" positiven Gedanken verhelfen garantiert das angestrebte Gewicht zu erreichen.

Mehrere Phyto-Wissenschaftler haben bewiesen, dass Apfel-Wirkstoffe die Fettspaltung unterstützen und zugleich das Entstehen von Riesenfettzellen verhindern. Des Weiteren saugt das Apfelpektin wie ein Schwamm die Giftstoffe im Darm auf und löst zugleich Verkrustungen, die durch die Dickdarmspülung ausgeleitet werden.

Die Alternative zum
„FETT-ABSAUGEN UND FETT-ZERTRÜMMERN"
ist die Apfel-Generalreinigung „Der Kaminfeger".

SCHLANK FÜR IMMER

Erfahrungen mit dem „KAMINFEGER"
FIT FOR FUTURE

Die sorgsam entwickelte und vielfach erprobte Apfel-Generalreinigung „Der Kaminfeger" FIT FOR FUTURE regeneriert alle Sinnesorgane, reduziert Gewicht, baut die schlechten VLDL-Cholesterins ab, reguliert den Blutzucker und fördert die Vitalität und das allgemeine Wohlbefinden.

Diese „HEILKOST" mit dem 5 Säulen-Prinzip ist eine Reinigungs-, Regulations- und Aufbau-Nahrung, die man über lange Zeit essen könnte ohne jegliche Mangelerscheinungen.

Einige Teilnehmer sagten nach dieser wochenlangen Heilkost: „Wie ist es möglich:

- ...dass meine geschwollenen Beine viel dünner geworden sind?
- ...dass mein Husten, den ich viele Jahre hatte, verschwunden ist?
- ...dass meine extreme Verstopfung wie weggeblasen ist?
- ...dass ich keine kalten Hände und Füsse mehr habe?
- ...dass ich keine Hundehaar-Allergie mehr habe?
- ...dass ich seit dem „Kaminputzer" keine Menstruationsschmerzen mehr habe?
- ...dass mein Hallux Valgus nicht mehr entzündet ist, sondern die Vorwölbung sich zurückgebildet hat?
- ...dass meine in den letzten Jahren übermäßig groß gewachsenen Brüste sich wieder normalisierten?
- ...dass meine heimlichen Aggressionen verschwunden sind und eine gute Laune mein Begleiter geworden ist?
- ...dass meine jahrelangen Rückenschmerzen verflogen sind und ich ohne Probleme im Garten arbeiten kann?
- ...dass meine Hüftprobleme verschwanden und eine Hüftoperation unnötig wurde.

- ... dass ich seit dem „Kaminfeger" keine Wallungen mehr habe?
- ...dass meine lästigen Blähungen verschwunden sind?
- ...dass sich meine Schuppenflechte enorm gebessert hat?
- ...dass ich wieder einen erholsamen Schlaf habe?
- ...dass das bei jeder Kleinigkeit leidige Schwitzen aufgehört hat?
- ...dass ich den üblen Heuschnupfen im Frühjahr nicht bekommen habe?
- ...dass ich keine Akne mehr habe und sie wie weggewischt ist?
- ...dass ich keine Gelenkschmerzen mehr habe und wieder Sport treiben kann?
- ...dass ich schon während der Kur mehr Leistungskraft hatte?
- ...dass ich es geschafft habe, von Konfektionsgröße 46 auf Größe 40 zu kommen, ohne zu hungern?
- ...dass mein zu hoher Blutdruck sich normalisiert hat?
- ...dass meine Parkinson'sche Krankheit sich gebessert hat?
- ...dass ich viel weniger Medikamente nehmen muss ?
- ...dass ich viel weniger vergesslich bin.
- ...dass meine hohe Zuckerwerte wieder normal sind
- ...dass mein lästiger und störender Mundgeruch sich normalisierte.

Es wären noch schwere Krankheiten aufzuzählen, was mein hochwirksamer „Kaminfeger" sogar wegputzt!

Alle homöopathischen, allopathischen (chemischen), spagyrische Heilmittel oder Aromatherapien etc. haben bei einem gereinigten Körper viel grössere Wirkungen.

ÜBERGEWICHT

Eine erfreuliche Tatsache ist, dass das Übergewicht in der Natur ein fester Bestandteil ist. Ohne dieses gigantische Phänomen wäre die Menschheit und Tierwelt schon lange ausgestorben. Es ist ein natürlicher Instinkt, dass wenn Nahrung im Überfluss vorhanden ist, auch diese Nahrung gegessen werden muss, um die Depots im Körper zu füllen. Die Erde ist seit ihrem Bestehen in Rotation zur Sonne und damit an wechselnde Jahreszeiten gebunden. Das heisst, die Natur hat einen Zyklus von Fülle und Leere, Mangel und Überfluss, Kälte und Hitze. Es gab noch nie ein Jahrhundert in unseren Breitengraden mit so viel Nahrung für eine so breite Bevölkerungs-Schicht, zu so erschwinglichen Preisen. Wir haben nicht mehr den natürlichen Zyklus von Fülle und Leere! Die Supermärkte sind das ganze Jahr übervoll. Diese Einsichten erklären auch den JO-JO-Effekt, der ein natürliches, überlebenswichtiges Phänomen ist. Ein Zuviel an Nahrung füllt und vergrössert die Fettzellen, damit in Notzeiten der vorbestimmte Wechsel von Fülle und Leere harmonisch vor sich geht.

> *Die Grösse und Kapazität der Organe, des Skeletts und des Blutkreislaufes ist jedoch immer __gleichbleibend__.*

Die Weltgesundheits-Organisation (WHO) hat mit dem Body-Mass-Index (BMI) eine Formel erstellt die das Normalgewicht errechnet. Da die Organe, der Blutkreislauf und das Skelett nach dem 20. Lebensjahr praktisch nicht mehr wachsen, sind es vor allem bei Übergewicht die Fettzellen die sich vergrössern.

> *Das heisst die Karosserie wird immer grösser und grösser .... Motor und Fahrgestell bleiben gleich.*

Immer wird von Abnützungen am Skelett gesprochen. Dies sind keine Abnützungen, sondern das Skelett wird unterversorgt durch die Grösse, Länge, das Volumen und vor allem durch die Fehlernährung.

Vor über 100 Jahren waren nur ca. 8% übergewichtig. Vor über 30 Jahren waren 25% übergewichtig. Heute sind mehr als 50% übergewichtig, davon sind 20% massiv übergewichtig. Während des letzten Krieges, das zeigen die Bilddokumentationen, gab es in den Städten praktisch kein Übergewicht, höchstens auf dem Lande. Um das Wohlfühlgewicht zu erreichen, ist die Apfel-Generalreinigung ein absolutes Muss.

> ***Wir essen um den sehr komplexen und komplizierten Organismus am Leben zu erhalten.***

Wenn der Körper zu viel Nahrung bekommen hat, müssen diese Depots wieder über Entzug abgebaut werden. Nur durch Nahrungs-Entzug stellt der Körper um und ernährt sich von seinen „Lagerbeständen". Es muss klar hingewiesen werden, dass ein übergewichtiger Körper auch ohne Nahrung nicht fastet, sondern die Nahrungs-Depots werden auf natürliche Art aufgebraucht. Das Programm von Fülle und Leere haben die Menschen und die Tiere seit Jahrtausenden im Natur-Code des jeweiligen Wesens fest verankert.

Lassen sie bitte ihr „Wunderwerk" nicht mit dem Skalpell verstümmeln. In diesen über 25 Jahren habe ich zur Genüge erlebt, dass viele dieser Methoden alles noch verschlimmerte. Unerforschliches zucken im Gesicht, unschöne „Dällen" an Oberschenkeln, unaufhörlich Schmerzen in der Fettabsauggegend, signifikant unterschiedliche Brüste, von den psychischen Problemen und von der desolaten Gewichtszunahme nach kurzer Zeit ganz zu schweigen

Eine oft gestellte Frage:

Wirkt „Der Kaminfeger" bei allen Menschen? Ein grosses Ja. Wir sind alle gleich „gestrickt"! Wenn „Der Kaminfeger" bei über 1000 Menschen geholfen hat, hilft er auch bei Ihnen!

Die Übersäuerung

Der Teich kippt, wenn er entweder zu sauer oder zu alkalisch wird. Für Aquarien-Freunde ist es obligatorisch mittels Lackmuspapier das Wasser zu testen, ob die Nährflüssigkeit für die Fische noch in Ordnung ist, ansonsten werden die Fische krank. Wie halten wir es mit unserem Teich (Lymphflüssigkeit, Speichel, Urin)? Bei den Menschen kann auch der Teich zu einem gewissen Teil „kippen". Das heisst übersäuert sein.

Menschliches Blut hat einen pH Wert von 7,33 - 7,47, ist also leicht basisch. Der pH- Wert ist die „Wasserstoffionenkonzentration" in einer Flüssigkeit. „pH kommt vom lateinischen: potenia hydrogeni.

Neutrale Lösungen haben einen pH-Wert von 7,0. Je saurer die Lösung ist, je niedriger ist der pH-Wert. Saure Lösungen haben eine hohe Wasserstoffionenkonzentration. Der pH-Wert ist für den Ablauf vieler chemischer und biochemischer Vorgänge entscheidend.

Wäre das Blut über längere Zeit im sauren Bereich, d.h. unter 7,0, so würden sich die Blutkörperchen zersetzen, Enzyme und Hormone würden funktionsunfähig - der Organismus würde zugrunde gehen. Aus diesen wichtigen Gründen muss der Körper den pH-Wert des Blutes konstant halten. Dazu kommen noch die ganzen Assimilationsprozesse, bei dem der Körper auf Vitalstoffe und Spurenelemente angewiesen ist.

Erhält der Körper mehr säurebildende Nahrung, wie z.B. alle gekochten Nahrungsmittel, besonders tierisches Eiweiss, Zucker, Schokolade, Kaffee, Konserven, dann wird er übersäuert. So muss er sich selbst helfen. Er entzieht den Bändern, Knorpeln, Knochen, dem Gewebe, den Haaren und den Fingernägeln wertvolle Mineralstoffe, um die Säuren zu neutralisieren.

Ist der Körper massiv mit der Neutralisierung überfordert, können sogar Herzbeschwerden auftreten die mit dem Herzen gar nichts zu tun haben, sondern sie zeigen eine (Azidose) Übersäuerung an. Das sich durch viele Herzbeschwerden zeigen kann wie: Stechen, Beengen, Drücken, Ziehen, Klemmen, Schmerzen, Unwohlgefühl beim Liegen auf der linken Seite, Herzrhythmusstörungen. Schlaganfall und Herzinfarkt sind immer eine Säurekatastrophe laut dem Stuttgarter Arzt Dr. Kern der sich sehr intensiv damit beschäftigte (sich dringend für eine Apfel-Generalreinigung durchringen).

Dr. med. Otto Warburg hat beweisen können, (damit hat er 1931 den Nobelpreis erhalten), dass: UEBERSÄUERUNG DIE URSACHE SÄMTLICHER KRANKHEITEN IST!

Jede Zelle schwimmt in einer Nährstofflösung und braucht stabile Umgebungsbedingungen. Diese Konstanz dieses inneren Milieus und die richtige Zusammensetzung der wässrigen Umgebung zwischen den Zellen sind von aller grösster Bedeutung für die Zelle. Diese wässrige Lösung nennt man Homöostase. Diese komplexe Nährlösung der Zelle, ist die wichtigste Voraussetzung, für deren Gedeihen, also für unsere Gesundheit oder unsere Krankheit.

Die fatale Übersäuerung führt zu einem chronischen Mangel an alkalischen Substanzen, die für den Aufbau und die Gesunderhaltung der Knochen, des Bindegewebes und des ganzen Organismus verantwortlich sind.

Übersäuerte Meere durch das Austreten von Gasen, zerstören das Skelett der Fische. Dieses Fischsterben bringt viele Inselbewohner in eine Ernährungsnot. In diesem Beitrag haben die Forscher mehrmals hin gewiesen, dass die Übersäuerung der grösste Feind ist von Kalk. Auch die Korallen Riffe werden von der Übersäuerung massiv betroffen und sterben ab, wie dieser Film im ZDF am 17.Nov, 2013. Uhr 14.45 gezeigt hat.

> *Die Übersäuerung und somit die Entmineralisierung, wie die Verschlackung des Gewebes und der Gelenke* **führen zu den schmerzhaften, entzündlichen und degenerativen Veränderungen am Skelett. Sie sind keinesfalls Abnutzungserscheinungen, sondern die Folgen von jahrzehntelanger Fehlernährung, die schon beim Kleinkind beginnt. Alles, wirklich alle gesunden Zellen, dazu gehören auch Knochen und Knorpel-Disken sind dem Lebensgesetz unterworfen das heisst: ZELLTEILUNG, ZELLABBAU, ZELLAUFBAU = WACHSTUM. Es gibt keinen Stillstand!**

Die Gelenkschmiere ist die Nährflüssigkeit und Gleitsubstanz der Gelenke, der Knorpel, der Bänder und den Sehnen. Diese Schmiere ist eine hochkomplexe **fettige** Substanz die an exakte Lebensgesetze gebunden ist und benötigt Omega-3 Fettsäuren das heisst genügend Leinöl. Wenn diese Gelenkschmiere (Synovia) nicht den Lebensgesetzen entspricht, sind Arthrosen, Arthritis, alle rheumatischen Formenkreise die schmerzhafte Folge (massive Fett Fehlernährung).

Gefährlich sind die anorganischen Säuren, die durch den Abbau von tierischem Eiweiss entstehen. Dazu gehört die Harnsäure, ein Abbauprodukt der Purin-Stoffe. Fleisch, Fisch, Geflügel, Eier sind Eiweisse, die so sehr säurebildend sind, dass ein Ausgleich durch basische Nahrung oft nicht mehr möglich ist. 200 Gramm Fleisch hat ca. 3 - 4 Gr. Harnsäure. Diese zu neutralisieren müsste man mehrere Kilogramm rohes Gemüse oder rohe Früchte essen. Wenn diese nicht aus dem Körper geleitet werden, muss diese Harnsäure deponiert werden. Wenn Sie nur 1 Gr. pro Tag einlagern ergibt das pro Jahr 365 Gr. ………… in 5 Jahren………in 10 Jahren…………in 20.Jahren nur noch verschiedenste Krankheiten und Schmerzen!!!!!!

Ernährungs-Umstellung

Die jahrelange Erfahrung hat gezeigt: wer aus ideologischen, gesundheitlichen oder gewichtsreduzierenden Motiven die Ernährung umstellen will, muss eine Körperreinigung durchführen, damit sich später der Erfolg einstellt. Die Apfel-Generalreinigung und auch andere Kuren auf dieser Basis mit dem Schwergewicht auf Darmreinigung, sind hierzu geeignet. Viele Menschen, die auf Vollwert oder sogar Sonnenkost umgestellt haben und keine Darmreinigung durchführten, wurde das Allgemeine-Wohlbefinden mit grossen Problemen belastet.

VERZICHT, DISZIPLIN, KASTEIEN dazu muss ich unbedingt einige Worte anmerken. Alles was wir tun, ist einem Gesetz unterordnet, das heisst LUST UND UNLUST. Wenn die LUST zum Abnehmen grösser ist als die UNLUST, gibt es kein Verzichten und Kasteien.

Bei gleicher Kleidergrösse hatte ich früher ca. 55 kg. Über 50 werden die Knochen leichter und dadurch müssen wir mehr abnehmen. Es ist die LUST, die mich dazu treibt.....Ich hatte noch nie Übergewicht und seit 50 Jahren die gleiche Kleidergrösse 36/38. Es würde mir sehr grosse UNLUST bereiten Grösse 40 einzukaufen. Ich mag meine Beweglichkeit und Energie. Eigentlich muss ich nicht auf die Waage stehen, sondern die Gürtel, die engen Kleider und engen Hosen sind der Massstab. Der Komfort und das Wohlgefühl-Gewicht mit ca. 51 Kg bei 159 cm Länge, ist so grossartig, das möchte ich um keinen Preis missen. Dazu kommt, ich kann doch besser mit dem Alter „schummeln". Ich trage gerne schöne Kleider und hohe Stöckelschuhe. Zum „kleinen" Ärger meiner 28 Jahre jüngeren Tochter, werde ich sehr oft als ihre ältere Schwester angesehen.... Ist auch für mich jeweils wie ein frisches Sprüngli-Praliné. Machen wir uns doch nichts vor, der „faltige" Alterungsprozess ist eine grosse Herausforderung! Tut schon gut, wenn ich mit dem offenen Cabrio am Lichtsignal warte und mir ein junger Mann seine Visitenkarte hinüberreicht, für ein „Date". Sein Erstaunen war natürlich gross, dass ein so altes „Guetzli" dann ohne Sonnenbrille sich herzlich bedankt… Wir alle kommen Mal in den „Schlenderian," auch ich, das darf auch sein, aber bitte keine grösseren Kleider kaufen. Dann wieder die Handbremse anziehen und nur noch eine Früchte-Mahlzeit pro Tag. Das beste Hausmittel gegen den Hunger ist die Darmreinigung. Ist der Darm ausgereinigt hat er mehr Möglichkeiten den Inhalt optimal zu „recyceln" und so wird der Hunger gestillt. Sonst hat die Natur auch noch ein gutes „Heilmittel" das zum Entschlacken zwingt und das heisst: SCHMERZEN. Lassen sie sich von mir überreden, SIE WERDEN MIT EINEM HOCHGEFÜHL UND EINER FREUDE ÜBERSCHÜTTET WENN SIE IHREM „WUNDERWERK" GUTES TUN. Ich habe keinen Hausarzt, weil ich schon bald 30 Jahre nie mehr einen benötigte. Je mehr Toxine in ihrem Körper deponiert sind, umso mehr haben sie die Resonanz mit Toxinen. Je gereinigter ein Körper ist, umso mehr hat er die Resonanz d.h. die Anziehung zu „körperfreundlicher" Nahrung. Übrigens ist in der freien Natur abnehmen und zunehmen eine Folge von den Jahreszeiten, also ein ganz natürlicher Prozess. Ich habe schon mehrere Safaris gemacht und noch gar nie dauerhaft übergewichtige Tiere gesehen, auch wenn sie mehr als genug Nahrung hatten. Kein Lebewesen auf der Welt verdoppelt oder verdreifacht sein Körpergewicht dauerhaft, wenn es einmal ausgewachsen ist. (Ein Mensch mit ca. 18 - 20 Jahren ist ausgewachsen) Mit anderen Worten der Übergewichtige hat SICH von seinem „Heimatort" entfernt und landet am lebensfeindlichen „Südpol". Irgendwann plagt ihn das „Heimweh" und er möchte wieder nach Hause in SEIN „Heimatort". Zu dieser nicht ganz beschwerdefreien „Heimreise" möchte ich sie mit dem „Kaminfeger" ermuntern und begleiten. Dann habe ich noch ein grosses Anliegen mit der herzlichen Bitte:

An alle MASSIV ÜBERGEWICHTIGEN! Meine Tochter und ich arbeiten schon sehr lange in der Pflege. Die ohnehin schon sehr schwierige Arbeit wird nochmals massiv erschwert durch die vielen sehr übergewichtigen Patienten. Besonders nach schweren Operationen wenn die Mobilität eingeschränkt ist. Nach einer „schwergewichtigen" Grundpflege schmerzen die Handgelenke vom Heben, Schieben und Drehen, es gibt schon Hilfsmittel, aber auch nur begrenzt einsetzbar. Zudem sind die Pflegenden unter enormen Zeitdruck. Dazu kommen noch die vergrösserten Geruchsemmissionen, die Organe wachsen nicht mit, sondern die Haut muss Ausscheidungs-Funktionen übernehmen. Bitte, bitte, bitte! Es darf nicht länger beschönigt werden, denn ÜBERGEWICHT IST KEINE KRANKHEIT, SONDERN EIN ZU VIEL AN FALSCHER NAHRUNG! MIT DEM GLEICHEN QUANTUM AN FRÜCHTEN WÜRDEN SIE ABNEHMEN!

Bedenken sie nicht nur die Spitalbetten brechen zusammen, sondern auch die Sozialwerke.

Wer kann die Apfel-Generalreinigung/ „Der Kaminfeger" durchführen

Jeder kann in jedem Alter diesen „Kaminfeger" durchführen. Es sind den Jahren keine Grenzen gesetzt. Schon mit Kleinkindern wurde diese Reinigung mit grossem Erfolg durchgeführt. Unsere älteste Klientin war 89 Jahre alt und hat konsequent und ausdauernd 6 Wochen lang diese Verjüngungskur mitgemacht. Sie hatte dabei einen ärztlich kontrollierten Erfolg, besonders das Gehör hatte sich auffallend verbessert. Diese Erfahrung war ein Schlüsselerlebnis. Bei der Betreuung von Betagten habe ich nach dem „Kaminfeger" die Früchte-Menü-Teller mit überwältigendem Erfolg als Dauerkost gegeben.

Eine Körperreinigung ist für Jung und Alt geeignet, der für seine Gesundheit, Schönheit, Vitalität und Lebensfreude etwas tun möchte.

Immer wieder wird mir die Frage gestellt, wie lange sollte die Revitalisierung dauern. Meine Antwort darauf: Minimum sind 28 Tage und mindestens so lange bis alle Probleme verschwunden sind. Dann noch ein „Bisschen" verlängern, damit eine Reserve angelegt wird. Ein Klient 74 Jahre alt, mit einer sehr schmerzenden Beinprothese, hatte mit grossem Erfolg diese Ernährungs-Hygiene 9 Monate lang durchgeführt und dabei 30 Kilo abgenommen. Seine Prothese war dabei wie sein „eigenes" Bein geworden. Meine überaus langjährige Erfahrung hat gezeigt, dass immer die volle „Jauchegrube" die Schuld ist, welche unsere ganzen Körpersysteme, Körperfunktionen und Organe zum Erliegen bringen.

Der Körper benötigt dringend ca. 50 essentielle lebensnotwendige Substanzen die er täglich mit der Ernährung zu sich nehmen muss. Unwissenheit, Ignoranz und sogar mit Arroganz setzen sich die Menschen einfach über diese gigantischen Lebensgesetze hinweg und sind sehr erstaunt, wenn die Zellen chaotisch reagieren.

Was bei der Apfel-Generalreinigung/ „Der Kaminfeger" zu beachten ist ...

Vor Beginn der Reinigung sollten sie sich unbedingt einstimmen. Am besten ist es, wenn sie sich ein festes Datum zum Beginnen setzen. Planen sie auch genügend Zeit ein, um sich ausruhen zu können. In der horizontalen Körperlage regenerieren die Organe besser. Möglichst zwei Wochen vorher sollten sie kein Fleisch, keinen Fisch oder Käse mehr essen; auch kein Koffein, also keinen Kaffee und keinen Alkohol trinken und möglichst Nikotin vermeiden. In den Vorbereitungswochen sollten sie Chlorophyll Spirulina platensis zu sich nehmen und den Anteil an frischen Früchten in Ihrer täglichen Nahrung erhöhen. Sich einstimmen mit dem Früchte-Menü Teller ist auch eine Möglichkeit. Auch sollten sie Salz und alle salzhaltigen Speisen möglichst reduzieren. Auf gar keinen Fall sollten sie am Abend vor der Apfel-Generalreinigung noch zünftig essen gehen. Immer und immer wieder werde ich gefragt, warum der gesunde Salat während der Körperreinigung und der Körperregulierung nicht im 5 Säulen-Prinzip platziert ist? Weil die meisten Menschen grosse versteckte Salzdepots haben. Viel zu wenig werden frische Früchte-Teller als Mahlzeit anerkannt. Anfänglich habe ich versucht auch Salatteller mit einzubeziehen, um die Körperreinigung und Regulierung zu bewerkstelligen, aber das hat leider nicht funktioniert.

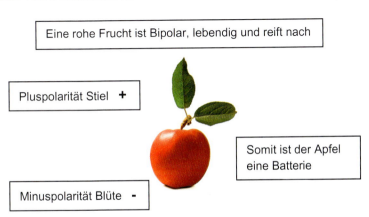

Eine rohe Frucht ist Bipolar, lebendig und reift nach

Pluspolarität Stiel +

Somit ist der Apfel eine Batterie

Minuspolarität Blüte -

Erleichterung bei der Apfel-Generalreinigung/"Kaminfeger"

Achten sie darauf, dass die Mahlzeiten ohne Hast und Eile eingenommen werden. Sie sollen mehr und mehr zu einer Zeremonie werden. Bedanken sie sich bei der Schöpfung und bei den Menschen, die diese Wunderwerke der Mutter Erde abgerungen haben. Halten sie die Hände über den Teller und spüren sie, wie die Abstrahlung dieser herrlichen Früchte mit ihren liebenden und dankbaren Gedanken immer grösser wird. So wird bei schön gedecktem Tisch der Apfel-Menü-Teller zu einem Festessen und für den Körper einen Jungbrunnen.

Sollte bei der Reinigung anfangs eine körperliche Krise auftreten, dann denken sie bitte daran, dass eine Regeneration zuerst eine Verschlimmerung auslösen kann. Dies ist aus der Homöopathie bekannt. In dieser Krise kann der Körper die Urheilkraft entwikkeln und die Abwehrkräfte mobilisieren. Früher wurden sogar Heilungskrisen provoziert, um nachher mit einer umso grösseren Urheilkraft die Gesundheit zu stärken. Jede Körperreinigung kann Medikamente-Dosierungen verändern, deshalb müssen diese unbedingt im Auge behalten werden. Insbesondere bei Bluthochdruckmittel und Diabetika-Verordnungen.

Es ist natürlich eine Bedingung, dass diese Körperreinigung exakt nach meinen Vorschlägen und mit grosser Disziplin durchgeführt wird. Je größer allerdings die Verschlackungsprobleme sind, desto SANFTER muss der Einstieg sein und umso länger sollte die Apfel-Generalreinigung andauern.

So eine Krise kann mit Kopfschmerzen, Magenschmerzen, Unwohlsein, Grippe mit Fieber, Erbrechen, grosser Müdigkeit, seelischem Tief, Aggressionen, Allergien, Husten, Schnupfen, oder Durchfall begleitet sein. Ist dies der Fall, ist folgendes zu beachten:

- Wer Äpfel nicht gut verträgt, muss mit ganz kleinen Portionen beginnen; fein gerieben einige Stunden stehen

lassen und dann beim Essen teelöffelweise gut einspeicheln.
- Wer Spirulina platensis nicht verträgt, d.h. Brechreiz verspürt, sollte pro Glas eine Spirulina-Tablette auflösen und das Wasser in kleinen Schlucken trinken. Mit zerdrückten Tabletten, ca. 5 Stück, täglich Bäder machen, oder von den zerdrückten Tablette überall der Nahrung etwas beifügen.
- Führen Sie die Darmspülungen nach der Anweisung in diesem Buch durch. Machen sie auch Einläufe mit Chlorophyll. Pro Liter Wasser fünf zerdrückte Tabletten Spirulina. Bei Durchfall den Anteil der geriebenen Äpfel und des Leinsamens erhöhen. Viel liegen, kein Fernsehen sowie eine heisse Bettflasche auf den Bauch oder auf die Leber legen.
- Tägliche Bäder mit Schmierseife zur Entsäuerung und Entgiftung. Schmierseife ist sehr alkalisch ½ Liter pro Bad. Sehr gutes Anti-Schmerzmittel. Badezeitdauer von einer bis mehreren Stunden. Wenn sie der Hunger plagt, baden sie, oder machen sie einen SPA für den Darm (Einläufe oder hohe Einläufe).
- Unbedingt immer auf warme Füsse und Hände achten.
- Massagen, Körperbürsten, Hand- und Fussbäder mit aktivierenden Aroma-Essenzen sind sehr wohltuend. Oft helfen auch Notfalltropfen. Sehen sie nach bei den unterstützenden Massnahmen ab Seite 168.

- Sollte Ihnen die Krise zu große Probleme bereiten, brechen sie bitte die Körperreinigung sofort ab. Dafür essen sie wenn es ihnen möglich ist, eine Zeitlang keine tierischen Produkte und verzichten sie auf belastende Nahrung. Gewöhnen sie sich bei Unterbrechung wieder langsam an einen Früchtetag in der Woche. Erhöhen Sie die Anzahl der Früchte-Menü-Teller pro Woche, auch die Stückzahl der Spirulina. Machen sie unbedingt Darmspülungen, so werden Lymphventile zum Dickdarm geöffnet um die Assimilations-und Entgiftungsorgane zu entlasten.

> **F A S T E N OHNE VORHERIGE SANFTE UND GRÜNDLICHE KÖRPERREINIGUNG LEHNE ICH STRIKTE AB. FASTEN IST NUR FÜR „FORTGESCHRITTENE". (FRÜCHTEFASTEN IST KEIN FASTEN SONDERN ERNÄHRUNGS-HYGIENE)**

Schwere Reinigungs-Krisen sind immer ein Zeichen von grosser Verunreinigung im Körper. Die Müllabfuhr und die Kläranlage des Körpers können den Abfall nicht mehr bewältigen, denn die Kanalsysteme und Fliesssysteme sind verstopft. Irgendwann sind sie dann genügend motiviert, um wieder mit der Reinigung zu beginnen. Lassen sie sich auf keinen Fall entmutigen. Denken sie an den Erfolg und welche Energie ihnen Ihre SELBSTDISZIPLIN bringt.

G R A T U L A T I O N !

Sie haben sich entschlossen, mit Lust, Freude und somit Disziplin eine Ernährungs-Hygiene oder eine Apfel-General-Reinigung/ „Der Kaminfeger" durchzuführen. BRAVO!

Sie sind vom Heimweh gepackt worden und wollen wieder zurück in IHRE HEIMAT. Sie haben sich durch „vergnügliche" Umstände bis zum lebensfeindlichen Südpol entfernt. Jetzt sofort zurück sonst kann dieses „Vergnügen" ins Auge gehen. Sie haben das GPS eingeschaltet, mit dem 5 Säulen-Prinzip.

Das GPS nimmt immer den kürzesten Weg. Die Stimme vom GPS duldet kein Abweichen sonst ruft sie laut: Sie sind vom Weg abgekommen... drehen.... zurück... Die 10 Punkte der Apfel-Generalreinigung auf den folgenden Seiten ist ihr Reiseleiter und er wird sie während ihrer „Heimreise" hilfreich begleiten. Geniessen sie den Weg als eine wichtige und schöne Erfahrung.

VON GANZEM HERZEN WÜNSCHE ICH IHNEN EINE GUTE „HEIMREISE!"

Die Apfel - Generalreinigung
„Der Kaminfeger" FIT FOR FUTURE

Bitte klicken Sie auf YOUTUBE „Lebensqualität beginnt im Bauch"

Siehe DVD   FIT FOR FUTURE   Kapitel   „Der Kaminfeger"

Essen Sie einige Tage oder einige Wochen oder einige Monate NUR folgendes:

1. **10 Äpfel auf der Bircherraffel fein reiben** – 10 Orangen auspressen und dazu geben (Blutorangen haben mehr Energie). Dieser dünnflüssige Apfelbrei ist eine Tagesration, in Schraubendeckel-Gläser füllen und im Kühlschrank aufbewahren. Diese „Kaminfeger" über den ganzen Tag verteilt teelöffelweise essen.

2. 2 Tassen braune oder gelbe - oder gemischt - ganze Leinsamen, teelöffelweise mit viel Wasser schlucken.

3. 15 Esslöffel frischgepresstes Leinöl von einer Ölmühle jeweils mit dem Apfel-Orangenbrei zusammen essen.

4. 30 „SPIRULINA platensis" Tabletten (nicht Chlorella) mit Wasser oder Tee über den ganzen Tag verteilt einnehmen. Sie können die Tabletten in ½ od. ¼ Stücke schneiden oder mörsern. Wer mag kann sie auch kauen.

5. 1-3 Stück ALOE-FEROX Bitterstoff-Kristalle sind eine Naturarznei. Sie helfen entscheidend mit, Leber, Galle Milz, Pankreas in ihren Funktionen zu unterstützen. Durch die Entgiftung des Körpers können grosse Heilungskrisen auftreten. Bitterstoffe helfen mit, diese zu lindern oder sogar eliminieren. Nehmen Sie täglich mit viel Wasser 1 -3 Bitterkristalle.

6. Mit der Sitz-Dusche HydroClean täglich Enddarmreinigungen vorzunehmen ist ULTIMATIV, damit sich der ganze Dickdarm schnell ausleiten kann. (Ohne Endarmreinigungen lehne ich den „Kaminfeger" FIT FOR FUTURE strikte ab). Nach einer gewissen Zeit jeden Tag einen hohen Einlauf vornehmen wie im Buch beschrieben mit dem Titel: „Wie führen Sie einen hohen Einlauf in der Badewanne durch". Besonders bei Heilungskrisen von Dringlichkeit, aber nur mit vorheriger Einnahme von 30 Stück Tabletten Spirulina platensis pro Tag.

Die Erfahrung hat gezeigt, dass mit der Apfel-Generalreinigung „Der Kaminfeger" FIT FOR FUTURE schon nach einigen Tagen, schmerzhafte und schwerwiegende Zivilisations-Schäden sich beginnen zu regenerieren.

SPIRULINA & ALOE-FEROX zu bestellen: Lillie Eberhard, ColonSolutions GmbH Kappelistr. 42, CH 8704 Herrliberg Tel. 044 919 09 14 oder info@colonsolutions.ch

Leinöl bestellen: Pflanzenöl.ch AG Tel. 056 245 80 77 nur in der Schweiz lieferbar

Die Sitz-Dusche Hydro-Clean bestellen Sie auf der HP od. bei ColonSolutions GmbH (0041) 044 919 09 14

10 Punkte zur „Apfel-Generalreinigung"
„Der Kaminfeger" FIT FOR FUTURE

Diese Köperreinigung besteht aus 10 wichtigen Elementen:

- Apfel
- Frisch gepresstes Leinöl von einer Ölmühle
- Leinsamen
- Spirulina platensis
- Bitterstoffe
- Reines Wasser und Kräutertee
- Darmreinigung
- Unterstützende Massnahmen
- Ordnung in der persönlichen Umgebung
- Gedanken Hygiene

DER APFEL

Er stellt eine Grundsäule der Revitalisierung dar, bei der Ernährungs-Hygiene und bei der Apfel-Generalreinigung. Der Apfel ist ein sehr grosser Mineral- und Vitalstoff Lieferant. Zugleich auch das beste Verdauungssanierungs-Mittel. Besonders ein Magen und Darm „Heilmittel". Äpfel sind fast das ganze Jahr hindurch erhältlich. Sie lassen sich gut lagern. Zwei bis drei Äpfel roh könnten bereits den Tagesbedarf von Vitamin C eines Erwachsenen decken. Vitamin-C kann im Körper nicht gespeichert werden. Vitamin C ist wohl das bekannteste aller Vitamine und wird als das Vitamin der Vitamine bezeichnet. Das lebendige Vitamin C funktioniert wie ein Zauberstab der Natur und greift tief in die Zentralstellen des Energiestoffwechsels ein. Ein regelmässiger roher Apfelgenuss, mit Schale und Kerngehäuse, hat einen tiefgreifenden, positiven Einfluss auf alle Körperorgane. Es gibt keine Frucht die so viel Pektin aufweist wie der Apfel. Die Pektine in Schale und Fruchtfleisch wirken im Darm wie ein Schwamm, der die Gifte aufsaugt und nicht mehr loslässt. So können die gelösten Giftstoffe nicht mehr in die Blutbahnen gelangen. Sie werden auf dem direkten Weg über den Stuhl ausgeschieden. Auch der schwächste Magen verträgt den Apfel. Bei reichlichem Genuss anderer Obstarten könnten allergische Reaktionen oder Durchfall eintreten. Der Apfel hat einen hohen Sättigungswert durch die Quellfähigkeit des Pektins. Gleichzeitig liefert der Apfel beim Abnehmen unentbehrliche Mineralien, Spurenelemente und viele wichtige Vitamine. Der Apfel gewinnt für die Nahrung und für die Heilkunde immer mehr Bedeutung. Durch den hohen Gehalt an Pektin im Apfel ist er fähig Cholesterin und überschüssige Gallensäure zu binden. Die Apfel-Generalreinigung senkt definitiv den VLDL Cholesterin Spiegel und reguliert den erhöhten Zuckerspiegel im Blut. Der Apfel hat noch viele positive Einflüsse auf unsere Gesundheit. Lesen sie weiter beim grossen Beitrag „Der Apfel".

Leinöl

Wenn wir unseren Körper über die Nahrung mit kaltgepressten Samen-Ölen versorgen, ist er in der Lage verschiedene Fettsäuren selbst zu synthetisieren. Wobei jedoch höchstens eine Doppelbindung eingefügt werden kann. Fettsäuren mit mehr als einer Doppelbindung wie z.B. Linolsäure und Linolensäure, können vom Körper nicht hergestellt werden. Deshalb heissen sie essentielle Fettsäuren, weil sie täglich in unserer Nahrung vorhanden sein müssen. Linolsäure und Linolensäure, diese mittel- und kurzkettigen mehrfach ungesättigten Omega-3 und Omega-6 Fettsäuren müssen als fertig vorgeformte Moleküle aus der täglichen Nahrung stammen. Sie sind für den Menschen lebenswichtig, weil der Körper sie als Ausgangsstoff für die Synthese vieler körpereigenen Substanzen und Hormone benötigt. Im Fall der Omega-6 (Alpha Linolsäuren) stellt das weniger Probleme dar, denn diese Fettsäuren sind in den Hauptzutaten der Ernährung und vielen Pflanzen-Ölen enthalten. Dagegen ist die adäquate Versorgung mit Omega-3-Fettsäuren (Alpha-Linolen) und (Gamma-Linolen) Omega-6 wesentlich schwieriger zu gewährleisten. Von allen Pflanzenölen hat das Leinöl am meisten (Alpha-Linolen) Omega-3 Fettsäuren ca. 52 - 58 %! Das Hanföl gehört zu den Spitzenreitern von Gamma-Linolen Omega-6 mit Schwarzkümmelöl, Nachtkerzenöl und Borretschöl. Dies sind sehr wichtige und seltene Öle. Richtige Zauberstäbe der Naturintelligenzen.

Die Alpha Linol Omega-6 Fettsäuren können vom Körper zu entzündungfördernden Molekülen synthetisiert werden, wenn zu viel zugeführt wird. Eine Verringerung der Omega-6 Alpha Linol-Fettsäuren kann folglich das Risiko für alle entzündlichen Erkrankungen reduzieren.

Leinsamen

Der Leinsamen gehört zu den von der Wissenschaft erst spät „wiederentdeckten" natürlichen Heilmitteln mit einhüllender, schleimlösender und reizmildernder Eigenschaft. Er wird besonders bei entzündlichen Prozessen des Verdauungsapparates, bei Stuhlträgheit und bei Fäulnis- und Gärungsvorgängen im Darm eingesetzt; aber auch bei nervösen Reiz- und Erschöpfungszuständen, Störungen in der Blutbildung und bei Störungen des Stoffwechsels. Chirurgen beobachten mehr und mehr, dass die Magenwände verhornt und lederartig sind. Die Schaltzentrale der Nerven ist unterbrochen, der Mensch hungert bei vollem Magen. Fehlen für die Schleimbereitung und Fermentabsonderung die erforderlichen Bausteine, so ist die Aufgabe des Magens nur schwer erfüllbar. Die mehrfach hochungesättigten essentiellen Omega-3 Linolen Fettsäuren und die schleimbildenden Substanzen im Leinsamen haben einen breiten Regenerations-Radius. Über das gesamte Epitel, das heisst von der Haut bis zu den feinsten Blut-Kapillaren. Diese mehrfach ungesättigten Fettsäuren sind essentiell. Sie heissen essentiell, weil der Körper sie täglich braucht aber nicht selber herstellen kann.

Bitterstoffe

Bitterstoffe sind eine Naturarznei. Meine „Aloe Ferox Kristalle" kommen aus Südafrika von der Aloe Pflanze. Sie werden speziell eingekocht um die Bitterstoffe zu gewinnen. Bitterstoffe fördern die Speichel- und Magensäfte – Basenbildend – Leber reinigend- fördern den Gallenfluss und aktivieren die Bauchspeicheldrüsen. Bitterstoffe sind ein Jogging für das Verdauungssystem. Unterstützen Dünndarmfunktion, bekämpfen Viren und Pilze auf natürliche Art. Fördert Dickdarmperestaltik und erleichtern die Ausscheidung von Giften und Stoffwechsel-Abbauprodukten. Aloe Ferox Bitterkristalle sind ein Jungbrunnen für alle Organe.

Spirulina platensis

Vitalstoffe aus Wasser und Sonne. Es ist eine ausgezeichnete Chlorophyll-Quelle.
Nur ganz wenige Natursubstanzen kombinieren ein solch breites Spektrum lebenserhaltender Stoffe wie Spirulina platensis. Es ist ein natürliches Eiweiss-, Vitamin- und Mineralstoffkonzentrat, im Verbund mit Chlorophyll und Phycocyanin (Phycobiliproteid). Unser Körper benötigt komplexe Wirkstoffträger, mit wertvollen Substanzen, in einem natürlichen Verhältnis und in nichttoxischer Konzentration.
Spirulina platensis ist eine spiralförmige, blau-grüne Mikro-Alge, eine Wasserpflanze, die ausschliesslich in alkalischen, stark salzhaltigen Binnenseen, unter der heissen Sonne eines subtropischen Klimas gedeiht. Der hohe und wertvolle Eiweissgehalt der Mikro-Alge (60-70%) wird von keiner anderen Pflanze erreicht und ist sogar dreimal höher als der des Rindfleisches. Es ist ein hochwertiges, vollwertiges, pflanzliches Eiweiss mit allen 8 essentiellen (lebensnotwendigen) und 9 weiteren Aminosäuren.
Der Vitamingehalt, einschliesslich Vitamin B12, ist sehr hoch, und liegt über dem von Früchten und Gemüsen. Insbesondere verfügt Spirulina über einen reichhaltigen Carotinoidgehalt, vor allem Beta-Carotin. Das Pro-Vitamin Beta-Carotin hat wichtige Schutzfunktionen als Antioxidans. Es gilt als ganz wichtige Vorstufe der Vitamin-A-Synthese.

Die Carotinoide (Phytomine) werden im menschlichen Organismus gespalten, wobei jeweils zwei Moleküle Retinol (Vitamin A) entstehen. Der Vorgang findet hauptsächlich in der Leber statt. Der damit verbundene zellprotektive Effekt ist für unseren Organismus sehr wichtig, da er in der heutigen Zeit massiven Umweltbelastungen, insbesondere freien Radikalen, ausgesetzt ist.

Einer der wichtigsten Inhaltsstoffe von Spirulina ist aber das Chlorophyll, dessen Konzentration im Vergleich zu höheren

Pflanzen zwei- bis dreifach höher ist. Chlorophyll fördert die Blutbildung, umso intensiver, wenn gleichzeitig Eisen vorhanden ist.

Es wirkt auch unterstützend auf die Herzmuskelkraft. Bei Spirulina sind mit dem Eisen, der Aminosäure Valin und dem Vitamin B12 gleich drei Blutbildungsfaktoren in bedeutender Menge vorhanden.

Unter den in Spirulina platensis enthaltenen Spurenelementen kommt dem Selen eine wichtige Bedeutung zu. Selen senkt die Toxizität einer Reihe chemischer Schadstoffe aus der verschmutzten Umwelt, wie z.B. Cadmium, Thallium, Quecksilber, Blei und Nitrit. Wegen des Anteils an Lithium dürfte Spirulina bei Depressionen hilfreich sein.

Spirulina enthält auch die essentielle Gamma - Linolensäure, eine Omega 6-Fettsäure. Aus diesen Stoffen und den Metaboliten (Umbauprodukten) gehen eine Reihe hochaktiver, kurzlebiger, körpereigener Wirkstoffe hervor. Bereits in niedrigsten Konzentrationen steuern sie eine Vielzahl von physiologischen Prozessen und immunologischen Vorgängen.

Die empfohlene Tagesmenge der Mikroalge Spirulina platensis als Nahrungszusatz beträgt ca. 30 Tabletten pro Tag. Die Nahrungsergänzung strebt vorrangig die Wiedergewinnung, Erhaltung und Förderung der Harmonie, der Leistungskraft und der Vitalität in jedem Alter an.

Reines Wasser

Der Mensch im mittleren Lebensalter besteht etwa zu 70 % aus Wasser. Anhand dieses Grössenverhältnisses wird verständlich wie wichtig das Wasser für unseren Organismus ist. Der grösste Wasserspeicher ist das Blut. Als nächstes folgt das Gehirn. Es ist medial, durchdringt jede Zelle und ermöglicht Kommunikationen zwischen den Zellen und den Zellverbänden. Das Wasser in uns erfüllt immense lebenswichtige Aufgaben, um nur einige zu nennen:

- Den osmotischen Druck der Zellen zu regeln
- 99 % der Stoffwechselvorgänge sind an Wasser gebunden
- Wasser ist ein Informationsspeicher
- Die Versorgung und Entsorgung zu O R G A N isieren
- Im Gewebewasser werden Schlacken, Toxine, überschüssige Salze deponiert
- Die Aufrechterhaltung der Elektrolyte

Wasser dient als:

- Lösungsmittel
- Reinigungsmittel
- Transportmittel
- Wärmeregulator
- Füllstoff und Polsterung
- Lagerhalle

Pro Tag werden in unseren Nieren ca. 150 Liter Körperflüssigkeit gefiltert. Um diese gigantische Reinigungsarbeit zu bewältigen ist der Körper an sauberes Wasser gebunden. Das heisst möglichst frei von anorganischen Substanzen. Keine Mineralwasser- und Limonaden-Getränke, da diese alle anorganisch sind.

Wasser ist nicht gleich Wasser.

Durch das Essen von viel frischen saftigen Früchten und Gemüse die alle sehr viel organisches Wasser enthalten, sind wir nicht mehr auf die 2 Liter anorganisches Wasser angewiesen. Alle Wasseroptimierungs-Geräte können kein organisches Wasser herstellen. Organisch heisst, wenn Substanzen einen Organismus passiert haben. Deshalb empfehle ich besonders die mit Wasser verdünnten und geraffelten rohen Früchtesuppen und Gemüsesuppen. Sie können diese absieben oder so als Saft trinken.

Es gibt noch andere Möglichkeiten:

- Einen käuflichen schön geschliffenen Bleikristall-Krug mit Wasser füllen und an die Sonne stellen.
- In einen Glas-Krug eine Hand voll Halbedelsteine geben und ebenfalls an die Sonne stellen.
- Ein italienisches stilles Mineralwasser LAURETENA erfüllt auch die Voraussetzung für ein gesundes Wasser.
- In PET-Flaschen abgefülltes leicht verunreinigtes bis ungeniessbares Wasser, wird auf die besonnten Dächer gelegt, und ist wieder geniessbar.

„Die Botschaft des Wassers" von Masuru Emoto (erschienen im Koha Verlag) hat faszinierende Berichte geschrieben. Auch ein französischer Biologe Dr. Jaques Benveniste bestätigt, dass das Wasser über ein physikalisches Gedächtnis verfügt. Auch Forschungen auf dem Gebiet der Homöopathie ist Wasser ein empfindliches Medium und reagiert auf Schwingung.

Durch den Wasserfluss werden hochwertige feinstoffliche Schwingungen erzeugt. Das Wasser in einem natürlichen Bachgewässer kann sich fortlaufend verwirbeln. Es bewegt sich pulsierend, spiral- und schlangenförmig. Dadurch ist das Wasser in der Lage einen Selbstreinigungsprozess in Gang zu bringen. Aber was wurde mit unseren vielen vitalen Bächen und Flüssen gemacht? Man hat sie begradigt, in Betonröhren gezwängt, mit Chemikalien versetzt, überdüngt mit Waschmittel, grosse

Jauche-Zufuhr von der Massentierhaltung etc. haben diese mit Sonnenlicht angereicherte und gesundheitsfördernden Schwingungen im Wasser zum Schweigen gebracht. Schade!

Im Idealfall sollte dem Menschen lebendiges Quell- oder Bachwasser zur Verfügung stehen. Moderne Wasseraufbereitungsgeräte sollten darauf ausgerichtet sein, nicht allein die Reinheit sondern auch die Lebendigkeit des Trinkwassers wieder herzustellen. Die Krone der Wasserbelebung wird dann letztlich durch die Rechtsverwirbelung erreicht. Man kann nur alle denkbaren Störungen durch Überlagerung mit kosmischen Schwingungen nach dem Prinzip eines natürlichen Ionenfeldes harmonisieren. Siehe Produktehinweise. www.colonsolutions.ch

Zudem ist Wasser ein Element, das auch sehr viel mit unseren Gefühlen zu tun hat. Bei einer sehr grossen Freude kommen uns die Tränen, oder bei einer tiefen Trauer weinen wir. Beides bringt Wasser zum Fliessen, über die Tränen können unsere Gefühle entspannt und gereinigt werden.

Kräutertee

Viele Heilkräuter können ausgleichen, heilen und harmonisieren ohne die Gefahr unliebsamer, gefährlicher „Nebenwirkungen" heraufzubeschwören, die Gesundheit stärken oder auch positiv in das Krankheitsgeschehen einzugreifen. Die Inhaltsstoffe der Pflanzen sind chemische Verbindungen, die durch Stoffwechselvorgänge zustande kommen, wie dies in ähnlicher Weise auch bei Mensch und Tier geschieht. Dass der menschliche Organismus auf solche Wirkstoffe mit bester Verträglichkeit anspricht, nimmt nicht wunder. Die Natur ist zu grossartigen Leistungen fähig mit verhältnismässig einfachen Möglichkeiten. In der natürlichen Gesamtheit der Pflanzenwirkstoffe kann ein harmonischer Ausgleich im Leben des menschlichen Organismus geschaffen werden.

Schon im Altertum kannte man die Heilkräfte der Natur. Mit Pfarrer Kneipp, (1821-1897) der meinte, „dass für jede Krankheit ein Kräutlein gewachsen ist", begann eine Rückbesinnung auf die Pflanzenheilkunde. Kräuterpfarrer Künzle, der sein Kräuterwissen in seinem Buch „Chrut und Uchrut" niederschrieb, heilte er viele seiner Mitmenschen mit seiner „Phytotherapie". Der Naturarzt Dr. Scheirbaum sagte überzeugt: „Alle chemischen Fabriken der Welt arbeiten nicht so exakt und vollkommen, wie eine einzige jener kleinen Pflanzen, die dein Fuss achtlos zertritt. Eine einzige Pflanze heilt bisweilen eine alte Krankheit in einigen Tagen."

Teezubereitung mit Kräutern:

Geben sie pro Liter reines gutes Wasser 1 Esslöffel Kräuter in einen Krug. Der Krug sollte nicht aus Metall bestehen. Lassen sie ihn bei Zimmertemperatur einige Stunden stehen. Später können sie ihn auf einen Teewärmer stellen. So wird dieses bekömmliche Getränk sehr schonend auf Körpertemperatur erwärmt. Nach unseren Erfahrungen hat gekochter Tee, insbesondere Tee von Blüten, durch den Abbrühprozess nicht mehr die wertvolle natürliche Informationsenergie. Am besten nicht so heiss anbrühen. Sie können ohne weiteres das mit Teekräutern angesetztes Wasser 1 Tag im warmen Raum stehen lassen und dann anwärmen. (Sicherlich gibt es Ausnahmen, wo bestimmte Blätter, Wurzeln oder Rinden unbedingt gekocht werden müssen, nach den gegebenen Anweisungen.)

Heilkräutermischungen gibt es in guten Drogerien

Darmreinigung

Die Darmwäsche HYDRO-COLON-THERAPIE wie sie heute genannt wird, ist eine in der USA entwickelte Methode aus der Raumfahrt. Die Astronauten mussten einen absolut sauberen Darm haben für die Reise ins All. Es war auch eine Gesundheitsvorsorge. Winde oder Gase die aus dem Körper strömen, hätten Explosionen auslösen können. Es ist viel zu wenig bekannt, dass diese unangenehmen „Düfte" explosiv sind. Diese übelriechenden Gase von der Fäulnis können die verschiedensten Symptome verursachen. Auch für die Ausdehnungen des Darmes sind die Gase mitverantwortlich für die vielen schmerzhaften Divertikulose. Die Funktion zwischen Mensch und seiner Darmflora, die Wohnstätte der probiotischen Bakterien, ist von eminenter Wichtigkeit, weil diese bewohnte Darmflora eine wichtige Stoffwechselleistung erbringt. Thermographische und mikrobiologische Untersuchungen haben gezeigt, dass heute nur noch 3 % der europäischen Bevölkerung eine wirklich optimale Darmflora mit den probiotischen Bakterien aufweisen. Der Darm ist eine sehr wichtige Instanz des Immunsystems, 80 % davon sind um den Darmbereich beheimatet. Der Darminhalt, das heisst die Ernährung entscheidet über das Wohl oder Wehe der Darm-Symbiose oder der Darm-Dis-Symbiose. Es kann nicht genug darauf hingewiesen werden, dass alle Allergien mit einem grossen Darmpflegedefizit zusammenhängen. Alle Allergien können deshalb mit dem rigorosen 5 Säulen-Prinzip eliminiert werden.

Verstopfung (die Obstipation) ist keine Krankheit sondern die Folge von einer Fehlernährung. (Brockhaus)

Die Verstopfung und die Dysbiose führen zu einer Verlangsamung der Darmpassage. Wenn die Nahrungsaufnahme nicht eingeschränkt wird, vergrössert sich der Darm (die Jauchegrube) durch Verlängerung. Dieses vergrösserte Fassungsvermögen, verkleinert dagegen die Leistungsfähigkeit des Körpers.

> **FÜR EINEN GESUNDEN KÖRPER IST DIE GRUNDVORAUSSETZUNG EIN GESUNDER DARM!**

Zögern sie nicht ihrem Darm, dem armen Schlucker etwas Gutes zu tun mit der Apfel-Generalreinigung / „Der Kaminfeger".

TIPPS: Unbedingt 3 Tage vor den unten angeführten Aktivitäten einen „KAMINFEGER" mit Darmreinigung vorzunehmen:

- Sehr wichtigen geschäftlichen Angelegenheiten (Viel Leinöl einnehmen. Das Gehirn reagiert auf Körpergifte sehr empfindlich)
- Anstrengende Wanderungen
- Grosse Velotouren
- Langen Autofahrten
- Weite Flugreisen
- Schwierige Bergtouren (Schöne Kletter-Berge sind zu Latrinen geworden)
- Segel-Törns (Gestank in schönen Buchten)
- Expeditionen aller Art. Viele Tage zuvor Randensuppe und Spirulina essen.
- Wettkämpfe aller Art. Viele Tage zuvor Randensuppe und Spirulina essen. (siehe Arikel „Rote Beete-Saft, das natürliche Doping)
- Im Reisegepäck ein HydroClean oder ein anderes Einlaufgerät haben, dies kann Leben retten bei Vergiftungen.
- Immer Leinsamen mitnehmen.
- Auf Reisen nie Verstopfung zulassen (Einlauf vornehmen).

Verdauungsstörungen sofort beheben mit Darmreinigung und rohen Früchten, denn sie sind k e i m f r e i, wenn sie geschält sind.

Unterstützende Massnahmen

Sie haben viele Möglichkeiten ihren Körper während ihrer Apfel-Generalreinigung oder der Ernährungs-Hygiene die Selbstheilungskräfte zu aktivieren und zu unterstützen. Es helfen verschiedene Bäder, z.B. mit Salz vom Toten Meer, NATRIUM (SODA) Bäder, Kräuterbäder, aufsteigende Fussbäder, Kräuterbäder von unten, warme Dauerbrausen, auch Inhalationen, verschiedene Wickel und Saunabaden.

Wir finden es auch wichtig für ein angenehmes Wohnklima mit geeigneter Raumtemperatur, evtl. mit musikalischer Stimmung, zu sorgen. Von äusserster Wichtigkeit ist auch eine angenehme Schlafstelle.

Bedenken sie, dass eine Heilungskrise sehr positiv ist und unbedingt unterstützt werden sollte. Besuchen sie eine gute Drogerie und verlangen sie den Sachverständigen. Lassen sie sich beraten in guten Drogerien über:

Phytotherapie, Aromatherapie, Farbtherapie, Schüsslersalze, Bachblütentherapie und anderes mehr, können wesentlich zu ihrer Gesundheits-Vorsorge beitragen und Heilungskrisen mildern. Sie können, ebenfalls wirksam mit Massagen unterstützen, insbesondere mit Fussreflexzonen-Massagen. Ein wichtiger Faktor zur Gesundung und zur Gesunderhaltung ist positives Fühlen, Denken und Handeln. Dies sind sehr wichtige Aspekte.

Lieferadresse für Salz vom Toten Meer und NATRIUM:

Brabazon (Schweiz) GmbH   CH-4410 Liestal Tel. 0848 400 000

Bäder

Seit alters her hat das Baden eine spezifische Heilwirkung. Bedenken sie, was die Römer und Griechen für einen Kult in ihren Badeanlagen getrieben haben. Leider ist dieses Wissen durch das chemisch-technische Krankenwesen vertrieben worden. Zum Beispiel gab es im Kanton Bern vor 60 Jahren noch 90 Thermalbäder. Heute sind von diesem segensreichen Nass noch 2 übrig geblieben.

Versuchen sie doch einfach diesen Badekult wieder in ihren Tages-Rythmus einzubauen. Die Temperatur ist ideal zwischen 32-36 Grad. Probieren sie die verschiedensten Zusätze mittels Tee oder ätherischen Ölen aus.

Bäder mit Salz aus dem Toten Meer oder NATRIUM(SODA) sind eine sehr gute Körper-Entsäuerung, dadurch enorm schmerzlindernd. Holen sie sich den Jungbrunnen ins Haus. Bestellen sie frei Haus preisgünstiges Salz vom Toten Meer in 25 kg Säcken zu CHF 76.-. Geben sie ca. 2-3 Kg. Salz vom Toten Meer oder 1 ½ Kg NATRIUM in ein Vollbad oder Sitzbad und bleiben sie mindestens 2 – 4 Stunden in diesem gesunden Wasser liegen. Immer wieder heisses Wasser dazu geben. Das Wasser muss richtig salzig sein. Auch NATRIUM Bäder sind eine Wohltat für den geplagten Körper. Bei Unwohlsein sofort aus dem Bad steigen und ausruhen. Verwöhnen sie sich - geben sie alle Belastung an das Wasser ab. Lassen sie während des Badens keine negativen Gedanken mehr zu und so erhöhen sie die Wirkung. Unterstützen sie sich mit aufbauender Musik und empfinden sie dabei viel Freude! Nachruhen im Bett ist wichtig.

Wasser ist der Inbegriff von Reichtum! Im Geld schwimmen heisst viel Reichtum haben. Schwimmen sie im Wohlstand während des Badens, denn „es steht alles zum Wohle" .

Das aufsteigende Fuss- und Handbad

Ich möchte es eher Fuss-Sohlenbad nennen. Sie giessen nur so viel warmes Wasser (etwa 36 Grad) in ein Gefäss, bis die Zehen bedeckt sind. Daneben haben sie einen Krug mit sehr heissem Wasser. Langsam giessen sie ca. alle 5 Minuten heisses Wasser nach. Dasselbe Quantum Wasser, das sie eingiessen, entnehmen sie vorher und schöpfen es in ein anderes Gefäss. So steigern sie die Temperatur bis ca. 45 Grad in einer halben Stunde.

Anfänglich können sie vielleicht eine Temperatur von 40 Grad ertragen, später erreichen sie mühelos 45 Grad. Sollten sie sehr viel Wärme in der Brust und Kopfgegend haben, kühlen sie sich Nacken, Brust und Gesicht mit einem Frottiertuch, das Sie in sehr kaltes Wasser tauchen und etwas auswringen. Frei nach dem Motto: Kopf kühl und Füsse warm, macht den besten Doktor arm. Sie können das Badewasser mit Salz vom Toten Meer, NATRIUM (Soda), Heilkräutern od. ätherischen Ölen bereichern.

Sind sie oft fröstelig und haben immer Lust auf warmes Essen, dann machen sie während sie den Früchte- oder Apfel-Menü Teller essen ein Meersalz Fussbad unter dem Tisch. Durch die Entschlackung verschwinden die lästigen kalten Hände und Füsse. Dieses Übel ist nicht harmlos es verbergen sich dahinter viele noch unentdeckte Leiden. Kurieren sie mit aller Konsequenz dieses weit verbreitete Symptom. Gute Besserung.

Das gleiche Bad können sie auch für die Hände oder für Hände und Füsse zusammen bereiten. Wie an den Füssen, so enden auch an den Händen viele Blutgefässe. Über die Reflexzonen an Händen wie an Füssen können diese sehr positiv beeinflusst werden, die wiederum in einer Wechselwirkung zu den Organen im Körper stehen. Kalte Extremitäten sind wie eingezogene Antennen und somit ein schlechter Empfang der kosmischen Energie. Warme Hände und Füsse versorgen den Körper viel besser mit der fliessenden Lebensenergie.

Ein Kräuter-Dampfbad „von unten"

In eine Wanne oder Eimer geben sie eine Hand voll Heilkräuter und giessen sehr heisses Wasser dazu. Setzen sie sich gut bedeckt und mit warmen Füssen auf den Eimer, sodass der Dampf voll auf den Unterleib einwirken kann. Ein hervorragendes Heilmittel für alle Unterleibsbeschwerden bei Mann und Frau. Es empfiehlt sich, einige Tage hintereinander dieses wohltuende Dampfbad zu wiederholen. Zu empfehlen bei allen Unterleibsschmerzen.

Die warme Dauerbrause

Bei Übelkeit und den damit verbundenen Leibschmerzen ist die warme bis heisse Dauerbrause sehr hilfreich. Sie dauert etwa 15 Minuten und wird direkt auf den Bauch gerichtet. Befestigen sie die Brause mit einem Band damit sie sich in Position hält. Legen sie sich bequem in die trockene Badewanne. Machen sie anschliessend einen Zwiebelwickel und halten sie sich warm und ruhen sie genügend aus.

Inhalation

Geben sie eine Hand voll Heilkräuter in ein Gefäss, giessen sie sehr heisses Wasser darüber. Halten sie den Kopf über das Gefäss und bedecken sie Kopf und Schale mit einem grossen Tuch. Atmen sie die Kräuterdämpfe langsam und tief durch den Mund und die Nase ein. Lassen sie die Kräuterdämpfe auf die Haut einwirken, bis keine Dämpfe mehr aufsteigen. Dauer ungefähr 5 -10 Minuten.

Unbedingt darauf achten, dass die Füsse und Hände warm sind, um einen Hitzestau zu vermeiden. Wenn sie einige Male den Vorgang wiederholen bringt dies den gewünschten Erfolg.

Verschiedene Wickel

Allgemeine Voraussetzung und von grosser Bedeutung bei der Anwendung von allen Wickeln ist ein warmer Körper.

Energetischer-Steinmehlwickel: „AION-A" Etwas Johannisöl, etwas Wasser oder Kräuterabsud mit dem AION-A vermengen und alles zu einem salbenartigen Brei anrühren. Dann auf ein feuchtes Küchenpapier dünn aufstreichen. Das Papier einschlagen. Nicht auf die schmerzende Stelle (rechts) geben, sondern auf die gegenüber liegende Seite (links) auflegen. Schmerzstillend, wärmeentziehend, entzündungshemmend, Absonderungen und Schwellungen aufsaugend.Besuchen sie „AION-A Emma Kunz" Kurse, CH-5436 Würenlos.

Bei Wespenstichen, Blutergüssen, Venenentzündungen, Furunkeln, Schwellungen der Gelenke, Prellungen. Beachten sie die Rezepte auf der Packungsbeilage. Die Haut sollte nachher unbedingt mit Johannisöl oder sonst einer guten Salbe behandelt werden, da sie sonst austrocknet.

Arnikawickel

1/4 Liter Wasser und 1 Esslöffel Arnikatinktur (anstelle von essigsaurer Tonerde). Sehr feucht und locker auflegen. Bei Quetschungen, Blutergüssen, bei Entzündungen aller Art, auch rheumatischen Gelenkentzündungen; (geschwollene Gelenke, z.B. nach Überanstrengung, bilden sich unter Arnikaumschlägen rasch zurück.)

Gegen Muskelkater nach anstrengender Wanderung: Beine trocken bürsten und sofort mit Arnikatinktur einreiben.

Zwiebelwickel

Frische biologische Speisezwiebeln (bitte nicht bestrahlte nehmen) werden in dünne Scheiben geschnitten. Diese legt man auf einen porösen Stoff (Gaze). Über einem Wasserbad werden die im Tuch eingewickelten Zwiebeln erhitzt. Sie dürfen nicht mit dem Wasser in Berührung kommen. Die so erhitzten Zwiebeln werden sofort auf die entzündeten Stellen gelegt, mit einem Wolltuch gut zugedeckt und fixiert. Der Zwiebelwickel und der Weisskohlwickel sind von grosser Bedeutung, um Giftstoffe aus dem Körper zu ziehen und schmerzende Entzündungen auch von aussen zu unterstützen.

Kohlwickel:

Es empfiehlt sich am besten der biologische Weisskohl. Die dicken Blätter werden abgenommen, die harten Rippen entfernt und die Blätter mit einem Wallholz oder einer Flasche gewalzt. Legen sie die Blätter dabei auf eine durchsichtige Folie, damit der Saft aufgefangen wird. Diese feuchten Blätter werden auf den Bauch, die Gelenke, Schulter, Brust, Beine, Knie, Nacken usw. gelegt und mit einem Verband fixiert. Anschliessend den Körper mit heisser Bettflasche warmhalten. So ein Wickel sollte vorzüglicherweise über Nacht Anwendung finden.

Oelziehen

Leider ist diese entzündungshemmende Massnahme in Vergessenheit geraten. Gerade bei den vielen Hals-und Rachenproblemen muss das ÖLZIEHEN wieder unbedingt einen wichtigen Platz in der täglichen Mundpflege bekommen. Sie nehmen einen Schluck Leinöl in den Mund. Ziehen sie ca. 10 Minuten lang mit Geräusch das Öl aus den Zähnen. Spucken sie das hoch infektiöse Leinöl in ein Küchenpapier und entsorgen es. Nicht ins Lavabo speien, wegen der möglichen Giftigkeit. Ein uraltes und sehr wirksames Heilmittel, da es auch die Hals-Lymphe reinigt.

Ordnung im Haus ...

Ja, sie haben richtig gelesen, bei dieser Apfel-Generalreinigung geht es auch um äussere Reinigung. Es gibt ein uraltes Lebensgesetz das heisst, wie unten so oben und so wie innen so aussen. Wenn wir schon eine Ordnungs-Therapie im Inneren vornehmen, muss es auch im Äusseren geschehen. Sehr viele Menschen, die ich gepflegt habe, hatten eine mangelnde Selbstorganisation bis hin zur Unordnung - dies erzeugt Stress! Weil zu viel Zeit aufgewendet werden muss, um Dinge zu suchen. Das Durcheinander und die Unordnung verursachen Zeitmangel, weil sie uns immer aufzeigen was noch zu tun wäre. Sie werden sehen wie einfach es ist Ordnung zu schaffen. Notieren sie auf einem farbigen festen Papier ihr vorgenommenes Tagespensum mit Datum. Mit einem Filzstift streichen sie auf ihrer Liste durch, was sie aufgeräumt oder geputzt haben. So können sie sich selbst motivieren. Nur klein selektionieren. Zum Beispiel beginnen sie in der Küche beim Kühlschrank:

- Kühlschrank
- Besteckschublade
- Pfannenschublade
- Gewürzschublade
- Teegestell usw.

Durch das Reinigen, Putzen, Aufräumen, Sortieren und Entsorgen werden sie von den Heilungskrisen, den kleinen und grossen Süchten, Hungergefühlen und eventuell schlechter Laune abgelenkt. Damit das Sortieren leichter fällt gibt es wunderschöne Schachteln zu kaufen. Sind sie grosszügig beim Entsorgen. Was sie 2 Jahre nicht gebraucht haben brauchen sie nicht mehr. Das Brockenhaus ist ihnen dankbar und holt es sogar bei ihnen gratis ab. Bewegung ist während der Generalreinigung ausserordentlich wichtig. Belohnen sie ihre Arbeit mit einem gemütlichen Spaziergang oder mit einem „Nickerchen" auf dem Sofa. Von anstrengenden Sportbetätigungen ist eher abzuraten. Auch in Fastenwochen habe ich erlebt, dass zu viele körperliche Anstrengungen die Ausscheidung eher verlangsamt. Sportler nehmen dem Körper Energie weg, durch die Überanstrengung. Somit bleibt zu wenig Energie für die immense Reinigungs-Arbeit der Körperorgane die jetzt eine Hochleistung vollbringen. Bedenken Sie dass der Abtransport der eingelagerten Toxine und Abbauprodukte aus unseren Zellen, Gewebe, Knochen, etc. eine Meisterleistung des Körpers ist.

Möglichst nichts Verschieben, sei es die Steuererklärung, Briefe oder Geburtstags-Geschenke die zu erledigen sind, all dies schreiben sie auf und bestaunen am Abend die einzelnen Positionen die sie auf der Liste durchgestrichen haben. Was sie nicht erledigt haben übertragen sie auf das neue Blatt. Am Abend vor dem zu Bette gehen räumen sie unbedingt die Küche und das Wohnzimmer auf, damit sie den Tag wieder neu und aufgeräumt beginnen können. Von ganzem Herzen wünsche ich ihnen gutes Gelingen. So macht das Leben Spass.

Gedankenhygiene

„Es ist nicht genug zu wissen, man muss es auch anwenden. Es ist nicht genug zu wollen, man muss es auch tun."
(Johann Wolfgang von Goethe)

Gleiches zieht gleiches an. Das Gesetz der Resonanz. Wir alle haben es schon erlebt: Mein Gegenüber hat an dieselbe Sache gedacht in demselben Augenblick - wie ich – wie aus heiterem Himmel, das ist Resonanz- und Anziehungskraft.
Das ist der Schlüssel zum Glück! Niemand auf der ganzen Welt kann in ihrem Leben „herumhandwerkern", nur sie ganz alleine

gestalten ihr Leben mit ihren Gedanken dem Gesetz der Resonanz und der Anziehung. In derselben Sekunde, in der sie positive, konstruktive und aufbauende Gedanken hegen, kann sich kein anderer Gedanke dazwischen schieben. Stellen sie ihr GPS auf den Zielort ein, der heisst: L I C H T.

Weichen sie nicht mehr von dem Ziel ab. GEDANKEN DIE WIR NICHT LOS WERDEN UNSER LOS (buchen sie ein Seminar bei Kurt Tepperwein). Wenn sie ihr Leben ändern möchten, ändern sie ihre Gedanken und Gefühle. Schreiben sie einen kurzen Satz, auf ein nicht zu dünnes Papier zum Beispiel: „Ich bin voller Freude." Jetzt knüllen sie dieses Papier zu einem Knäuel und stecken sie ihn in die Hosen-oder Jackentasche. Immer wenn es raschelt, üben sie "Ich bin voller Freude" üben sie den ganzen Tag und lächeln sie dabei. Bedenken sie, das ist wie eine Fremdsprache lernen, Autofahren, Schwimmen, Skifahren oder mit dem PC umgehen können (ich weiss ich wiederhole mich). Wenn sie wieder vom Weg abgekommen sind, hören sie auf ihr inneres GPS, es ermahnt sie. Denn ihr Ziel ist das Wohlbefinden, sich freuen und sich wohlfühlen. Wir fühlen uns nur wohl, wenn wir zufrieden sind.

<u>Trachten Sie nicht vordergründig nach dem Glück, sondern nach der inneren Zufriedenheit.</u>

Was die Generalreinigung ihnen bringt:

BRAVO! Sie haben die lange Reise durchgehalten. Sie haben die kleinen aber hartnäckigen Süchte in den Griff bekommen. Die verschiedenen Krisen haben sie nicht abgehalten und haben auch nicht vorzeitig ihre „Wohlfühl-Heimreise" abgebrochen BRAVO! Herzlich willkommen! Schön wieder bei „SICH ZU HAUSE" angekommen zu sein, mit einer guten Gesundheit, strahlender Schönheit sowie:

- Die Durchblutung ist gefördert worden
- Reinigung der Kapillargefässe
- Regeneration des Skeletts
- Regeneration aller Organe
- Die Selbstheilungskräfte sind aktiviert
- Der Stoffwechsel ist angeregt
- Das Immunsystem ist aufgebaut
- Kristallisationen, Salze, Säuren, Toxine, LDL Cholesterin sind ausgeleitet
- Die Medikamente-Wirksamkeit ist verbessert
- Sinnes Organe regeneriert
- Suchtprobleme überwunden
- Übergewicht reduziert
- Die Psyche ist harmonisiert
- Die Stress-und Konflikt Toleranz massiv erhöht
- Revitalisierung für Körper, Seele und Geist
- Eine energievolle Verjüngung ist sichtbar

DAS IST DOCH EIN WUNDERSAMES HOCH- UND WOHLGEFÜHL UND MUSS GEFEIERT WERDEN:

MIT LILLIE'S FRÜCHTE TORTE

„Lillie's Früchte Torte"

- 7 Äpfel
- 4 Bananen, schön reif
- 1 Zitrone
- 1 Tasse Nüsse gemischt gemahlen
- 1/2 Tasse geschrotete Leinsamen
- 3 Esslöffel Kokosflocken

Äpfel mit Bircherraffel fein reiben - Bananen zerdrücken und beigeben - die Nüsse und den Leinsamen dazu mischen - die Zitrone abreiben und den Saft ausdrücken - 1 Stunde ruhen lassen - dieser „Teig" muss schneidefähig sein. Mit den Nüssen und dem Leinsamen ausgleichen, wenn die Masse zu feucht ist.

Diese Masse auf einer runden Glasplatte zu einer Torte formen. Himbeeren, Heidelbeeren, Erdbeeren (auch tiefgefroren ohne vorheriges Auftauen) darauf verteilen. Auch exotische Früchte sind sehr lecker, achten sie jedoch darauf, dass die Früchte fein geschnitten werden.

Die Kokosflocken, eventuell auch gemahlene Nüsse, drücken sie an den Rand. Stellen sie die Torte kühl. Schneiden sie sie mit einem scharfen Messer und geben sie die Stücke mit einer spitzen Tortenschaufel auf die Teller. Dazu servieren sie die herrlichen, süssen Rohkost-Saucen oder unpasteurisierten Schlagrahm.

Mit demselben „Teig" können sie auch einen länglichen Kuchen formen - mischen sie Leinsamen, grobgeschrotet und Zimt - streuen dies darüber und geben es auch seitlich darauf. Nach Fantasie können sie garnieren. Schon haben sie einen fein schmeckenden herrlichen Zimt-Kuchen.

Mit diesem „Teig-Grundrezept" können sie riesige Variationen zaubern. Ein anderes Beispiel: An Stelle der gemischten Nüsse nehmen sie Walnüsse und streuen diese darüber. So haben sie eine feine Walnuss-Torte. Sie können beliebig variieren, indem sie z.B. weniger Nüsse nehmen und anstelle mehr Kokosflocken geben. Feingeschnittene, reife Ananas und belegen sie diese Torte noch mit Mangostücken. So wird eine feine „Karibik-Torte" daraus. Lassen sie Ihrer Fantasie freien Lauf. Gutes Gelingen.

Nahrungsaufbau nach einer Körperreinigung-Reinigung

Immer wieder werde ich gefragt was kann ich nach dem „Kaminfeger" essen. Dazu empfehle ich Ihnen zuerst einige Tage die feinen Früchte-Menü-Teller zu geniessen, mit allem drum und dran: Wie Nüsse, die Leinöl/Hanöl-Creme, Mandelmus-Sauce, Keimlinge, Dörrfrüchte etc. Nach 3 -4 Tagen gönnen Sie sich eine leicht gewürzte Suppe, gedämpftes Gemüse, Salate mit der gewürzten Leinöl-Sauce aus Kräutern. In meinen Seminarien verrate ich Ihnen noch viele wichtige Tipps für eine gesunde, feine Vital-Küche. Versuchen Sie einfach nicht so schnell wieder in die „Salzsucht", „Zuckersucht", „Kaffeesucht" und weitere Süchte zu fallen.

Falls sie noch Lust auf Fleisch, Fisch, Wurst gegrillt oder frittiert verspüren sollten, ist nach der Körperreinigung aller grösste Vorsicht geboten!

Aus Erfahrung weiss ich, dass der Körper auf die neue Verschlackung wie auf eine Vergiftung reagieren kann. Bis hin mit Herzkreislauf Probleme, schwere Atmung, Übelkeit, Schwindel, Kopfschmerzen, Asthma-Anfällen, etc. Sollte dies der Fall sein, versuchen sie sofort zu erbrechen. Machen sie hohe Einläufe in der Badewanne und achten sie auf genügend Wärme und Bettruhe.

LICHTNAHRUNG

Eine herzliche und innige Bitte an Sie: Essen Sie so oft wie möglich rohe Lebensmittel das ist LICHTNAHRUNG und VITAL-ERNÄHRUNG. So helfen sie mit den REGENWALD zu retten!

Setzen sie sich in einer ruhigen Minute einmal hin…und hören sie im Geiste das Knistern des Feuers, riechen sie den Rauch des Regenwalds der jetzt verbrennt - jetzt in dieser Sekunde -. Hören sie das Weinen der Ur-Einwohner, die man vertrieben hat, hören sie das jämmerliche Wimmern des Menschenaffen-Bébé's das alleine auf einem verkohlten Baum sitzt, weil seine Mutter qualvoll umgekommen ist, hören sie im Geiste das Kreischen der wunderbaren Vögeln deren Wohnstätten jetzt verbrennen und jetzt rauchend am Boden liegen. Ein unsägliches Leid passiert - jetzt in dieser Sekunde -

Nur um Palmöl-Plantagen nachher zu pflanzen. Dieses ungesunde Palmöl wird weltweit von der Food-Industrie in riesigen Massen „unverzichtbar" benötigt, um Berge von Schokolade, Glace, pfannenfertige Produkte, Fast-Food, etc. herzustellen. Diese erhitzten und gesättigten Fettsäuren sind wiederum mitverantwortlich für das Verstopfen des Blutkapillar-Systems, mit verantwortlich für Krebs, Leukämie, MS, Diabetes-2 Übergewicht und vieles mehr. Dieses Industrie-Palmöl ist mit verantwortlich für das Füllen der Krankenpaläste, für die gefüllten Kassen der Chemiekonzerne und somit für unsagbares Leid in unseren von Überfluss geprägten Breitengraden.

Verzichten sie so oft wie möglich auf - die andere Ernährung - wie Guetzli, Schokolade, Glace, Kuchen, Kaffee, Fast-Food, Fleisch, Fertiggerichte, Convenience-Food etc. und sie helfen mit, Tränen zu trocknen…………

EIN WORT AN DIE HAUSÄRZTE

Mit der Darmreinigung habe ich Entschlackung- und Entgiftungsprozesse jeweils in Gang gesetzt. Die Wirkung der Medikamente werden teilweise massiv verändert. Oft habe ich erlebt, dass während eines Einlaufes schwere Schmerzen, vor allem bei Migräne, sofort verschwanden oder erträglicher wurden. Bei Einnahme von blutdrucksenkenden Mittel oder Anti-Diabetika müssen die Werte im Auge behalten werden, da oft durch die Körperreinigung eine Reduzierung der Medikamente nötig wurde. Dies zeigt die Regeneration und Harmonisierung der Körperfunktionen. Die wertvolle, bewunderungswürdige und aufopfernde Arbeit Tag und Nacht, die sie als Hausarzt meistern, würde mit der Anwendung einer Körperreinigung in vielen Fällen die Arbeit erleichtern. Mit der Darmreinigung wirken sie prophylaktisch der Darmkrebs Entwicklung entgegen. In jedem Patho-Physiologischen Buch ist erwähnt, dass die verlangsamte Darmpassage und die damit verbundene Verweildauer des Stuhlgangs im Enddarm die Ursache der hohen Darmkrebsrate ist.

Viele Menschen haben leider eine Abneigung gegen Wellness für den Darm (Einläufe). Glauben sie mir, der Einsatz eines Einlaufes lohnt sich. Chirurgische Eingriffe im Enddarm-Bereich sind keine Alternativen. Im schlimmsten Fall werden „Anus-Praeter" angelegt. Es erübrigt sich zu sagen, dass dies ein riesiger für die menschliche Psyche sehr negativer Einschnitt in das persönliche und gesellschaftliche Leben ist. Für mich ist es unbegreiflich wie viel Hausärzte eine SO grosse Wand aufbauen gegenüber diesem uralten, bewährten, nebenwirkungsfreien, „einfach zu handhabenden", billigen, überaus wirkungsvollen „HEILMITTEL" DER E I N L A U F (SPA sana per aqua).

Liebe Hausärzte, wüssten sie wie wirkungsvoll eine Körperreinigung ist… In der Ganzheits-Kosmetik ist die Körperreinigung mit Einlauf ein Behandlungs-Aspekt. Als Kosmetikerin müssen sie SOFORT Erfolg haben. Die DARMREINIGUNG,

KÖRPERREINIGUNG UND ERNÄHRUNGS-HYGIENE hat sich als die wirkungsvollste Kosmetik-Behandlung herausgestellt. Längst ist bekannt, dass die letzten 20 Jahre in der Ernährung und somit in der Gesundheit, „Zerstörungs-Jahre" waren. Alle, wirklich alle Krankheiten haben zugenommen. Auch in der Betagten-Pflege haben die Demenz- Parkinson- Herz-Kreislauf Erkrankungen, Dimensionen angenommen die sie als Hausärzte und auch das Pflegepersonal noch vor sehr grosse Probleme stellen wird. Ich bin der Überzeugung dass Fehlernährung zu viel Kaffee, Alkohol, Nikotin, fehlende Omega-3 Fettsäuren (Hirnnahrung) und generelle Körper-Verschlackung die Ursachen sind. Alle diese Mitmenschen die ich angetroffen habe, sind bis in die Haarspitzen verschlackt und haben über Jahre ALLE, wirklich ALLE Warnlämpchen herausgeschraubt nie einen „SERVICE" d.h. eine Körperreinigung mit dem "KAMINFEGER" gemacht. Dafür hochverschlackt und sogar übergewichtig haben sich diese Herrschaften für viele Male, ins keimfreie, schneeweisse Spitalbett, für die verschiedensten Operationen gelegt. In diesen teils wunderschönen Krankenpalästen mit 5-Sterne Bedienung und Ernährung, wurde die Verschlackung (Schutthalde) somit das eigentliche Problem noch vergrössert. Wird der vergrösserte und verlängerte Darm „Jauchegrube" sehr sanft und angenehm geleert, GENÜGEND L A N G mit der Ernährungs-Hygiene der Körper wieder aufgebaut, wo bleiben dann diese Probleme? Es dauert Jahre bis eine schwere Schädigung sich zeigt, die der Mensch angegessen, angetrunken und angeraucht hat! Der Körper verzeiht sehr, sehr viel, doch nur heile, lebendige Ernährung (nicht Diät sondern Dauerkost) kann jetzt noch wirkliche Heilung bringen und das auch im sehr hohem Alter. Helfen sie den Menschen das Wunder der Regeneration zu nutzen. Der Körper verzeiht beinahe alles und deshalb ist es selten zu spät, ihm Gutes zu tun. Noch gar nie in den über 25 Jahren Praxis, habe ich einen Klienten getroffen, wo der Hausarzt die „volle Jauchegrube" oder „die Verwahrlosung" des ganzen Körpers vom Patienten erkannte und behandelte. Liebe, verehrte und bewunderungs-

würdige Hausärzte, bei einem ausgereinigten Organismus wirken die Medikamente viel gezielter (diese werden sogar meistens überflüssig). Die Arbeit für sie würde viel einfacher - Körperreinigung – die SPA Darmreinigung mit meinem entwickelten HYDRO-CLEAN sitzend auf der Toilette ist wie ein Wellness-Programm für den ganzen Körper.
DIE SAUBERE LÖSUNG!
Sie geben die Direktiven und Eigenverantwortung an den Patienten ab. Der in Mode gekommene Ärzte-Tourismus von heute zerstört die Sozialwerke, aber auch die Berufsfreude, den Berufserfolg und die Wertschätzung die sie als Arzt verdienen. Sie als Arzt werden verantwortlich gemacht, wenn die Schmerzmittel nicht greifen, weil man sie zum Medikamenten-Verkäufer gemacht hat!

> *„Wann hört der Unfug auf, etwas Nutzloses zu verschreiben, damit es so aussieht, als geschehe etwas zur Heilung. Das ist nicht Suggestion, sondern Schwindel."*
> *Dr. med. Carl Ludwig Schleich*

Nein, nein und nochmals nein, es ist die katastrophale Ernährung und die damit verbundene „Jauchegrube". Ein von mir erlebtes Beispiel: "Eine alte Frau sitzt auf der Bank und isst einen grossen Sack Pommes-Chips auf. Mit den schmerzenden Gichthänden knüllt sie den Sack zusammen und wirft ihn in den daneben stehenden Papierkorb. Diese Frau jammerte und schimpfte über die Ärzte, dass diese ihr nicht helfen können, diese heftigen Schmerzen zu lindern. Da hilft nur noch eines, hängen sie sofort ihren weissen Kittel hinter die Praxistüre an den Haken und an die Vorderseite der Praxistüre ein neues Schild mit der Aufschrift: GESUNDHEITS - VORSORGE MIT KÖRPERREINIGUNG. Sie brauchen keine Krankenkasse-Rapporte mehr schreiben, denn die Leute bezahlen sie direkt. (Machen sie es so wie der österreichische Landarzt, Sie haben mehr als genug „Klienten" (keine Patienten mehr), denn diese wollen sich wirklich HELFEN LASSEN! Diese Freude mit den gesund, fit und schön gewordenen Menschen zu teilen, das ist doch eigentlich nicht nur meine, sondern auch ihre Passion: DIE

GESUNDHEIT ZU ERHALTEN, DENN WIR ALLE SIND SO REGENERATIV. Besuchen sie doch unverbindlich unsere Homepage www.colonsolutions.ch . Schön wäre es, wenn ich in der Schweiz auch einen Hausarzt finden würde, der so offen und neugierig ist wie dieser Landarzt in Österreich.

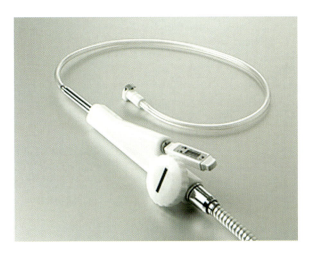

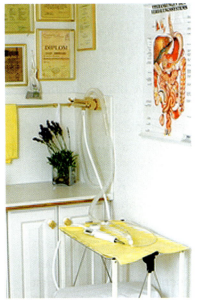

Besuchen Sie meine Vorträge, Seminare und Kurse.

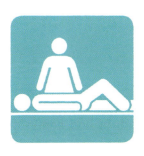

Fünf Schritte in die Krankheit

1. Leider zeigt der Organismus sehr lange keine Schmerzen an. Aber der Körper verbraucht mehr als ihm zufliesst. Erste Anzeichen, fehlender Frohsinn, die Lebensfreude, Humor, Seelenfrieden, Liebesfähigkeit, Glücksfähigkeit, etc.

2. Die Vitaminversorgung ist mangelhaft. Vitamin-C ist an über 15000 Stoffwechselabläufen, an der Hormonproduktion, Entgiftungsvorgängen, u.v.m. beteiligt. Vita = (mine) Leben……. Fehlende Vitalstoffe. Wir müssen „die Ersatzteile „ liefern. Fehlen diese, zeigt sich Leistungsschwäche, diffuses Unwohlsein, die Abwehr ist ungenügend, sexuelle Unlust, streitsüchtig, Unzufriedenheit, Unbehagen, ständige Müdigkeit, Depression, etc.

3. Die fehlende Zufuhr an Bau- Mineral- und Schleimstoffen wird aus den „Lagern" gedeckt den Knochen, Zähne, Haaren, Haut, etc.). Auch die essentiellen Fettsäuren fehlen um den gigantischen Bedarf des Körpers zu decken. Die Zellmembran, Gelenkschmiere, das Skelett, die Bänder, die Sehnen, das Gehirn, Sekrete, Organe, etc. sind sehr fettige Substanzen und benötigen dringend Omega-3 Fettsäuren(keine Transfettsäuren). Skelettschmerzen, Allergien bis zum Heuschnupfen, Verstopfung, Hautprobleme, chron. Entzündungen aller Art, Migräne, Aggression, grosse Müdigkeit, Übergewicht, etc. Die hohe Körperintelligenz „mogelt" sich irgendwie durch.

4. Spätestens ab jetzt sollten wir unsere körperlichen Disharmonien sehr ernst nehmen. Der Verzicht auf Fast-Food, Junk-Food, zu viel Alkohol, Rauchen, Hektik, Bewegungsarmut ist ultimativ. Die Organismus ist

unterernährt und aus dem Gleichgewicht geraten und kann sich nicht mehr „GESUND MOGELN". Schmerzen, Rheuma, Arthritis, Diabetes-2, Schwindel, Darm-Polypen, Reflux-Störungen, massive Hör-Seh-und Gedächtnisschwäche, Herzinfarkt, Inkontinenz, geschwollene Beine, Ödeme, Lymphknoten, Allergien, Hämorrhoiden, akute Neurodermitis, MS Diagnose, etc. etc.

5. In diesem Stadium hat der Körper eine massive Unterversorgung. Die Depots sind ausgetrocknet. Nicht nur die Speicher sind leer, sondern auch die fünf Fliess-Systeme sind sehr verstopft und blockiert: Der Verdauungskanal, der Blutkreislauf, die Lymphbahnen, das Zentralnervensystem mit dem Reizleitungssystem und die Meridiane. Aus Gedächnisschwäche wird Demenz und Alzheimer, leichtes zittern wird zum Parkinson, Schwindel wird zum Schlaganfall, aus geschwollenen Lymphdrüsen werden Mammakartinome, aus Darm-Polypen werden Darm-Tumore, aus Reflux-Störungen wird ein aggressiver Speiseröhren-Krebs, etc. Um eine gute Wirkung mit den Operationen und der Medikamente zu erzielen, benötigt der Körper genügend Vitamine, Enzyme, Spurenelemente, Mineralstoffe Omega-3 Fettsäuren etc.

Das 5 Säulen-Prinzip FIT FOR FUTURE mit der Ernährungs-Hygiene, der Apfel-Generalreinigung „Der Kaminfeger" unterstützt alle Pflege-Interventionen und alle Anstrengungen um wieder gesund zu werden. Wir alle sind unglaublich regenerationsfähig. Der Körper ist ein Wunderwerk !

GRIPPE

Dieses Wort hat heute eine ganz andere Bedeutung bekommen. Noch vor 20, 30 Jahren war GRIPPE eine meist harmlose Unpässlichkeit, die man mit Hausmittel kurierte. Heute ist aus demselben Wort eine lebensbedrohliche Aussage geworden. Zuerst muss einmal ganz klar gesagt werden, dass seit es Menschen gibt, es auch Grippe gibt und sie damit mehr oder weniger problemlos zu Recht gekommen sind. Bedingung war, im Einklang mit der Natur zu leben. DER GESUNDE MENSCH hat ein hervorragendes Abwehrsystem, ein Filtersystem, eine Abwasserreinigung und eine Kehrichts-Verbrennungsanlage. Aber in den letzten 100 Jahren haben die Errungenschaften von Technik, Chemie, Physik, Elektronik etc. es diesen Eliminations-systemen im Körper nicht leicht gemacht, mit all diesen Neuigkeiten fertig zu werden. So sind viele artfremde Stoffwechsel-Abbau-Produkte im ganzen Körper, teils im Schleim, in Fettgewebe, in Hohlräume, Lymphe, Blutbahnen etc. abgelagert worden. Dazu kommen noch die vielen Zivilisations-genüsse aller Art, dadurch wird das „WUNDERWERK MENSCH" zu einer wandelnder Mülltonne! Der Körper wird zum Selbstschutz gezwungen zu einer altbewährten Methode und die heisst:

KÖRPERREINIGUNG ! genannt GRIPPE!

Die Grippe ist der Abschleppdienst, weil über lange Zeit die Kontroll- und Warnlämpchen einfach herausgeschraubt wurden. Leider ist viel zu wenig bekannt, dass die vielen geparkten Schlacken, Toxine, Säuren, etc. unser WUNDERWERK MENSCH zerstören und schmerzhafte Krankheiten verursachen. Beachtet werden muss, dass je grösser (ältere, oder schwächliche Menschen) die Verschlackung im Körper ist, kann jedoch eine Grippe zu einer kritischen Situation führen, weil der Körper jetzt zu rasant seine „Müll-Deponien" los werden will. Diese Heilungs-Krise sollte nicht abgestellt werden, sondern dem

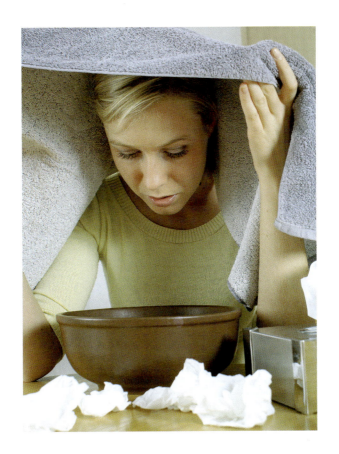

Körper einer sanfteren und genügend Zeit eingeräumten Körperreinigung zu verhelfen. Um die Heilungskrise abzufedern empfehle ich Artikel „Was bei einer Apfel-Generalreinigung zu beachten ist". Bei der herkömmlichen GRIPPE bekommen wir eine erhöhte Körpertemperatur. Dies zwingt viele Viren und Bakterien zum Ableben! Zudem werden durch das hohe Fieber die Blutbahnen ausgedehnt um die Sauerstoff-Zufuhr im Körper zu erhöhen, dies fördert die Entsorgung und Versorgung. Dabei werden Schleimhäute erweitert um so den Abfluss zu aktivieren, sowie die Lymphe-Ventile zum Dickdarm auch geöffnet. Dadurch wird der Darm gereizt und ein Durchfall erleichtert das verstopfte Elimination-System. Die Ablehnung nach Nahrung und das unangenehme Erbrechen dienen dazu, um die Entgiftungs- und Assimilations - Organe zu entlasten. Oft sogar ist kein Bedürfnis mehr nach Nikotin und Alkohol. Der Körper hat ein unauslöschliches Programm das SELBSTHEILUNG heisst. Die uralten unterstützenden Massnahmen aktivieren heute noch enorm die SELBSTHEILUNGSKRÄFTE wie :

- Die Bettruhe und das Schwitzen zwingt den Körper über die Haut Toxine auszuscheiden.
- Die „Darm Wellness in der Badewanne" (Einlauf) sind zur raschen Entgiftung ultimativ.
- Basische Getränke sind sehr wichtig um die Säureflut mit Basen zu verdünnen.
- Verschiedenste Kräuter-Leibwickel die helfen über die Haut die Entgiftung zu fördern.
- Kopf-Dampfbäder mit Kräutern dienen dazu um die toxische Verschleimung in den Hohlräumen abzuleiten. (Manuka Honig ist für Nasennebenhöhlen sensationell)
- Ganzkörper-Einreibungen mit spez. Ölen und Heilsalben haben eine grosse Wirkung.
- Ernährungs-Hygiene – Energie- und Vitalernährung (Rohkost) sind die Reinemacher Nr.1.
- Nicht zuletzt ist es eine gute Möglichkeit einen geistigen „Zwischenhalt" zu geniessen, um dem Leben nachher wieder neue Perspektiven zu geben (Gedanken-Hygiene).

Nach einer wirklich so AUSKURIERTEN GRIPPE haben nicht selten die Leute aufgehört zu rauchen und überdosiert Alkohol zu trinken. Auch das Bedürfnis nach Vital-Ernährung ist oft eine Folgeerscheinung und die gesunde Lebensweise wird so erleichtert angewöhnt.

Zur Abwendung einer Grippe:

Sollten sie plötzlich ein Frösteln, Unwohlsein, Anflug von Schnupfen etc. haben, dann rate ich ihnen folgendes:

Essen sie drei Tage nichts anderes als meine Früchte Suppe:

- Raffeln sie mit der Bircher-Raffel 10 grosse reife Äpfel, pressen sie 10 Orangen und 2 Zitronen - geben sie diesen Saft zu den Äpfeln und mischen sie alles gut durch. Füllen sie diese „Apfelsuppe" in Schraubendeckel-Gläser und drehen sie diese fest zu. Diese gefüllten Gläser sind eine Tagesportion die sie überall mitnehmen können.
- Um die Zähne zu schonen essen sie Bananen und Leisamenschrot. Das Mandelmus 1 : 1 mit Leinöl mischen, das sie auch in ein Schraubendeckel-Glas füllen und so auch mitnehmen können.
- Kräutertee und ca. 30 SPIRULINA sind sehr wichtig – nach Möglichkeit mit dem Steinmörser mörsern.
- Am Abend einen hohen Einlauf wie im Buch beschrieben und die anschliessende Bettruhe sind ultimativ.

Nach meiner Meinung hat die Vergangenheit gezeigt, dass sich eine Pandemie nur ausbreiten kann, wenn die Menschen im allgemeinen schwächlich, ungesund ernährt, hygienisch unterversorgt etc. und somit sehr krankheitsanfällig sind. Aber nicht nur für Grippe sondern für alle anderen Krankheiten auch. Wir alle auf diesem wunderschönen Planeten sind an Lebensgesetze gebunden. Beachten wir die „Gebrauchsanweisung" unseres Körpers, die wir alle tief in uns verankert haben und hören wir auf den stillen Mahner was wir tun und lassen sollen. So werden wir unendlich belohnt mit Lebensfreude, Frohsinn, Vitalität, Kreativität, Fröhlichkeit, Liebesfähigkeit und können in guter Gesundheit die Anforderungen des Lebens geschmeidig meistern. Um diese Geschmeidigkeit und Gelassenheit in unserem Leben immer aufrecht zu halten, brauchen wir hin und wieder Unterstützung - einen Ansporn - eine Motivation. Besuchen sie doch diesbezügliche Vorträge, Seminare und Workshops.

DAS KREBS-HEILPROGRAMM !

Beim 2.Säulen-Prinzip FIT FOR FUTURE finden sie eine uralte unterstützende Massnahme (SPA sana per aqua) in der Heilkunde, das ist die DARMREINIGUNG. Mit den anderen 4 Säulen-Prinzipien ist sie ein wichtiges" Wellnessprogramm" bei: KREBS, MS, LEUKÄMIE, KARDIOVASKULÄRE PROBLEME, RHEUMA, ERHÖHTES CHOLESTERIN, ALLE ALLERGIEN, DIABETES-2, BLUTHOCHDRUCK und noch weitere ca. 30'000 Krankheiten, die auf dem Markt im Angebot sind. Nein und nochmals nein dies sind keine Krankheiten oder Schicksalsschläge, sondern über viele Jahre angegessene, angehäufte Schutthalden, stapelweise Abfallsäcke, überall versteckter und verstauter Sonder-Müll und eine volle Jauchegrube (das schon bei Kleinkindern). Wie wäre es sonst möglich, dass während des 2. Weltkrieges praktisch ALLE dieser „Krankheiten" nicht existierten. Es fehlte der Nährboden (Nahrungsboden)!

Sie haben Einwände, im Fernosten um nur ein Beispiel zu nennen, ist in Indien das Ernährungs-Phänomen frappant. Die übergewichtige Jugend von den neureichen Eltern wollen den Reis, das Gemüse und die Früchte nicht mehr essen, sondern ernähren sich von den Fastfood-Ketten aus dem WESTEN die sich zahlreich im ganzen Land breit gemacht haben. Die Mengen an garnierten Weissmehl-Teigprodukten (Tapetenkleister) als Nahrung und das zuckersüsse braune Getränk dazu, ist neu. Dazu noch Berge von Süssigkeiten werden tagtäglich gegessen, welche es früher nur zu Festtagszeiten gab. Von den sportlichen Körperbetätigungen sind nur noch die Finger geblieben die sich am PC bewegen. Professoren und Ärzte sind sehr besorgt über die rasende Verschlechterung der Gesundheit, das Übergewicht und die Bewegungsarmut Jugendlicher von den neureichen indischen Eltern. Um die Chemotherapie oder das Insulin zu bezahlen, müssen diese nicht selten Land oder Güter verkaufen. 41 Millionen Diabetiker-2 noch mehr Krebsfälle (Krankheiten der

Reichen) und das in kürzester Zeit. In einer EINZIGEN Klinik allein kommen täglich ca. 50 neue Fälle dazu. Die ärmsten der Armen mit ihrer desolaten Hygiene, Fehl- und Unterernährung bleiben bei ihrer Malaria und AIDS (Zusammenbruch des Immun- und Abwehrsystems) treu. Schade, der Osten hat vom Westen zu viel kopiert, anstatt die sichtbaren Lehren daraus zu ziehen, was der Westen noch heute falsch macht.

Das ist die Ursache von Krebs und ihren ca. 30'000 Schwestern. Die VERWAHRLOSUNG des Körpers. Da ist schon die Antwort und die Therapie: LOS WERDEN VON DER WARE, DIE NICHT IN DEN KÖRPER GEHÖRT!

Haben sie schon einmal eine verwahrloste Wohnung gesehen – ich schon - Ratten, Mäuse haben nicht nur am Abfall geknabbert, sondern das elektrische Kabel durchgebissen – AUS - Maden, Schaben, Berge von Abfall, Schmutz und Ungeziefer haben die Küche beheimatet und dann noch die verstopften Sanitäranlagen und auch das Bad war ausser Gefecht gesetzt worden ...FATAL!
Jeder vernünftige Zeitgenosse, ist doch mit mir einig, wenn ich sage, jetzt ist es falsch, in dieser Wohnung die Badewanne und das WC zu entfernen, weil es stinkt und verstopft ist oder mit einem starken Giftmittel das Ungeziefer zu vertreiben .... Nein jetzt hilft doch dieser Wohnung nur noch eines:

- Die Abfallmulden
- Die Kanalreinigung,
- Die Kehrichtentsorgung,
- Die Professionelle Putzmannschaft ,
- Die Baufirma für die Renovation.

Jetzt müssen die richtigen Handwerker und die verschiedensten neuen Baumaterialen AUF DEN TISCH (auf die Baustelle nicht Bauschutt)! Jetzt will und muss ich das Schweigen brechen, so geht das nicht mehr weiter, mit dieser Unwissenheit! Denn sonst brechen die Sozialsysteme zusammen! Alles, wirklich alles ist heilbar, wenn wir den Körper LANGE GENUG ausreinigen und zugleich LANGE GENUG, über viele Monate mit unserer lebendigen Nahrung ihnen einen Auf- und Ausbau angedeihen lassen. Es hat ja auch Jahre gedauert zur Zerstörung. Es gibt keine unheilbaren Krankheiten, es gibt nur unheilbare Menschen (Kurt Tepperwein CD "Heile dich selbst"). Wer gesund werden will, muss sich sehr, sehr anstrengen und DIES SELBER TUN. Zu oft geht es ins Auge, wenn der liebe Mitmensch, seinen „total verwahrlosten Körper" ins weisse Spitalbett legen lässt und den andern SEIN Gesundwerden überlässt mit den Worten: „Tut jetzt endlich etwas gegen meinen Krebs - was ist mit den Forschungen – meine Schmerzen werden immer grösser trotz der vielen Operationen und der Chemie-Therapie – tut endlich etwas…!" Die Verzweiflung wird bei diesen Menschen immer grösser - die Forderungen werden immer lauter....

Hier und jetzt - möchte ich ihnen sagen, dass sie diese schwere „Verwahrlosung" des Körpers über viele Jahre selber gegessen haben und kein Schicksals-Schlag ist, dies ist ein uraltes Wissen und die neusten Studien belegen dies tausendfach, sowie der neue Welt-Krebs-Bericht von 2014.

„Krebs ist unter anderem ein sehr grosses Fett-Abfall-Problem" so Dr. Johanna Budwig.
Ein Zitat:
Die Krebssterblichkeit in Abhängigkeit von der Fettnahrung, aus der statistischen Abteilung der Krebsforschung Nordrhein-Westfalen, basierend aus 29 Ländern, erarbeitet von O. Mittmann, Bonn: „Aus dem Vergleich dieser statistischen Ergebnisse mit den bisher bekannten nicht statistischen Krebsforschungsergebnissen ist anzunehmen, dass wahrscheinlich die erhitzten und gesättigten Fette die Hauptkrebsursache darstellen und dass die ungesättigten Fette, vor allem die im Leinöl enthaltene

Linolensäure, entsprechend krebsverhütende und krebsheilende Eigenschaften besitzen." Soweit das Zitat.
Warum, weil von den 80 -100 Billionen Zellen, die fettige Umhüllung (Zellmembran) u.a. aus elektronenreichen Alpha Linolen Omega-3, Gamma Linolen Omega-6 und Alpha Linol Omega-6 funktionstüchtigen Fettsäuren (frisch gepresst) besteht.

Vor vielen Jahren hatte ein Indianer zu einem weissen Mann gesagt: „Ihr Weissen werdet an vollen Töpfen verhungern, mit eurer Industrie-Nahrung. Kein Tier auf der Welt zerstört die Nahrung vor dem Verzehr."… Bedenken sie, dass die gesunden Körperzellen sich binnen Jahresfrist erneuern, mit wenigen Ausnahmen. Das ist doch eine gute Nachricht! Schauen sie liebe Chirurgen, es ist mit einem Geschwulst entfernen nicht gemacht. Von diesen grossen versteckten Abfallbergen nur einen Sack herauszutragen, damit ist die Wohnung noch lange nicht saniert. Die Naturintelligenz hat es hingebracht und dieselbe Naturintelligenz hat die Möglichkeit über die Eliminations-Organe diese „Abfälle" wieder zu holen. Wie wäre sonst ein Leben möglich? Nur sie lieber Mitbewohner auf dieser schönen blauen Erde, haben es jetzt in der Hand (diesen Totalschaden) mit Messer, Gabel, Löffel und dem HydroClean, die Abfallberge und das Ungeziefer zu entsorgen, bevor es zu spät ist….. point of no return……Wäre doch schade. Mit DARMREINIGUNG, LEBENDIGER NAHRUNG, MIT EINER NEUEN GESUNDEN LEBENSWEISE/ LEBENSEINSTELLUNG und das ihr Leben lang. Auch bei einem Auto dauert die Reparatur bei einem Totalschaden länger als bei einem Service. „Meine" Methode im neuen Kleid, sie funktioniert, ist tausende von Jahre alt und hat Millionen den Weg zum Heil (HEILLIG) werden gewiesen. Gesundheit ist an Naturgesetze gebunden, deshalb gibt es keine einzige Ausnahme. Das ist meine Erfahrung! Schon vor mir, wie Dr. Johanna Budwig, Dr.med.Max Bircher-Benner und viele andere Ernährungs-Mediziner haben, 10'000 Tausende ZUR Heilung motivieren können. Auch heute sind viele mit mir einig, die diese uralten Heilungsweisen vertreten, dass eine totale

Körperreinigung und mit hochenergetischen Ölen und lebendigen Mitteln (Lebensmittel) eine Selbstheilung auch in schweren Fällen möglich ist. Immer werde ich gefragt: „Wann kann ich wieder „normal" essen, - nie mehr - davon sind sie ja so schwer krank geworden!" Sage ich jeweils. Viele Monate, sie haben richtig gelesen, sollte so eine (Früchte) Apfel-Generalreinigung „Der Kaminfeger" dauern, bis ein verwahrloster Körper wieder vollständig regeneriert ist. Die Dauer ist unterschiedlich. Es kommt auf die Zerstörung an, was die „Ratten", „Mäuse" und „Schädlinge" und vor allem die Chemikalien alles zerstört haben. Wir hören das nicht gerne, dass wir an der Krankheit ganz alleine die Schuld tragen, aber es ist so! Warum Kleinkinder und Säuglinge schon so krank sind, ganz einfach, weil total verschlackte Eltern und besonders die Mutter über deren Plazenta das ungeborene Wesen ungenügend versorgt hat. Es dauert viele Jahre bis eine Schutthalde im Körper angehäuft ist, wo im Abfall das „Ungeziefer" ungestört ihr Unwesen treiben konnten und dadurch die „Super-Elektronik" (Super-Natur-Intelligenz) teilweise lahmlegte. Deshalb müssen sie dem gigantischen WUNDERWERK-MENSCH zu den Reparaturen und zu den Sanierungen genügend Zeit einräumen. Auch wenn die Geschwulst nach 7 Wochen fast weg ist oder die Nieren- und Gallensteine sich aufgelöst haben, oder die Haut von der Neurodermitis sich nach 6 Wochen fast erholt hat, muss unbedingt noch für mehrere (viele) Monate strikt die (Früchte) Apfel-Generalreinigung fortgesetzt werden. Wenn jemand 35 Jahre Neurodermitis hat und nicht gewillt 6-8 Monate die 5 Säulen-Prinzipien STRIKT einhalten, weil das zu mühsam ist, dann ist das schade. Schmerzfreiheit heisst noch lange nicht, dass ihre „Wohnung" (Körper) saniert ist. Auch kann es mehrere Wochen dauern bis die Pfunde schmelzen, zuerst saniert die Naturintelligenz die wichtigsten Systeme und erst später kümmert sie sich um die Gewichtsreduktion. Oft ist das Übergewicht eine einstweilige Toxine-Müllhalde.

> *Es ist ein elementares Wissen, dass auch unsere ca. 80 – 100 Billionen Zellen in einer Zellnährstoff-Flüssigkeit schwimmen. (Extrazelluläre Flüssigkeit) Es gibt kein Chaos in der Zelle. Es ist immer die konstante und komplexe Zellnährstoffflüssigkeit aussen wie innen (Intrazelluläre Flüssigkeit) verantwortlich, für das gesunde Heranwachsen einer Zelle. Die Zellnährflüssigkeit ist abhängig von der täglichen Ernährung.*

Immer fragen mich die Mitmenschen: „Warum hat das mir niemand früher gesagt, dann wäre ich schon viele Jahre früher gesund und schmerzfrei geworden". Das ist ganz einfach, weil niemand mit ihnen ins Badezimmer kommt, während 1 1/2 Stunden die tennisballgrossen und uralten Kotkugeln heraus spült. Niemand kommt mit ihnen in die Küche und entsorgt in einem Kehrichtsack alle „Sterbemittel und Suchtmittel". Niemand lernt sie einen energetischen Früchte-Menü-Teller zubereiten. Niemand räumt mit ihnen die Wohnräume und den Keller mit der grossen Unordnung auf. Das ist Ganzheits-Kosmetik... Kosmos und Ethik! Jetzt muss ich viele rügen die sich „Anti Krebs" Autoren schimpfen und dabei ein grosses Anti Krebs Label ihr Buch-Cover schmückt. Wenn Fleisch, Fisch, Gemüse, Früchte gekocht und gegrillt noch auf dem Krebs-Speiseplan sind, dann haben diese Leute noch nie eine Badezimmer-Therapie ohne Fenster gemacht, aber auch keine Ahnung wie die Krebs-Disharmonie regeneriert und geheilt wird.

Diese Geruchs-Emissionen von Fleisch noch schlimmer Fischnahrung bei diesen Darmreinigungen sind enorm… Allzu viele schreiben ohne die gemachten Erfahrungen einfach etwas ab, das nicht stimmt! Und das verwirrt nur in dieser schwierigen Lebenssituation. Die verschiedensten Kochsendungen im Fernsehen sind auch keine Unterstützung. Oft denke ich oh, oh, oh, diese Ware muss ja wieder heraus, von dieser natürlichsten (schwierigen) Sache der Welt spricht niemand. Vielleicht kann ich einmal am Fernsehen eine trockene Darmreinigung zeigen, und in einer Kochsendung meinen Früchte-Menü-Teller vorführen, schöne wäre es!

Schmerzen sind ein Warnsignal: DRINGEND ENTSCHLACKEN! Sind sie dankbar für dieses Signal, der Körper funktioniert normal. „Warnlämpchen" nicht herausschrauben – sonst ist ihnen der Abschleppdienst (Krankenwagen) gewiss. Alle Schmerzen verschwinden mit Darm- und Körperreinigung! Das ist ein wundersames Lebensgesetz! Die moderne Medizin lernt während dem langen Studium die Darm-und Körperreinigung mit Ernährung nicht. Meine grosse über 45 jährige Erfahrung hat gezeigt, dass während der Reinigungs-Phase die Körpersysteme wirklich KEINE „Sterbemittel" (von Seite 229) DULDEN. Nehmen sie bitte meine Worte sehr, sehr ernst: SIE MÜSSEN DIE (FRÜCHTE) APFEL-GENERALREINIGUNG STRIKT EINHALTEN - WENN ICH SAGE STRIKT, DANN MEINE ICH ES AUCH SO. Im Band -2- werde ich dann erzählen wie die wundersamen Heilungen die (unheilbaren) Menschen selber mit ihrer „Guetzli- und Kaffeesucht" beendeten.... sie alleine entscheiden ob sie die Blümchen von unten anschauen wollen, sonst gar niemand anders. Mit diesem Buch haben sie eine gute Unterstützung, aber heilen (Heil werden von den verdammten Süchten) müssen sie sich selbst und nur sie allein entscheiden über ihre Heilung. „Es ist absolut richtig, wenn die medizinischen Fachleute bei Krebs, Tumor, Leukämie etc. von schweren lebensbedrohlichen Krankheiten sprechen.

„Krebs ist eine sehr, sehr ernsthafte Situation! Aber diese Situation duldet auch nicht noch weiteres Auffüllen der Giftdeponien mit allen möglichen schwerst giftigen Substanzen". Diese Worte von Dr.Johanna Budwig hätte sie fast ins Gefängnis gebracht, als sie diese vor über 50 Jahren im Rundfunk verkündete.

Viele ihrer zeitgenössischen Wissenschaftler hatten dieselbe Meinung:
„Naturazeutika und elektronenreiche ÖLE sind jetzt angesagt, DIE GROSSARTIGE NATURINTELLIGENZ muss unterstützt werden, denn sie hat die Anti-Angiognese-Möglichkeit den

chaotischen (Krebs) Zellen, die Versorgung abzuschnüren und das noch ohne Nebenwirkung!"
Dies erforschte wie (schon geschrieben) auch 50 Jahre später der Molekular Biologe Prof. Dr. Béliveau und schrieb ein Buch: "Krebszellen mögen keine Himbeeren." Also, wenn sie mein „uraltes" bewährtes 5 Säulen-Prinzip strikte befolgen in diesem Buch, dann wird sich das Lebensgesetz der Selbstheilung auch bei ihnen erfüllen.

TIPPS ZUM KREBS-HEILPROGRAMM

- Wärme, Wärme, Wärme und nochmals Wärme.
- Jegliches Frieren ist schädlich für die Genesung, auch für jeden Gesunden. Überhitzungs-Therapien anwenden wie folgt: Nicht heisse Bäder, weil sie in diesem Zustand nur schwächen würden. Legen sie ins Bett mehrere heisse „PET" Flaschen. Ziehen sie sich warm an und erwärmen sie sich so im warmen Bett mehrmals am Tag. Hören sie dabei aufbauende CD's.
- Wenn sie im Sommer Gelegenheit haben, dann essen sie weniger Äpfel, dafür täglich 1 ½ kg Bio Himbeeren, oder 1 ½ kg Bio Erdbeeren oder süsse 1 1/2 kg Bio Kirschen dazu 100 gr Heidelbeeren im Wechsel mit 100 gr. Brombeeren.
- Beeren haben eine sehr grosse Reinigungskraft, deshalb können sie allergische Reaktionen auslösen. Alle Allergien sind nur eine „volle Jauchegrube" JEDE Allergie zeigt eine Heilungskrise an und verschwindet nach Darmreinigungen und der Körperreinigung! Das sind doch gute Aussichten!
- Äpfel sind ein überaus gutes Heilmittel. Der Vorteil ist der Preis und die Beschaffung über das ganze Jahr. Aber mit den frischen Beeren zusammen, ist die „Natura-Zeutika" unschlagbar gegen alle Krankheiten.

- Zur Regeneration in schweren Fällen, immer frischer Weizengrassaft trinken. Literatur-Verzeichnis beachten
- Rote Bete Saft verdünnt (siehe Artikel rote Beete) 3 x täglich 2 dl. trinken.
- Bei schwerem Darmproblem (Krebs) dringend tägliche Darmreinigungen vornehmen und frisch gepresster Weizengrassaft einlaufen lassen. Mit der Weizengraspresse ca. 15 cm hoher in Schalen kultivierter Weizen pressen. Stopfen sie nach der Spülung, das gepresste Weizengras so weit wie möglich in den Enddarm. Es ist mir bis heute kein Produkt begegnet, das eine solche Heil- und Regenerationsfähigkeit hat. Weizengrassaft ist für mich das ALLERGRÖESSTE Heilmittel! Auch käuflich ist es zu erwerben.
- Für alle Krebskranken, für alle MS, für alle Leukämie, für alle Diabetiker etc. immer pro Tag mindestens 1 dl frisch gepressten Weizengras-Saft trinken, das monatelang!
- Auch von Ärzten austherapierte als unheilbare, nekrotische, grosse, vereiterte Wunden (Löcher) habe ich gepresstes Weizengras 1 cm dick aufgelegt. Mit einer durchsichtigen Folie belegt und sanft eingebunden.

Zuerst habe ich das schwarze Gewebe mit der Rasierklinge abgeschnitten und dann täglich (wohlverstanden schmerzfrei) das gepresste Weizengras gewechselt. Den gepressten Saft musste meine Klientin über den Tag verteilt trinken zu dem 5 Säulen-Prinzip „Schönheits-Programm". Krebs ist doch nichts Schönes? Anfänglich klebte der Eiter an dem Gras. Später war das gepresste Gras frei davon. Alle Wunden hatten ohne Schmerzmittel und ohne Infektionen sich wieder aufgefüllt wie ein Wunder (plastische Chirurgie ohne Narben). Als Kosmetikerin konnte ich, das wie rote Himbeeren aussah, heranwachsende glänzende Gewebe (ohne Geruchsemission) täglich bestaunen. Es hat sich die fehlende Ferse vollkommen mit schöner neuer Haut gebildet. Dasselbe geschah bei einer Wade… Naturkosmetik pur. Da staunte wieder einmal ein tüchtiger, österreichischer Landarzt über die schweizerischen Kosmetikbehandlungen bei Sterbenden. Dieser Arzt konnte es fast nicht glauben, dass es dieser Frau nach 3 Wochen so gut ging. Eine andere junge Frau hatte so auf meinen Rat hin, ihre vereiterten Schamlippen innert Tagen heil (von den Ärzten austherapiert).

Einmal wurde mir ein Mann vorgestellt, der seine Sanitär-Firma, wegen seinem Hirntumor auflösen musste. Eine diesbezügliche Therapie lehnte er strikt ab. Um die kurze schmerzhafte Zeit auszunützen vor seinem Tod, verreiste er nach Venezuela um sich von seinem Bruder zu verabschieden, der im Besitz einer Orangenfarm war. Tagtäglich verbrachte er viele Stunden unter diesen herrlich duftenden Bäumen. In Massen hatte er Orangen von feinster Güte gegessen. Seine Schmerzen verschwanden mehr und mehr. Schon nach kurzer Zeit fühlte er sich so gut wie nie zuvor. Er reiste nach 8 Wochen wieder nach Hause, wo er leider keine Firma mehr, aber dafür auch keinen Tumor mehr hatte. Während meiner Tätigkeit als Kosmetikerin/Heilpraktikerin konnte ich noch einige solche Beispiele erleben. So auch von einer Bauersfrau die mir auf der Liege ihr „Krebserlebnis" munter erzählte. Als bei ihr Brustkrebs diagnostiziert wurde, hatte sie mitten im Sommer keine Zeit für solche Spässe, wie eine Gifttherapie. Ihre alt bewährten Kohl- und Zwiebeltherapien wendete sie an und vom Garten hatte sie fast alle Beeren selber gegessen. Von der Diagnose zeugten nach 5 Jahren nur noch ihre Schlupf-Brustwarzen die sie von der Mammographie bleibend zugezogen hatte und sie sehr ärgerten.

Im 2. Band meines Buches werde ich noch einige „Müsterchen" von meiner Tätigkeit als Natur-Kosmetikerin erzählen. Besondere Natur-Erlebnisse hatte ich in der damaligen Bircher-Benner Klinik bei Chefarzt Dr. med. Sutter gemacht, als ich da mein Zelt mit meiner Tochter Yvonne aufgeschlagen hatte. Aber auch in der Aeskulap-Klinik in Brunnen durfte ich ein hoch interessantes Erlebnis machen.

Auf keinen Fall rate ich Ihnen zu Velotouren durch unsere schöne Schweiz von Landgasthof zu Landgasthof.

DAS KANN IHREN KREBS FÖRDERN!

Jetzt müssen sie auf dem Balkon in Blumenkisten grosse Mengen Weizengras anpflanzen, in rauen Mengen Keimlinge ziehen und meine zusätzlichen Tipps „Krebs-Heilprogramm" zu der Apfel-Generalreinigung befolgen um sofort ihren Körper wieder aufzubauen.

Alle Körpersysteme sind in einer überforderten Situation in dieser Lebenslage. Meine Erfahrung hat gezeigt, dass jetzt der Körper keine zusätzlichen Anstrengungen verträgt. Die Organe und das Immunsystem, die ohnehin am Limit sind, müssen jetzt voll die Zell-Regeneration unterstützen.

- Spirulina-Wasser haben auch eine sehr gute Heilwirkung (Mund und Darm) 5 Tabletten auflösen auf 1 Liter warmes Wasser und damit die Spülungen vornehmen.
- Bei schweren Erkrankungen: Spirulina platensis auf ca. 40 - 50 Stück pro Tag gemörsert erhöhen.
- Sie werden denken, das ist aber anstrengend so eine Wiederherstellung der Gesundheit. Da haben sie recht, aber es wird sie für alle Zeit heilen, nie wieder vom gesunden Weg abzukommen und sie werden dadurch nie mehr Schmerzen und Krankheiten erleiden.
- Wichtig ist viel lachen – Lustige DVD's - Kein „fernsehen" (zu viel ist negativ) - kein Antikrebsbuch mehr kaufen - Kein Handy, es kann tödlich sein (habe ich erlebt bitte, bitte, nicht herumtelefonieren) - Buchen sie einen Tanzkurs – Joga lernen. Nur mit den Menschen zusammen sein, die sie unterstützten und positiv sind. Nur an die völlige Gesundheit denken (üben) - Und sich bei der grossartigen Schöpfung bedanken – Danke - Danke - Danke -

- Auch die Lebensumstände für eine Zeitlang verändern und sich an einen warmen Ort wie Südfrankreich Côte de Provence begeben. Im Spätfrühling hat es dort schon Berge von süssen frischen Erdbeeren, Himbeeren, Kirschen, goldgelben reifen Aprikosen. Nur schon vom Anschauen wird man gesund. An den Landstrassen werden diese frisch geernteten Früchte angeboten. Die Spirulina, das Leinöl und den HydroClean können sie mitnehmen. Die Sonne, das Meer und die herrliche Landschaft unterstützt sie beim konstruktiven, positiven und gesunden Denken.

  VON HERZEN EINE GUTE BESSERUNG !

Aus:
Ronda Byrne „Secret" Akana Verlag ISBN 978-3-442-33790-3

„Wenn sie visualisieren dann materialisieren sie, das ist Gesetz der Meta-Physik. Binden sie immer edle, gesunde und gute Gefühle an ihre Gedanken. Denn sie kommen durch das Gesetz der Anziehung zu ihnen zurück. Die Gedanken und besonders die Gefühle sind die Bausteine ihrer Zukunft.

In der „Tagesschau" am 3. Februar 2014 19.30 Uhr wurden im Schweizer Fernsehen einige Zeilen aus dem „Welt-Krebs-Bericht" der WHO vorgelesen:

„Die Ursache von Krebs ist, Überernährung, zu viel Fett, zu viel Zucker und zu wenig Bewegung. Die Weltkarte zeigt ganz deutlich, dass nur die hochzivilisierte Welt davon betroffen ist und in rasender Geschwindigkeit kommen die Schwellenländer dazu."

<u>**In der Ursachenerkennung ist zugleich die Lösung.**</u>

Zur Krebs-Forschung

Im Jahr 2010 feierte die Krebsliga in der Schweiz (es sind hauptsächlich Chemiekonzerne beteiligt) ihr 100-jähriges Bestehen. Laut www.krebsliga.ch erkranken jährlich 35'000 Menschen neu an Krebs. Davon stirbt jeder 4. Mensch an dieser Krankheit. 35'000 Menschen : 4 = 8'750 Menschen : 52 Wochen = 168 Menschen pro Woche Mit anderen Worten, jede Woche würden 168 Menschen tödlich mit dem Flugzeug abstürzen.

Dieses Forschungs-Resultat mit diesen vielen Krebs-Toten pro Woche, mit diesen vielen Forschungsgelder und den vielen Tierversuchen in den letzten Jahrzehnten, ist zu gering (fast beschämend).

Wenn Professoren der Onkologie behaupten: „Krebs ist Schicksal…." Dann ist diese Aussage aus dem Medizin Historischen Museum in Zürich. Diese Aussage ist endgültig verstaubt und veraltet. Sehr geehrte Herren Professoren, jetzt ist es aller höchste Zeit, dass sie Englisch lernen, sich an den modernen PC setzen und die 1'000 und aber 1'000enden von Studien lesen, was viele Universitäts-Wissenschaftler weltweit in den letzten 60 Jahren veröffentlicht haben, nämlich: "Dass die Ernährung, die Verursacherin von Krebs, Diabetes-2, Leukämie, Rheuma, Herzkreislauf-Erkrankungen etc., aber auch die Heilerin ist. Denn lebendige Nahrung enthält viele natürliche antiangiogenetische Substanzen „NATURA-ZEUTIKA", die alle in den Zell-Heilungsprozess eingreifen können, ohne jegliche Nebenwirkungen!" Die Bücher „Das Anti Krebs-Buch" und „Krebszellen haben nicht gerne Himbeeren" von Universitäts-Wissenschaftler sind sehr empfehlenswert!
Solange nicht von dieser Krebsliga akzeptiert wird, dass die strikte Darmreinigung, die Synergien bei Lebensmittel wie die Ellag-Säure in Himbeeren & Früchten, der hemmende „Glivec-Mechanismus" von Kräutern und Gewürzen (Lippenblütler), die Omega-3 Fettsäuren im Leinöl und die wichtigsten Spuren-

elemente in Spirulina platensis alles in gewachsener Form, die besten Antikrebsmittel ohne Nebenwirkung sind. Solange werden viele noch unnötig sterben und die Forschungen laufen ins Leere, weil die GESUNDE ERNÄHRUNG unsere Lebensgesetze erfüllen MÜSSEN, damit wir gesund bleiben, oder wieder gesund werden. Forschungen in diese Richtung wären jetzt wichtig, ohne Wenn und Aber. Meine „erfolgreichen Forschungen" habe ich alle selber mit meinen vielen gratis Behandlungen und gratis Beratungen bezahlt. Es hat sich riesig gelohnt!

An alle Menschen, die gesund werden wollen:
Bitte, bitte, bitte geben sie nicht auf! Wir sind alle so regenerationsfähig, das ist meine Botschaft mit dem 5 Säulen Prinzip in diesem Buch. Damit gebe ich ihnen ein uraltes Heil-Programm in die Hand, das strikt einzuhalten ist, für die Genesung und Regeneration, nämlich: „Mit der Körperreinigung, Körperharmonisierung, Körperregulierung und mit dem Körperaufbau, aber diese müssen sie selber einleiten und sich dabei sehr, sehr anstrengen, sie können nicht ihr HEIL WERDEN anderen überlassen."

> *„Persönlich halte ich es nicht für richtig, einen Arzneistoff zu verschreiben, wenn nicht vorher oder gleichzeitig besonders krasse Ernährungsschäden beseitigt sind, wenn nicht die allergröbsten Verirrungen der Lebensweise in Ordnung gebracht werden."*
> *Prof. Fr. F. Eichholtz, Professor für Pharmakologie*

Laut WHO Bericht von 2014 ist Krebs keine Krankheit, sondern die Folge von Überernährung, zu viel Fett, zu viel Zucker und zu wenig Bewegung. Das erübrigt eigentlich die weitere Krebs-Forschung..................

Ein Wort an die Kinderärzte

Es kann doch nicht sein, dass ein so kompliziertes kleines Wunderwerk von der Natur in 9 Monaten geschaffen, top gesund auf die Welt kommt und dann, nach einigen Monaten, rasselt, rochelt, charchelt dieses süsse Bébé wie eine alte Dampflocki. Nicht genug, sogar dicker Schleim fliesst aus den kleinen Nasenlöchlein und erschwert das Atmen. Und daran sollten die Viren und Bakterien alleine schuld sein an diesem Dilemma? Nein, und nochmals nein, es ist die Fehlernährung! Wie wäre es sonst möglich, dass diese Unpässlichkeiten bis hin zu schweren Disharmonien, die strikte Ernährungs-Umstellung auf natürliche Säuglings- und Kinderernährung, eine Selbstheilung vollbringt? Mein erprobtes 5 Säulen-Prinzip ist eine Hilfeleistung für die Eltern, um gesunde Kinder zu zeugen und zu ernähren. „Das Heilmittel soll eure Nahrung sein, und die Nahrung soll euer Heilmittel sein. Dies lehrte ein Kollege von Ihnen Hippokrates, ein griechischer Arzt 460 - 377 vor Christus. Er war ein ganzheitlicher Mediziner und hat die dazugehörige Leib- und Seelenbeschaffenheit gelehrt. Seine Ansichten sind so alt und doch so wahr und unumstösslich wie das Matterhorn im Wallis. Das Leben bestätigt die Wahrheit! Liebe Kinderärzte, bitte helfen sie mit, durch die ungekochte, rohe und natürliche Kinderernährung CO_2 zu reduzieren. Danke, danke denn unsere Gletscher sind am Schmelzen. Ohne Gletscher gibts irgendwann keine Flüsse und Seen mehr... Bedenken sie liebe Kinderärzte, gesunde Ernährung gibt gesunde Kinder sie sind unsere Zukunft! Somit weniger Food-Industrien, somit weniger Spitäler und auch weniger Chemiefabriken (diese allesamt CO_2 Schleuder sind).

KINDERWUNSCH

Wenn sich ein Paar ein Kind wünscht, und die Frau dann schwanger wird, sind das solch unbeschreibliche, wunderschöne Glücksgefühle die kaum zu übertreffen sind.
Damit diese Glücksgefühle und Freude gepaart mit der Liebe für das werdende Kind andauern, muss es der Mutter gesundheitlich gut gehen. Schwangerschaft ist ein veränderter Lebensumstand, aber dieser sollte möglichst harmonisch erlebt werden.
Durch die vielseitige Erfahrung mit der Körperreinigung, habe ich erlebt, dass Frauen als Folge der Körperreinigung ungeplant schwanger wurden. Aus diesem Grund habe ich die Frauen immer aufgeklärt, dass eine Befruchtung in einem gereinigten Körper erleichtert wird. Sollte im Moment kein Kinderwunsch in der Familienplanung sein, muss dringend auf genügend Verhütung geachtet werden.

> *Wie wäre es sonst möglich, dass „ausgereinigte" Frauen nach langjährigem Kinderwunsch sofort schwanger werden. Unregelmässige, schmerzhafte oder sogar Ausbleiben der Menstruation zeigt eine Verschlackung des Körpers an.*

Die unerforschliche Naturintelligenz, bevorzugt einen sauberen Schoss für das neue Leben. Die Natur baut so eine Barriere auf. Es ist erwiesen, dass heute viele Plazenten der werdenden Mütter nicht unerhebliche Verschlüsse im Mikrokapillaren-Blutversorgungs-System aufweisen.

Allen Eltern rate ich DRINGEND mindestens 3 Monate vor der Zeugung ihres Kindes eine disziplinierte FRÜCHTE-GENERALREINIGUNG nach meinem 5-Säulen-Prinzip durch zu führen. Alkohol, Nikotin, Stress, ungesunde Ernährung etc. führt zu einer geringeren Beweglichkeit der Spermien und auch die weiblichen „Mutterorgane" sind in Mitleidenschaft gezogen und behindern die Empfängnisbereitschaft. Meine Überzeugung ist,

dass dadurch dem kleinen Wesen viel Leid erspart werden könnte, bedenken sie, diese Mikrooperationen haben teilweise schlimme Spätfolgen. Bitte, bitte erleichtern sie dem Kindlein das schwierige geboren werden auf diese raue Welt. Sie geben dem Ungeborenen so, ein riesiges Gesundheits-Konto auf seinen langen Lebensweg mit. Wir alle sind so regenerationsfähig, wenn wir dem Körper nur die „Reparatur-Werkzeuge" und die „Ersatzteile" liefern, die uns die Natur in herrlichster Form zur Verfügung stellt, zum Beispiel mit einer Ernährungs-Hygiene.
Ist das nicht eine gute Nachricht!
Meine langjährige Erfahrung hat gezeigt, dass solche Kinder viel weniger Probleme haben. Sie werden sehr belohnt. Es ist viel zu wenig bekannt, dass die Körper-Verschlackung der Eltern eine Behinderung für eine Befruchtung, aber auch für das gesunde Gedeihen des Kindes ist. Die weit verbreitete Neurodermitis bei Säuglingen (siehe Kinderernährung) ist die Folge von nicht „ausgereinigten" Eltern und ungenügender Zufuhr von Alpha-Linolen Omega-3 Fettsäuren. Die Naturintelligenz hat es vorgesehen nur wo alle Bedingungen erfüllt sind, lässt sie ein gesundes Wesen heranwachsen, ansonsten kommt es zu einer Ablehnung oder Verhinderung einer Schwangerschaft. Was sich Eltern mit den unangenehmen und stresserfüllten Untersuchungen alles über sich ergehen lassen, ist enorm und dann die nicht unproblematischen Hormonbehandlungen. Durch die Pille geschieht nie mehr eine richtige „Ausreinigung" wie es bei einem normalen Menstruationsablauf der Fall ist. Ich glaube, dass die meisten Paare nicht wissen, dass eine strikte Körperreinigung und Gewichtsreduktion wie ein roter Teppich, für die Empfängnis ihres Lieblings ist. Während der Schwangerschaft ist eine gesunde Ernährung oberstes Gebot. Dazu fällt mir eine Autorin und Hebamme Ottilia Grubenmann aus dem Kanton Appenzell ein. Sie hatte keine Hausgeburt durchgeführt, wenn die werdende Mutter jeweils noch Fleisch gegessen hatte. Der saubere Mutterschoss ist für das werdende „Wunderwerk Mensch" wie ein Gruss: Sei uns willkommen du lieber neuer kleiner Erdenbürger.

KINDERERNÄHRUNG ist auch Kindererziehung

Die Mutter sollte keine Anstrengung scheuen ihr Bébé zu stillen! Der Säugling hat die beste Ernährung mit Muttermilch. Sie ist das absolute Unikat für dieses Wesen, zugleich auch noch die beste Medizin. Deshalb sollte jede Mutter solange wie möglich stillen. Es gibt Lebenssituationen wo das Stillen verunmöglicht wird, oder unzureichend ist, wie auch immer -- eine andere Möglichkeit das Bébé gut zu versorgen ist die angereicherte Mandelmilch. Mandelmus, das aus besten handerlesenen, biologischen und süssen Mandeln ohne jegliche Zusätze hergestellt wurde, ist eine sehr gute Alternative. Mandelmus und Spirulina enthalten hochwertiges Eiweiss mit allen notwendigen Aminosäuren. Neben Eiweiss sind besonders Vitamin E, Vitamin B1, B2, B12 etc. hervorzuheben. Auch die vorhandenen Spurenelemente und Mineralstoffe wie Kalium, Kalzium, Magnesium, Fluor, Jod, Eisen, Kupfer, Mangan etc. ergänzen das wohlschmeckende pflanzliche Naturprodukt. Mandelmus ist eine leicht verdauliche Energienahrung. Mandelmus kann ausnahmsweise die Muttermilch ergänzen oder ersetzen, wenn es 1:10 mit abgekochtem Wasser verdünnt wird.
Meine unverbindliche Empfehlung:
Rezept für ein Babyfläschchen ab 2 Monate für ein Bébé von ca. 3.500 – 4.000 kg (Ab dem 1. Monat alle untenstehenden Zutaten halbieren)

- 250 ml Mandelmilch anreichern wie folgt:
- 3 Spirulina platensis zu Pulver zerdrückt
- ½ Teelöffel „Heierle" Milchzucker
- ½ Teelöffel frisch kaltgepresstes Leinöl
- 1 Esslöffel pürierte frische Weizenkeimlinge oder Leinsamenkeimlinge
- 1 Esslöffel Apfelsaft frisch gerieben auf der Glasraffel (nur den Saft)

- Ab dem 3. Monat zum „Zvieri" moccalöffelweise rohe Bio Äpfel, Karotten und Bananen als Breilein eingeben.

Ab dem 3. – 4. Monat ergänzen sie das Fläschchen mit ein wenig zerdrückten Beeren, reifen CH Kiwi, Bananen, Mango, etc. mit den auf der Glasraffel geriebenen Äpfel, Randen, Karotten, drücken sie durch ein Sieb und geben den dicken Saft dem Schoppen bei, oder mit dem Moccalöffel eingeben. Zwischendurch das Bébé an einem Apfelschnitz lutschen lassen. Jeden weiteren Monat Spirulina platensis um ½ Tablette erhöhen. Früchte in der Schale sind keimfrei!

Ab dem 5. – 6. Monat dem Bébé an Stelle eines Schoppens einen auf der Glasraffel geriebenen Früchtebrei langsam eingeben. Das tägliche Leinöl von 2 - 3 Teelöffeln und 2 Teelöffel Mandelmus können noch mit einigen Tropfen Hanföl ergänzt werden. Frisch geschrotete Leinsamen, frische pürierte Weizenkeimlinge, Hafer- oder Braunhirse-Schleim bereichert den gesunden Früchtebrei des nicht mit Muttermilch gestillten Säuglings. Anfänglich keine Gemüsebreis!

Frisch gepresster Weizengras-Saft verdünnt, 1 Esslöffel auf 100 bis 200 ml Wasser, ist ein gigantisches Aufbau- und Heilmittel und muss in der Kinderernährung unbedingt mit einbezogen werden.

Sollte das Bébé viel schreien oder Durst haben geben sie Spirulina-Wasser 1 Tablette auf 100 ml lauwarmes Wasser.

Ab dem 9. Monat geben sie dem Säugling kleine schön garnierte Früchte-Menü-Tellerchen mit weichen, farbigen und reifen Früchten. Auch die Kleinsten essen mit den Äuglein. Die geschrotete Energie-Mischung können Teelöffel-weise auch mit einbezogen werden. Beachten sie bitte die hochwichtigen Öle für die Ernährung. Immer mit Essbesteck angewöhnen, damit die Bébés nicht mit den Händchen essen. So stecken sie viel weniger alles Mögliche und Unmögliche in den Mund. Dies gibt ein Programm: Zum Essen gehört das Essbesteck! Decken sie immer schön den Tisch und gewöhnen sie ihren Liebling zum gut Kauen zum langsamen und bedächtigen Essen.

- Sollten sie liebe Eltern durch mein Buch erkennen, dass sie die Ernährung für sich und ihr Kind umstellen möchten, tun sie es bitte, aber sehr sanft. Entschlakkungskrisen sind normal.

- Geben sie ihrem Liebling auch die nächsten Monate möglichst diese leichtverdauliche Kost. Mit den verschiedenen Keimlingen, süssen Früchten, Gemüsefrüchten, fein geraffeltes Gemüse, Nüssen (immer zuvor ca. 12 Std. einweichen), frisch geschroteter gelber Leinsamen, sonnengetrocknete Bio-Dörrfrüchte etc. damit zaubern sie mit den Leinöl/Hanföl Cremen und Mandelmus Saucen, herrliche Früchte-Menü-Tellerchen für ihr liebes Schätzeli.

Bébé die so reichhaltig und energiereich ernährt werden, bleiben gesund. Es sind fröhliche zufriedene Säuglinge und entwickeln sich prächtig zur Freude der Eltern.
Bitte, bitte, bitte liebe Eltern geben sie nur „Lebendige Mittel" ihren Kindern! So ernährte Säuglinge brauchen keine Gemüsebreis!

- Auf genügend Wärme achten! Händchen und Füsschen müssen auch im Freien sehr warm gehalten werden.
- Bébé die mollig warm haben schlafen viel besser. So oft wie möglich an die frische Luft.
- Alle emotionalen, gesunden Lebewesen mögen sanfte liebevolle Berührungen.
- Besonders Säuglinge und Kleinkinder lieben Massagen, ja sogar Massagen sind Nahrung, die auch die Energie aufbaut. Die wundersame Aromatherapie ist nach ca. 20 Minuten schon im Stoffwechsel nachweisbar. Es gibt viel Literatur über Kindermassagen mit Aromatherapie.

Auf jeden Fall mit einem Kinder-Rosenöl sind sie immer richtig. Besonders wenn es den Bébés oder Kindern nicht gut geht, bitte, bitte liebe Mutter und lieber Vater machen sie sanfte Körpermassagen. Zünden sie eine Kerze an, immer auf einer warmen und weichgepolsterten Unterlage diese zärtlichen und liebevollen Massagen ihrem Liebling angedeihen lassen, auch sanfte klassische Kinder-Musik ist unterstützend.

Wenn wir einmal diese gute Beziehung aufgebaut haben, sind auch die grösseren Kinder daran gewöhnt, dass bei Unpässlichkeiten aller Art, sie von Mutter oder Vater
„BE H A N D E LT"
werden. Diese „Massagen" können Wunder wirken! Beachten sie bitte, dass nur massiert werden darf, wenn sie in liebevoller Stimmung sind. Versäumen sie liebe Eltern diese Form von „Ernährung" nicht. Diese feinstofflichen Kommunikationen mit seinem kleinen und später grösseren Liebling erfreuen, erheitern und beglücken, die sehr anspruchsvolle aber wunderschöne Kindererziehung. Oft wird zu viel diskutiert und zerredet. Sobald die Kinder lesen können schreiben sie liebe Eltern, frisch vom Herzen einen „Liebesbrief" an ihr Kind auf schönes Schreibpapier (nicht eine e-Mail). Erwarten sie dann keine Antwort, sprechen SIE nicht darüber, schreiben sie einfach wieder Mal einen. Kürzlich habe ich so einen 32 jährigen Brief von meinem Sohn an mich gefunden, mir kamen die Tränen. Heute würde ich noch **viel** mehr Liebesbriefe an meine Kinder schreiben. Ich habe Mütter beraten deren Kinder heute schon 20 Jahre alt sind. Sie haben meinen Rat befolgt und die Kinder vegetarisch, mit viel Früchten, Gemüse, Keimlinge, Nüsse, Dörrfrüchte, Mandelmus, Leinöl (Omega-3 Alpha-Linolensäure) Honig, Spirulina platensis, etc. ernährt.

Genau diese „Früchtchen" geben mir riesigen Ansporn, die Eltern zu motivieren ihren Kindern eine vegetarische, vor allem Früchte- und Gemüseernährung angedeihen zu lassen. Sie als Eltern werden sehr belohnt, mit lernfreudigen, fröhlichen und gesunden Kindern. Dies bestätigen ebenso die vielen Beweise der alten und neuzeitlichen Literatur. Erwachsenwerden wird dadurch erleichtert, dass die praktizierte vegetarische Ernährung während der Kinderzeit schon, die Eigenständigkeit herausfordert und die Persönlichkeit formt.

Ergänzend sei gesagt, dass wenn diese Kinder schon als Säugling und Kleinkind keinen weissen Zucker bekommen, ist ihnen später alles zu süss: Schokolade, Eiscremen, Kuchen, Guetzli Cola-Getränke, es schmeckt nicht. Aus diesem Grund ist nie ein Verzicht dabei. Das gleiche gilt für uns Erwachsene, all die gekauften Genuss- und Nahrungsmittel sind viel zu süss oder zu salzig. Die Gaumen-Freuden sind verändert hin zum Genuss mit Qualität und nicht Quantität. Für diese gesund ernährten Kinder ist es nie ein Verzichten, sondern es schmeckt einfach nicht.

Es ist ein sehr wertvoller Beitrag um den CO_2 Ausstoss zu reduzieren. Kinder sind sehr, sehr motiviert und stolz, wenn man ihnen realistisch erklärt: „Mit diesem Früchte-Menü-Teller hast du wieder dazu beigetragen, dass der Grindelwald-Gletscher nicht so schnell schmilzt. Wenn alle Gletscher geschmolzen sind, dann trocknet sogar der Zürichsee aus." Das ist die Wahrheit und das leuchtet sogar den kleinen Kindern ein.
Kinder wollen nicht, dass so viele Tiere und besonders die Menschenaffen sterben müssen, weil die Regenwälder abgeholzt werden. Das wegen dem Palmöl, das für die Berge von Schokolade, Glaces und Fast-Food benötigt wird.

Bitte schön, wann sollen wir es den Kindern lernen den CO_2 Ausstoss zu reduzieren? Doch mit unserem Vorbild, angefangen mit der täglichen Ernährung und zwar von klein auf.

Klicken Sie auf youtube: „Kinderwunsch, Kinderernährung ist Kindererziehung"

„Lillie's Birchermüesli"

6 süsse Äpfel fein reiben mit der Bircherraffel

1 Bio-Zitrone Schale abreiben und entsaften

   (Bio-Zitroen tiefkühlen und tiefgekühlt reiben)

2– 3 Esslöffel Mandelmus

4 -5 Esslöffel frischgepresstes Leinöl v.der Ölmühle

1 ½ Teelöffel Hanföl frischgepresst von der Ölmühle

1 Tasse Wasser oder Orangensaft

Fein geschnitten dazu geben was in der Küche vorrätig ist:

1 Orange

2 Bananen

1 Kiwi

1 Scheibe Ananas

Garten-und Wildfrüchte, Mango, Trauben, Beeren (auch tiefgekühlt), alle Trockenfrüchte, alle Nussarten gehackt oder gemahlen

geschrotet mit einer Kaffeemühle (siehe DVD)

1 Esslöffel   Sonnenblumenkerne

1 do.   Kürbiskerne

1 do.   Sesamsamen

1 do.   Leinsamen

3 Esslöffel   Haferflocken   event. ungeschrotet

2 do.   Dinkelflocken   „   „

etc. nach Belieben weitere Zutaten beifügen.

Wenn nötig mit etwas Honig süssen. Der Schöpflöffel darf nicht stecken bleiben im Birchermüesli er muss umfallen. Wenn nötig noch frischgepressten Orangen-oder Zitronensaft dazugeben.

Kann in Schraubendeckel-Gläser gefüllt, noch 2-3 Tage im Kühlschrank aufbewahrt werden. Auch als Reiseproviant oder als Zwischenmahlzeit optimal.

Über Jahre war das für meine Kinder bis ins jugendliche Alter das übliche Nachtessen(Abendbrot). Sie brauchten keinen Kinderarzt und hatten auch keine Karies.

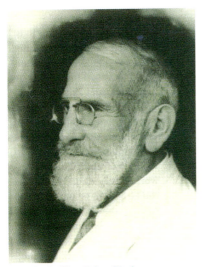

Dr. Maximilian Oskar Bircher-Benner (1867-1943) – engagierter Arzt, Klinikgründer, Ernährungsreformer, Pionier der vollwertkost und Erfinder des Birchermüesli.

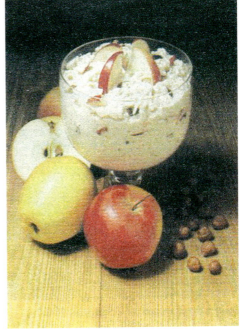

Das Buch: „Kleine Schornsteinfeger"

von Benito Mazzi

Er ist auch Autor des erfolgreichen „FAM,FUM,FRECC" erschienen bei Priuli & Verlucca Verlag in der deutschen Übersetzung „Hunger, Russ, und Kälte". Hier verdichtete der Autor seine Untersuchungen und wies auf die unmenschlichen Erfahrungen hin - die fern von der Heimat diese kleinen „Rüsca" (Schornsteinfeger) machen mussten. Die Not, die Qualen, die Schikanen jeder Art erzählen eine der schmerzlichsten Geschichten der Ausbeutung von kleinen Kindern. Diese Dramen die schon die 6-jährigen bis 12-jährigen kleinen Knaben vom 14. Jahrhundert bis ins 20. Jahrhundert (1975 wurde der letzte „Rüsca" in Oberitalien rekrutiert) machen mussten, lässt uns noch heute tief beeindruckt aufhorchen.

Diesen kleinen Helden möchte ich mit diesem Hinweis auf das Buch „Kleine Schornsteinfeger" eine Stimme geben, dass sie nicht vergessen sind. Die Geschichte zeigt auf, dass aus diesen oft ungebildeten Kindern (Schornsteinfeger), sehr tüchtige und fleissige Geschäftsleute in ganz Europa wurden.

Kinderarbeit in Massen war früher ganz selbstverständlich. Die Kinder halfen mit wo sie gebraucht wurden. Dazu gehöre auch ich. Mit 10 Jahren habe ich täglich mit einem uralten Fahrrad bei Wind, Regen, Kälte, Schnee, Hitze, über Mittag in der Umgebung 43 dicke Zeitungen aus Zürich der „Tages-Anzeiger" vertragen. Ende des Monats holte ich auf der Bezirks-Agentur den „Lohn" ab. Mit Stolz übergab ich den ganzen Geldbetrag meinem Muetti. Die dabei empfundene Freude und Liebe, für den Familien-Unterhalt etwas beizusteuern zu können - bleibt mir im Herzen unvergesslich...................."Keines zu klein - Helfer zu sein" von Johanna Spyri

Lernen Sie Ihren Kindern die Dankbarkeit für das viele Gute, Schöne, Bequeme das ihnen heute von ihnen geboten wird.

EIN WORT AN DAS PFLEGEPERSONAL

Überall hat der technische Fortschritt Einzug gehalten, besonders in der Apparatemedizin. Intensiv-Stationen sehen aus wie Raumfahrt-Stationen... Was aber die Defäkation in Spitälern, Kliniken, Altersheime betrifft sind die Handhabungen noch wie im dunklen Mittelalter - **Topf - Topf mit Stuhl -** und von den Geruchsemissionen ganz zu schweigen. Die täglichen Dienstleistungen auf diesem Gebiet haben das zumutbare schon längst überstiegen und schon gigantische Kosten verursacht.

Die Erfindung vom HydroClean ist aus dem Erfahrungsbereich Gesundheitswochen, Krankenpflege und Sterbebegleitung entstanden. Während der langen Pflegetätigkeit hat das Defäkations-Problem immer mehr, ja sogar massiv zugenommen, Tendenz steigend! Jetzt ist eine neuzeitliche INNOVATION gefragt:

Die Wellness-Oase für den Darm,

die dem 21.Jahrhundert entspricht und die auch der heutigen Ästhetik, Ethik und der modernen Pflege gerecht wird. Meine Tochter und ich haben keine Mittel gescheut und haben den HydroClean entwickelt, denn nicht nur der Patient, sondern der Grossteil unserer Mitmenschen haben eine gigantische Darmverstopfung. Unser Pflegeklient sitzt bequem auf der Toilette und wird bei der Intim- und Darmpflege mit einbezogen:

- Arbeitserleichterung im Pflegealltag bei der Hygiene im Intimbereich und Enddarmreinigung.
- Der sprudelnde Wasserstrahl entspannt die Muskulatur im Dammbereich
- Defäkation, Anal- und Intimpflege wird vom PK angenehm empfunden
- Keine unangenehmen Geruchsemissionen mehr

- Verminderung der Verletzung ästhetischer Gefühle der Pflegeklienten (Patienten)
- Schmerzfreie Stuhlentleerung bei Hämorrhoiden bei Fissuren, Analekzeme. etc.
- Durch die tägliche Darmentleerung sind Abführmittel jeglicher Art überflüssig.
- Keine kostenträchtige und arbeitsintensive Durchfälle mehr (Durchfälle sind immer beschämend für den Pflegeklienten).
- Blasenentzündungen minimieren/eliminieren durch optimale Hygiene.
- Keine rezitierenden und pflegeintensiven Blaseninfekte mehr.
- Anal eingeführte Medikamente haben eine schnellere Wirksamkeit.
- Viele arbeitsintensive WC-Begleitungen mit „Fehlalarm" werden eliminiert.
- Der PK wird aktiv in die Enddarmreinigung einbezogen dies stärkt das Selbstbewusstsein.
- Durch eine optimale Darmentleerung wird auch das Wohlbefinden des PK gesteigert.
- Durch die tägliche Enddarm-Reinigung werden Gase gezielt ausgeleitet.

Es ist oft nicht zu verstehen wie gut- und hochausgebildete Pflegefach-Personen so wenig Wissen haben, über unsere zwei wichtigsten Lebensvorgänge:

> 1. *Lebendige Nahrung und das Auswerten von den Nährstoffen, die zum Aufbau der Zellen benötigt werden.*
> 2. *Das Entsorgen der entstandenen Abbauprodukte, damit diese Schlackenstoffe nicht im Gewebe angesammelt werden.*

Es ist unverständlich wie dieses Pflegepersonal, sich oft sträubt, wenn das Thema Darmreinigung mit Wasser-Intervention zur Sprache kommt. Eine NEAT-Baustelle können sie auch nicht mehr mit Schubkarren und Schaufel, bewerkstelligen. Da müssen schon andere Geräte aufkreuzen. Was sie meistens antreffen das sind wahrlich NEAT-Baustellen. Mit den kleinen PC, Paragol, Feigen- und Duphalacsirup, Laxoberon, etc. können sie zu wenig ausrichten. Diese immensen, angesammelten uralten Kotrückstände und Schlackenstoffe verursachen eine Autointoxikation und müssen sofort und dringend entfernt werden, sonst werden die Probleme noch grösser. Der Körper vergiftet sich selbst. Dies kann einzelne Systeme, Organe oder den ganzen Körper und vor allem die Hirntätigkeiten stören. Es ist immer die Fehlernährung die an der Verschlackung / Verstopfung und somit an der Beeinträchtigung der Gesundheit schuld ist! Das muss überall zu einem elementaren Wissen werden. Wenn wir den kranken Menschen zum Heilwerden verhelfen, dann ist die Erziehung zur gesunden Ernährung und zur Körperreinigung absolut zwingend.

Tipp für die Betagten-Pflege zu Hause und im Altersheim: Meine Schwester Susi pflegte 3 Jahre lang, unter der Woche, den über 90 jährigen Nachbarn Dölf. Er hatte nie in eine Krankenkasse einbezahlt, aber er war all die Jahre auch nie krank. Die obligatorische Krankenkasse wurde erst später eingeführt. Am Wochenende pflegten seine Töchter den alten Vater mit der bürgerlichen Kost. Am Montag hatte Susi immer die feine bürgerliche Kost im Bett und besonders in den Hosen. Vor allem kiloweise Himbeeren und die geraffelten Äpfel aus dem Garten, Bananen, Leinsamenschrot, Leinölcreme, Spirulina, Haferflocken- und Gemüsesuppe, wurde Dölf von Susi immer innert 2 Tagen, von der unangenehmen Inkontinenz kuriert. Es war unbegreiflich, dass die Angehörigen die gesunde Ernährung am Wochenende nicht einhielten und die Betreuung des Vaters dadurch sehr erschwerten.

Es war für mich immer so frappant zu erleben, wie mit einer fleischlosen Ernährung, aber viel frischer Kost, Leinöl, Spirulina und einer optimalen Darmpflege, die Betagten-Pflege um Lichtjahre erleichtert wurde.

Wo soll der Patient das Lernen wenn nicht bei ihnen? Doch wohl bei ihnen dem über viele Jahre top geschulten Pflegepersonal? Oder müssten da noch Änderungen in der Ausbildung vorgenommen werden? Könnten sie erleben, wie die Pflegeklientel ihnen es dankt, wenn sie ihm eine optimale Darmpflege angedeihen lassen, dann würden sie sich nicht mehr sträuben, beim Anwenden von SPA Darmreinigungen, sana per aqua. Die Erfahrung hat gezeigt, welche Erleichterung ein kranker Körper erfährt, wenn eine Darmreinigung zugleich mit meiner Ernährungs-Hygiene dem 5 Säulen-Prinzip LANGE GENUG durchgeführt wird! Jedem Kranken müsste im Spital der Darm ausgereinigt werden, damit seine Genesung zu Hause fortgesetzt werden kann. Im Krankenhaus müsste die strikte Ernährungs-Hygiene angewöhnt werden und mit Disziplin die verschiedensten Süchte entwöhnt werden...

Von der Arbeitserleichterung und der Kostensenkung her, könnten Milliarden eingespart werden. Auch wäre eine Anschaffung der HydroClean-Sitzdusche und einer WC-Sitzerhöhung für alle Pflege-Institutionen ultimativ.

Wirklich alle Menschen sind bewunderungswürdig und verdienen grösste Achtung die mit Liebe und Fürsorge diesen anspruchsvollen Beruf gewählt haben. An dieser Stelle möchte ich mich tief verneigen und im Namen aller, die sie je gepflegt und betreut haben, ganz herzlich bedanken! – Gott behüte und segne sie weiterhin in dieser wichtigen Arbeit!

Deshalb haben meine Tochter und ich die Mühe nicht gescheut und ein Zeichen in der gesamten Pflege statuiert, der Topf und der Topfstuhl haben im 21.Jahrhundert eine Konkurrenz bekommen, nämlich unsere HYDRO CLEAN Sitz-Duschen. Wellness für den Darm!

www.colonsolutions.ch

EIN WORT AN DIE APOTHEKER

Wenn ich einmal in eine Apotheke komme, so treffe ich immer auf Kundschaft die entweder, Medikamente gegen Erkältung, gegen Allergien, gegen Rheuma oder ein Abführmittel wollen.
Genau all diese Kunden sind jetzt früh genug an eine kompetente Anlaufstelle gelangt, mit sehr guter Ausbildung. Diese müssten wissen, dass eine Körperreinigung das richtige Heilmittel (SANA PER AQUA) wäre. Auf sie würde man hören, wenn sie dem Kunden erklären, dass das Einlaufgerät jetzt das Richtige wäre. Dieser Kunde, der vor ihnen steht, ist ein gigantisches Wunderwerk er verdient grösste Hochachtung, sein grossartiges Chemie-Werk (alle in Basel zusammen sind ein Kinderspielplatz) ist aus Verschlackungs-Gründen ausgefallen. Sie als Apotheker haben Chemie gelernt und wissen, dass wenn zu viele Stoffe zusammen kommen die nicht zusammen gehören, es problematisch wird. Es hat einen Grund, dass die Einlaufgeräte in der Apotheke erhältlich sind und nicht im Supermarkt. Ihnen mache ich den Vorwurf, dass sie zu leichtfertig giftige Substanzen den unerfahrenen Kunden abgeben. Diese Substanzen sind keine Heilmittel, sondern bekämpfen das Symptom (griechisch warnend, anzeigend, vom Krankheits-Merkmal). Genau diese Merkmale sind „Warnlampen": Schmerzen, Unwohlsein, Allergie, Schnupfen, Husten, Rheuma, Inkontinenz, Verstopfung etc. Es sind immer die falschen, die fehlenden und die zu vielen Substanzen, die im Körper die gigantische "Chemiefabrik" zum Erliegen bringen. Bitte wie, kann ein Körper sich anzeigen, den Menschen warnen (Symptom) als durch Schmerzen. Der Schmerz ist ein Freund! Dieser „Freund" zwingt das Wunderwerk Mensch zum Handeln! Jetzt gerade, jetzt müssen diese störenden Substanzen (Schlacken, Abbaustoffe) aus dem System gebracht werden, mit einem SPA für den Darm, sana per aqua (Einlaufgerät). Wenn beim Computer die Systeme chaotisch reagieren, sagt immer mein PC-Techniker:" Fahren sie den Computer hinunter, alles

abstellen – warten – und wieder neu starten." Dasselbe mache ich mit grossem Erfolg bei meinen Herrschaften. - HERUNTERFAHREN - (manchmal 30 – 40 kg). Dann wieder neu – STARTEN. Nur sie verkaufen das sichere Antischmerzmittel nämlich das EINLAUFGERÄT. Der SPA für den Darm (sana per aqua). Sie sind an vorderster Front, die Kunden über die warnenden Symptome aufzuklären! Wer soll das denn tun, wenn nicht sie, als Apotheker? Sie sollten die Menschen aufklären, dass der Mensch ein grandioses Chemie-Werk ist. Nur sie haben Chemie und Arzneimittel-Herstellung studiert, nicht der Arzt. Es ist unverständlich, dass Ärzte Medikamente (Chemie) verkaufen dürfen ohne Chemie-Studium. Der Arzt sollte eigentlich „be HAND eln" und dem Apotheker den Chemie-Verkauf überlassen. So könnten die Verordnungen nochmals vom Dipl. Chemie-Fachmann abgecheckt werden. Oft sind zu viel chemische Substanzen im Körper, die andere Chemievorgänge überlagern, bis dann das „Lager" des Kunden (schmerzhafte Ablagerungen) und auch noch seine Schubladen so voll mit Chemie sind, dass der Kunde im Notfall genügend Chemie hat und selber herum „Dökterlet". In naher Zukunft wird die Gesundheits-Vorsorge „EIGENVERANTWORTUNG" heissen. Spätestens dann wenn die Finanz- und Sozialsysteme zusammenbrechen, werden die Ernährung und auch die Darmreinigung (Wellness für den Darm) einen grossen Stellenwert bekommen. Diese Eigenverantwortung könnten sie als Apotheker gezielt jeden einzelnen Kunden, mit ihrem grossartigen Wissen der Arzneimittel-Herstellung extrem unterstützen. Die Freude einen Beitrag zu leisten an der Gesunderhaltung des Kunden, hilft ihnen, ihre wichtigen Aufgaben mit Genugtuung zu meistern.

VORBEUGEN IST BESSER ALS HEILEN

Gesundheit findet am Esstisch statt und nicht im Spital, beim Apotheker oder im Behandlungszimmer des Arztes!

EIN WORT AN DIE TIERÄRZTE

Wenn ein Haustier krank wird, so leidet die ganze Familie. Dazu eine Geschichte:

„Ich besuchte im Burgenland ÖSTERREICH einen Kurs. Ganz gemütlich habe ich die Überland-Strassen gewählt und bin in der Steiermark für ein paar Tage hängen geblieben. Auf einer Anhöhe mit schöner Aussicht grüsste ein schmuckes Haus mit Schild: „Zimmer/Frühstück". Der ganze Sonnenhang war voll mit Apfelbäumen und deren reifen Früchten. Die freundliche Frau zeigte mir das schöne Zimmer und lud mich zum Nachmittags-Kaffee ein. Ich sah sofort ihre schmerzenden Gicht-Hände und der ungleichmässige Gang. Als ich sie aufklärte über ihr gesundheitliches Desaster, dass ihre Ernährung das Problem sei, nicht ihr Körper, war sie mit mir sofort einverstanden… weil ihre Schweine und Ferkel die gesündesten Tiere sind, weit und breit. Sie zeigte mir den grossen sauberen Schweinestall mit grossem Auslauf und die vollen Harassen mit Äpfeln. Das ist das Schweinefutter und zeigt auf diese duftenden Harassen. Ich brauche seit Jahren nie einen Tierarzt! Es hat mir wieder einmal gezeigt, dass Tiere uns soooo ähnlich sind. Bei dieser leidenden Frau, von Verstopfung noch arg geplagt, habe ich Badezimmer-Therapien angewendet und auch ihrem leidenden Mann habe ich geraten, die Äpfel so roh zu essen und nicht in Form von Äpfel gesättigten Schweinen. In kürzester Zeit hat sich die Frau erholt mit meiner erfolgreichen Apfel-Kur. Ebenso wurde der sehr hohe Blutdruck von ihrem Mann reguliert.

Seit 1979 habe ich reinrassige Langhaar-Zwerg-Dackel. Einer davon wurde Vegetarier, ich würde sagen eher Fruchtarier: Geraffelte Äpfel, Früchte, Keimlinge, Hirseflocken, Leinsamen-Energie-Mischung, Leinöl/Hanföl Quarkmischung. Dieser Hund war 11 Jahre immer wohl auf, bis er verunglückte. Nur ein einziges Mal ist Gero erkrankt, als wir im Bio-Hotel Alpenrose waren. Dort hatte er sich in die Waschfrau verliebt, die ihn mit

Wurst fütterte. Die Folge war eine schmerzende Ohrenentzündung....heul.....heul......heul!

Unser 15-jähriger rassenreiner Zwerg-Dackel „Hoss" mit Auszeichnungen und Schweizer „champion de beauté", 5.500 kg, hat seit 14 Jahren dasselbe Gewicht und ist noch bei sehr guter Gesundheit. Sein kleiner junger Kaninchen-Dackel und Grossneffe ist sein bestes Kindermädchen, da er nicht mehr gerne alleine ist. Dieser kleine 3.800 kg schwere allerliebste Dackel hat ein „vererbtes Augenproblem". Sobald er nur ein bisschen Bio- Hundefutter in „Chugeliform" aus dem Beutel isst, was er unheimlich liebt, oder in einem Laden ein Mümpfeli, oder ein kleines „Schnifeli„ Wurst oder gebratenes und gesalzenes Fleisch bekommt... schon ist das Problem da. Kratzen mit den Pfoten in den Augen...Schlitzaugen... Tränen.... geschwollenes Köpflein .... nicht mehr fressen.... Drama... Drama!

Nach ca. 10 Tagen mit Vitamin A Creme und Lillie`s Spezial Hunde-Nahrung klingt es jeweils ab und dem Hündli geht es wieder Bestens! Seine mit „Chugeli" gefütterten „Verwandten" hatten in seinem Alter schon schwere Augenkrankheiten mit operativen Eingriffen. Unser „Duke" hat wieder einmal deutlich bewiesen, dass nicht der Genefaktor entscheidend ist, sondern die Ernährung. Auch unser lieber „Hoss" hat so seine Probleme mit Enddarmhernie. Nur einmal eine andere Nahrung schon stehe ich 10 Minuten im Regen und warte auf sein grosses „Geschäft". Mit meiner Nahrung ist es ein Kinderspiel, die gelb/grünen Leinsamen/Karotten-Würste heraus zu drücken. Viele Beschwerden werden als vererbt entschuldigt. Dem ist nicht so...... Duke...... Hoss...... Ino.... Gero..... Ulla.... alle haben bewiesen, dass die Ernährung der Plus-Faktor ist.

Ich bin überzeugt, dass wir unendlich viel Leid unseren Lieblingen, aber auch uns ersparen könnten, wenn wir diese bequeme Art von Trockenindustrie-Fütterung aufhören würden.

Liebe Tierärzte erklären sie doch den Tierhaltern, dass die Tiere gleich „gestrickt" sind wie wir.

Wir geben doch den Kindern auch nicht nur Trockenfutter. Viele Krankheiten der Haustiere sind mit unseren humanen Krankheiten identisch. Denn auch die Tiere brauchen für den Zellaufbau Omega-3-Fettsäuren und nicht die desolaten SCHLACHTFETT- ABFÄLLE in der Trockennahrung.

Vieles was ich in diesem Buch geschrieben habe, das unsere Gesundheit fördert, fördert auch die Gesundheit der Tiere.

Die „LILLIE'S SPEZIAL TIERNAHRUNG" FÜR UNSERE HÜNDCHEN SIEHT SO AUS:

- Karotten und anderes Gemüse kochen dann gut mixen und heiss in Gläser abfüllen.
- Rohe Karotten zusätzlich raffeln, 1/8 Knoblauch zerdrücken.
- Äpfel geraffelt oder Stücke, Avocados Stücke, einige Bananenrädli.
- Einen grossen Anteil Keimlinge und Sprossen vor dem Essen mixen und mit dem Karotten-Gemüsebrei mischen (Keimlinge ziehen, wie ich es bei Artikel „Keimlinge" erklärt habe).
- Hirseflocken, weil sie basisch sind .
- (ALMO NaturSA IT-Genova) ¼ vom kl. Dösli ca. 20 Gr. Es gibt verschiedene Fleisch und Fischsorten. Die empfohlene Fleisch/FischDosierung ist immer zu hoch.
- Viel Leinsamen ganz, gekeimt oder geschrotet darunter mischen.
- Quark, Leinöl, Hanföl, zu einer Creme anrühren und wie ein Kranz den Brei schmücken.
- 5 Spirulina platensis als Mümpfeli über den ganzen Tag verteilt geben.
- Unser „Duki" liebt Abwechslung!

Raten sie doch ihrer Klientel für ihre Haustiere, lieber verehrter Tierarzt, viel mehr zu einer humaneren Ernährung, als zu diesem Industrie-Futter. Sie können wundersames erleben bei: Rheuma, Entzündungen aller Art, Verdauungsproblemen, Fellproblemen, Gelenkproblemen, Allergien, lahmenden Beinen, etc., und noch vieles mehr bekommen sie als Tierarzt rasch und langfristig in den Griff. Besonders nach schweren Operationen, empfiehlt sich diese Aufbaunahrung, die ich ansatzweise oben beschrieben habe. Ich finde es schade, wenn so teure und aufwendige OPs gemacht werden und die eigentliche Ursache, nämlich die INDUSTRIE-FUTTER NAHRUNG nicht beachtet wird. Man gibt nachher einfach wieder bedenkenlos diese problematische Nahrung .... Die ganzen Lachs-Fisch-Zugaben im Hundefutter sind nicht mehr akzeptabel. Sind doch diese Fischzuchten schwer umstritten. (Siehe Artikel „Leinöl) Wenn wir schon ein HAUS-Tier haben, dann sollte es auch behandelt werden, wie ein HAUS-Bewohner. Auch wenn die Ernährung für diese Lieblinge mehr Zeit beansprucht, so werden wir doch sehr mit ihrem Wohlbefinden, angenehmen Mundgeruch, ihrer guten Laune und ihrer Anhänglichkeit belohnt.

Sie als Tierarzt sind ein wichtiger Fürsprecher für die Haustiere, damit es ihnen bei uns Menschen gut geht und da ist die lebendige Nahrung ein wesentlicher Teil!

Auch ihnen möchte ich im Namen vieler Menschen und Tiere danken, wie sie so oft auch in der Freizeit mit grosser Freude und Hingabe ihren Dienst an unseren Lieblingen erledigen, die uns ans Herz gewachsen sind. Danke! Danke! Danke! Von ganzem Herzen wünsche ich ihnen viel Gesundheit und Wohlergehen, um diese wichtige Arbeit an unseren Tieren mit Erfolg zu meistern.

Ein Wort an die Gesundheits-Direktoren und die Krankenkassen-und IV-Verantwortlichen

Wenn ich so überlege... ist es denn nur mir aufgefallen, dass, je grösser die Supermärkte wurden, umso grösser wurden:

- die Krankenpaläste
- die Versicherungspaläste
- die Bankenpaläste
- die Chemiekonzerne und
- die Krankenkassenprämien

Mit ungefähr 5 Millionen Einwohnern sei die Schweiz bevölkert, so lernten wir es in der Schule.

Wo ich wohnte gab es für unsere Umgebung 3 Ärzte, eine Apotheke, viele hochqualifizierte Hebammen und überall tüchtige Gemeinde-Krankenschwestern. Das Bezirksspital Muri war klein und von vielen lieben katholischen Krankenschwestern betreut. Das Kantonspital Aarau stand in einem Park und in mehreren Häusern verteilt. Die Krankenkasse kostete pro Person ca. Fr.3.- bis 5.-. Die Medikamente musste man vorerst selber barzahlen und erst viel später hat die Krankenkassen-Agentur diese zurückerstattet. Wer wenig Geld hatte dem verschrieb der Arzt, Zwiebel- und Kohlwickel oder Handbäder (so wie mir als 8-Jährige mit meinen Gicht-Händen) und die Reicheren holten beim Apotheker die Pülverchen und Tabletten.

Uns wird gesagt, dass die Schweiz heute ungefähr 7,5 Mio. Einwohner habe.

Das heisst 2,5 Millionen mehr als vor ca. 60 Jahren.

Wo früher Spitäler standen stehen heute riesige Krankenpaläste und dann kommt noch das „Eingeweide" dazu, Operations- und

Intensivstationen sehen eher aus, wie eine Raumschiff-Station im All. Die Berge von Medikamente und Chemikalien die Ärzte und die Spezialisten verteilen, diese Beträge sind ebenfalls ins unendliche gestiegen. Die ganzen Kosten haben abgehoben und sind astronomisch geworden. Wenn ich an die Forschung denke, sie ist leider Lichtjahre von der Ernährung entfernt -schade- und die verschlungenen Geldbeträge nur in der kleinen Schweiz, sind jenseits vom fassbaren gelandet. Diese Kosten für 2,5 Millionen mehr Menschen …. Der Nutzen, dann müssten doch jetzt alle gesund sein?... Diese Frage stellt sich bei meinem Rückblick, der letzten 60 Jahre. Wenn ich an meine grossen und „billigen" Erfolge in den letzten 25 Jahren denke, dann bekomme ich fast Augenwasser. Der monatliche Familien-Krankenkassen-Beitrag ist so hoch, wie die GESUNDE ERNÄHRUNG, die eine Familie im Monat benötigen würde. Sie haben Einwände, doch, doch, denn wir brauchen gar nicht Mengen von gesunder Nahrung um den Zellbedarf zu decken.

Als die Aschewolke aus Island uns beunruhigte, beruhigten uns die verantwortungsvollen Verkehrsminister mit der Schliessung aller Flughäfen in Europa. Diese dunkle Wolke hat noch andere Menschen in Bedrängnis gebracht. So zeigte uns das ARD Fernsehen, wie in einem Spital ein übergewichtiger Arzt (ca. 40 kg) einem massiv übergewichtigen (ca. 60 kg), strammen, jungen Mann sagen musste, dass „sein" Herz, das man hätte ein transplantieren müssen, nicht angekommen ist.

Jetzt müssten alle verantwortungsvollen Gesundheitsminister von Deutschland auch reagieren und diesen Flughafen (Spital) schliessen. Das ist aber eine arge Aschewolke, jetzt hat der „Pilot" seine Sicht bei diesem übergewichtigen Patient total verloren. Bei diesem Menschen von 140 Kg Körpergewicht sind schon lange auch andere Systeme ausgefallen (Siehe Artikel Übersäuerung), die man hätte dringend schon früher sanieren und revidieren müssen. Zudem ist hier bei 140 kg Körpergewicht jedes menschliche Herz zu klein!

Die astronomischen 63 Milliarden Schweizer Franken im Jahr fürs Krankenwesen und 16 Milliarden Schulden im Invalidenwesen, zeigen doch klar auf, dass auch in der Schweiz eine Aschewolke den „Kapitänen," den „Copiloten," und den „Fluglotsen" im Tower die Fensterscheiben matt wurden, jegliche Sicht und Weitsicht fehlen und sie deshalb nicht mehr auf dem Boden der Wirklichkeit landen können. Also aus Sicherheitsgründen die grossen Flughäfen schliessen…und auf den Heli (Eigenverantwortung und Körperreinigung), die Bahn (den vernünftigen Arzt), den Bus (Heilpraktiker), auf das eigene Auto (Pflegefachfrau/Therapeuten) oder auf das Velo (Kosmetikerin) um- oder aufsteigen.

Als Kosmetikerin/Krankenpflegerin/Heilpraktikerin hätte ich schon lange diesem jungen, strammen, hübschen Herrn eine mehrmonatige strikte Apfel-Generalreinigung „Kaminfeger" verschrieben… schade, aber jetzt ist es zu spät… und da kommen mir wirklich die Tränen.

Es ist beeindruckend wie die Verkehrsminister sich um das Wohl und die Sicherheit der Passagiere einsetzten. Ohne Wenn und Aber, kompromisslos, bei wolkenlosem Himmel den unsicheren Flugverkehr einfach lahmlegten. Die Gesundheitsminister sind jetzt auch gefordert, denen das Wohl der Bürger ebenso am Herzen liegen sollte, dass sie demnächst auch zur Sicherstellung der Volksgesundheit, die grosse Anzahl an ungesunden Food,- Zucker,- Wurst,- Chemie,- und Fettindustrien, Schweinemästereien, Hühnereier-Batterien, Pommes/Hamburger-Buden, Güggeli-Grills, Zigaretten-Fabriken etc. ohne Wenn und Aber, kompromisslos, ohne Diskussionen diese auch einfach schliessen müssten.

Denn heute sterben laut Krebsliga in der Schweiz 8750 Menschen pro Jahr an Krebs, mit anderen Worten, jede Woche würden 168 Menschen tödlich mit dem Flugzeug abstürzen. Jetzt kommen noch die anderen 10'000 Toten die an Fehlernährung vorzeitig und qualvoll sterben. Das ist nochmals ein Flugzeugabsturz von 192 Personen pro Woche! Nicht zu vergessen sind unsere lieben Tiere, die bei den vielen Tierversuchen qualvoll umgekommen sind.

Zur Invaliden-Versicherung habe ich auch noch ein Müsterchen von einer MS-Klientin. Zu ihrer Lähmung litt sie unter einem massiven Übergewicht und einer extremer Verstopfung. Nach einer Beratung hat sie mir zugesagt, dass sie mithelfen wolle wieder schön und gesund zu werden. Als sie mir die unterste Küchenschublade zeigte, voll von Milka Schokolade zu 500 Gramm, hat es mir fast der Atem abgestellt. Von Ihrem Schokoladen-Konsum muss der gesündeste Mensch krank werden. Was ich erlebt habe an Verstopfung (noch in ärztlicher Behandlung), spottet jeder Beschreibung. ......Das ist in der Schweiz nicht besser, machen sie einmal Freiwilligendienst in einem MS-Ferienlager, da ist die „WC-Chirurgie" an der Tagesordnung und von einer gesunden Ernährung ist man auch Lichtjahre entfernt, das Rauchen ist zudem auch noch erlaubt. Nikotin ist ein Nervengift!

Nur ein kleiner Einwand.
Wieder zurück zu meiner Klientin in Österreich. Mit meinen bewährten Apfelmenüs mit viel Leinöl/Hanföl Creme, den ausgiebigen Badezimmer-Therapien (Wellness Behandlungen auf dem WC), war nach einer Woche schon Land in Sicht. Ich musste sie schon nicht mehr wegen dem Übergewicht in den Rollstuhl hineindrücken. Zu meiner grossen Freude konnte, sage und schreibe, nach 20 Tagen diese „gelähmte" Frau mit 13 kg weniger, gestützt um den Tisch gehen. Als der Ehemann das sah, wurde er wütend und schrie mich an: „Sie zerstören unsere Existenz! Für meine Frau bekomme ich eine Rente von 21'000 Schillinge. Machen sie dass sie fort kommen!" Ich brach sofort meine erfolgreichen Schönheits-Wochen ab, die treuen „Begleiter" Aroma-Therapie, das kosmetische, Lymphstimulations-Gerät und das kosmetische Galvanotherapie-Gerät packte ich zusammen, aber ich wusste eines: **ES** (meine

Methode) funktioniert auch bei MS. Nachdem ich weiss wie die MS-Patienten Süchte frönen, eine desolate Ernährung haben, übergewichtig und exorbitant verstopft sind, es hilft nur noch eines: Als erstes mit dem HydroClean die volle Jauchegrube leeren, mit Weizengras-Saft, viele Keimlinge, alle Süchte überwinden, einer STRIKTEN Apfel-Generalreinigung über VIELE Monate, den verschlackten und unterernährten Körper ausreinigen/aufzubauen und dann, und nur dann, wenn der MS-Patient es WILL, WIRD ER WIEDER GESUND! Das Schwergewicht liegt beim: „ ICH WILL MIT ALLER KONSEQUENZ WIEDER ZURÜCK INS NORMALE LEBEN!"
Wenn wir über die Ernährung den Zellen einen gesunden Nährboden liefern, können sie nicht etwas Anderes tun, als dem Körper mit gigantischer Genauigkeit zu dienen, weil sie einen Code haben, unterliegen sie einem Gesetz, das heisst: SELBSTHEILUNG! - ES GIBT KEINE ABWEICHUNG -

Ein Psalm Wort 119, 165 „Grossen Frieden haben die, die DEIN Gesetz lieben, so werden sie nicht straucheln."

Als ich der MS Gesellschaft meine HydroClean Sitz-Dusche (SPA für den Enddarm) vorstellen wollte, war ihre erste Frage: Übernimmt das die IV? Ich entgegnete ihr:" Nein die Zahnbürste übernimmt die IV auch nicht." Die vielen Forderungen an die IV, lässt früher oder später diesen gratis Supermarkt zusammenbrechen. Was mit Messer, Gabel, Löffel, dunkelbraunen Genüssen und dunkelbraunen Getränken zerstört wurde, müssten die lieben Mitmenschen aus eigener Tasche mit gesunder Ernährung auch wieder selber reparieren. Mehr und mehr sind auch Ärzte überzeugt, dass die Fehl-Ernährung, die Hauptverursacherin für die vielen Krankheiten ist. Dazu kann ich nur sagen: BRAVO! Das ist auch meine jahrelange Erfahrung. Wenn die lebendige und gesunde Ernährung über viele Monate strikt eingehalten wird, die Süchte überwunden sind und eine positive Lebenseinstellung den Tagesablauf regiert, dann, aber erst dann kann die Gesundheit ihren Einzug halten. Wie bei

Hans, der ein Seminar von mir besucht hat. Mit seinen 120 kg Körpergewicht und furchtbaren Rückenschmerzen ist er Invalide geworden….. mit der Apfel-Generalreinigung hat er innert 8 Monate 50 kg abgenommen und keine Rückenschmerzen mehr. Unser gesundes Leben ist nur auf zwei gut funktionierenden Lebensvorgänge angewiesen: Das Zuführen und Aussortieren von Nährstoffen die zu einem optimalen Zellaufbau führen, dann dem Abbau und beseitigen der Abbaustoffe.

- VERSORGUNG UND ENTSORGUNG -

Noch viele sind mit mir einig, dass die rigorose Körper-Reinigung, für die Gesunderhaltung, aber auch für die Gesundung, ebenfalls der Sozialwerke, in Zukunft von aller grössten Bedeutung werden.

DIE 5 SÄULEN-PRINZIP GESUNDHEITSKASSE

Es ist absolut verständlich, dass es unmöglich ist, ein eingefahrenes System wie die Krankenkassen „(kranke Kassen)" und die Invaliden-Versicherung zu verändern. Die Absicherung mit 16 Milliarden Schweizer Franken Schulden, gibt natürlich auch keine beruhigende Sicherheit mehr.

Eine Gegenüberstellung:

- 1950 bezahlte man pro Person für die Krankenkasse monatlich ca. Fr. 5.- pro Jahr Fr. 60.-. 5 Millionen schweizerische Einwohner bezahlten pro Jahr ca. Fr. 300'000'000.-

Es gab viel weniger Ärzte, weil man viel weniger krank war. Wir alle waren gut versorgt mit diesen tüchtigen Ärzten und den Gemeinde-Krankenschwestern..

- 2010 sind die Ausgaben in der kleinen Schweiz auf stolze 63 Milliarden Fr. 63'000'000'000.- für das Krankenwesen gestiegen. Bei über 7.5 Millionen Einwohnern ergibt dies Ausgaben pro Einwohner im Jahr ca. Fr. 8 400.-.

Es gibt heute viel mehr Ärzte und man ist heute viel öfter krank.

60 Jahre später kostet das Krankheitswesen mit modernster Technik für nur 2,5 Millionen Menschen 62.7 Milliarden Franken. Dies entspricht 2010 prozentual dem 2508-fachen gegenüber 1950. Es wird immer entgegengehalten, dass die Menschen älter werden, aber welchen desolaten Gesundheitszustand viele alte Menschen haben, trotz vielen Operationen und vieler Medikamente wird zu wenig hinterfragt. Ist dieses teure Älterwerden mit qualvoller Gesundheit und grosser sozialer Abhängigkeit noch erstrebenswert?

> *Mit Fr. 63'000'000'000.- im Jahr könnte man die ganze Schweizer Bevölkerung bescheiden aber gesund ernähren!*

Jetzt ist gesunder Menschenverstand gefragt: „Die 5 Säulen-Prinzip Gesundheitskasse"

Es wäre schön, vernünftige Politiker und Mitmenschen zu finden bevor die Finanz- und Sozialsysteme zusammenbrechen und schon jetzt für eine „revolutionäre Lösung" sorgen.

Zum Glück ist schon lange eine Reformation durch die vielen Reformhäuser, Drogerien, Heilpraktiker, vernünftige Ärzte und Apotheker im Gang. Auch Kooperationen wurden gebildet, die nur gesundes Obst und Gemüse aus der Region anbieten. Alle Beteiligten sind gewillt diese Arbeit der Obst-, Gemüse- und Getreidebauern korrekt, anständig und gut zu bezahlen. Es ist vorgesehen, dass Bauern gesucht werden, die keine Massentierhaltung mehr wollen, sondern einen korrekten artgerechten Umgang mit den Tieren vorziehen würden. Durch die stressfreie Tierhaltung hat die Milch einen vielfach höheren

Qualitätswert. Die Bauern erhalten einen anständigen und korrekten Preis ca. Fr 4.- für ihre Bio-Milch und die Bio-Alpenmilch für ca. Fr. 6.-. Es ist nicht nötig Tonnen von Milchprodukte zu essen und Hektoliter von Billig-Milch zu trinken. Sondern es macht viel mehr Sinn, die hochqualitativen Milchprodukte mit Hochachtung, vor den Bauern und den Tieren zu geniessen. Nicht die Quantität ist bei gesunder Ernährung wichtig, sondern die Qualität und das Lebensglück für alle Beteiligten. Die Bauern und Bergbauern bitten wir schon heute an sonnigen steilen Halden, Beeren aller Art anzupflanzen. Es gibt keine besseren und gesünderen Heilmittel als sonnengereifte Wildbeeren. Da wird es noch eine riesige Nachfrage geben um diese vielen Menschen zu kurieren. Auch gibt es schon Bauern die Lein anpflanzen, es gibt bereits die Ölmühlen, die Leinöl und andere hochwertige Öle in genügender Menge frisch produzieren und gleich weiter verschicken. Wie sie gesehen haben, sind auch bequeme Wellness Stationen für den Darm mit meinem erprobten HydroClean bereits vorhanden und erhältlich. (www.colonsolutions.ch)

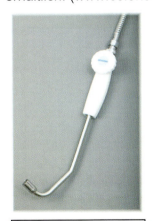
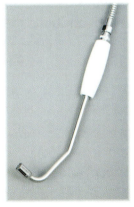
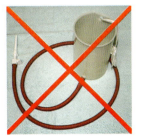

HydroClean OT mit Wasserzufuhrregler + auswechselbarem Duschrohr

HydroClean B-03 ohne Wasserzufuhrregler

Ähnlich, wie die Firmen, die die ganzen Kanalisations- und Abwassersysteme reinigen. Es wird angestrebt eine Bonus-Gesundheitskasse zu organisieren die nur solche Mitglieder aufnehmen, die Gesundheits-Vorsorge betrieben haben, nämlich: Körperreinigung – Körperregulierung – Körperaufbau. Sie fragen sich, wie kann man das kontrollieren? Ganz einfach, derjenige der einmal top ausgereinigt, top reguliert, top aufgebaut ist, hat eine top Gesundheit und wird nicht mehr krank. Dieses Recht top gesund zu sein, steht jedem Menschen in unseren Breitengraden ohne Ausnahme zu, weil es ein Lebensgesetz ist! Gesundheit ist keine Laune des Schicksals, sondern ein Gesetz von Ursache und Wirkung. Diese Mitglieder sind auch weiterhin bereit für ihre Gesundheit ALLES zu tun. Für eine solche Gesundheits-Kasse mit einer monatlichen Prämie von ca. Fr. 80.- pro Familie und Einzelpersonen von ca. Fr. 30.- ist es absolut möglich gesunde Nahrungsmittel von höchster Qualität zu kaufen. Keimen statt kochen und dabei Strom sparen. Auch im eigenen Schrebergarten anzupflanzen, sind Überlegungen im Gange, ob die Bauern eventuell Land, für diesen Zweck weiter verpachten würden. Die Beschäftigung mit unserer Nahrung hat einen erzieherischen Sinn, nicht nur für sich selbst, auch für unsere Kinder.

Freie Radikale

Dieser Begriff wird so oft geschrieben und beschrieben. Wird er aber auch in seiner Tiefe verstanden und begriffen? Ich glaube nicht. Zuerst müssen wir akzeptieren, dass wir Schwingungswesen sind! Von positiver und negativer Energie durchdrungen und durchwoben. Wir sind wie ein hoch komplizierter Schaltplan gesteuert. Alle Polaritäten PLUS – MINUS müssen stimmen. Fehlt die Plus-Polarität gibt es auf dieser Leitung keinen Strom. Bis in die atomare Konfiguration sind immer gepaarte Elektronen auf ihrem Orbital im Umlauf. Sind Sauerstoffverbindungen mit ungepaarten Elektronen im Umlauf, die nicht in den Mitochondrien abgefangen wurden, gelangen sie unentschärft ins Cytosol der Zelle. Diese müssen einem anderen Elektron seinen Paarling stehlen. Das heisst einem anderen harmonischen Elektronen-Paar, ein Elektron entreissen. So wird eine Kettenreaktion in Gang gesetzt. Elektronen wechseln ihre „Besitzer". Am Ende können so Zellmutationen, Zelldifferenzierungen, Enzymstörungen bis hin zur Zell- und Erbgutzerstörungen entstehen. Der Biophysiker Gerhard Ohlenschläger hat Grundlagen-Forschung betrieben und ist zum Schluss gekommen, dass diese Entreiss-Mechanismen der Elektronen, FREIE RADIKALE genannt, sind Ursache vieler pathologischer Leiden, auch das frühe Altern des Körpers und des Gehirns (Demenz). Sind zu viele freie Radikale in unserem Körper am Werk, so wird dies als oxidativer Stress bezeichnet. Welches sind die Ursachen der freien Radikale, dieser atomaren Disharmonien, die uns so arg zusetzen könnten? Viele Biophysiker sind sich einig, dass folgende Ursachen an diesem Übel mit schuldig sind:

- Atomkraftwerke
- Mikrowellenherd
- Mobil Telefone
- Funk-Piepser

- Zuviel gekochte Fehl- Ernährung, (zerstorte atomare Konfigurationen)
- Hocherhitzte Fette und Öle
- Transfettsäuren
- Alkohol
- Nikotin
- Drogen
- Arzneimittel
- Chemotherapie
- Alle Bestrahlungen jeglicher Art
- Psychischer Stress
- Extreme körperliche Belastung, massives Übergewicht
- Leistungssport
- Umweltgifte

Der oxydative Stress lässt sich nicht mit joggen und meditieren abbauen, sondern nur mit Ernährung ist es möglich, die freien Radikale abzufangen. Es gibt vor allem in der ungekochten Nahrungskette eine riesige Auswahl dieser ORAC (Oxygen- Radical- Absorbance- Capacity) = Abfangkapazität freier Sauerstoffradikale. Diese sind zu finden in Keimlinge, rohen Früchten, Beeren, Gemüsen, Kräutern, Gewürzen, etc. Auch Anti-Oxidantien genannt. Je höher der ORAC- Wert einer Substanz ist, desto mehr freie Radikale können abgefangen werden.

Nach heutiger Einschätzung gilt ein ORAC Wert von ca. 10'000 als sehr hoch. Die tägliche Grundversorgung muss dringend bei ca. 5'000 ORAC liegen.

Aus diesem Grund ist eine Ernährungs-Umstellung oder eine globale Apfel-Generalreinigung die grösstmögliche Verjüngung die sie ihrem Körper antun können. Da schon 1 Apfel einen ORAC Wert von ca. 4'000, 100 Gr. Erdbeeren 3'500, 100 Gr. Heidelbeeren 4'000, und Keimlinge haben den grössten ORAC Wert.

Atommüll

Atommüll ist genauso diese atomare Disharmonie, es wurde den Atomkonfigurationen das Plus Elektron abgebrannt und somit verbraucht. Das Minus Elektron sucht mit aller Gewalt jetzt wieder seinen Elektronenpaarling, das Plus Elektron. Es entsteht eine ungeheure Zentripetal-Kraft, das ist eine Anziehungskraft, die fälschlicherweise immer Strahlung genannt wird. Dieser negativpolarisierte Atommüll ist aufsaugend und macht auch nicht vor Beton, Glas, Felsen, Meerestiefe, etc. halt. In Hanfort Site USA steht seit 1942 die erste Nuklear Anlage der Welt. Die Millionen von Fässer-Atommüll die in Weltmeeren und über der Erde gefährlich gelagert sind, um diese „ansaugenden" Fässer müssen sich unsere lieben Nachfahren noch in 100'000 von Jahren kümmern. Wenn von sauberem Atomstrom gesprochen wird, dann dürfte es doch auch keinen Atommüll geben.

Mikrowellen

Es gibt keinen Mikrowellenherd der völlig dicht ist. Diese Leckstrahlen wirken über viele Kilometer auf die Umwelt direkt ein und können auch beim Menschen zu schweren Schäden an Nervenzellen, Gehirn, Augen, Ohren, inneren Organen und zu Veränderungen des Erbgutes führen.

Um eine Erwärmung zu erzeugen werden die Mikromolekularen Strukturen im Kochgut über 2 Millionen Mal pro Sekunde hin und her geschleudert. Durch diese Reibung wird die „Nahrung" erwärmt, aber auch bis zum Unerkenntlichen verändert, so dass diese Molekularstrukturen nicht mehr in die Architektur unserer intelligenten Informationssysteme passen und als Schlackenstoffe kompliziert abgebaut werden müssen.

So können wir CO$_2$ reduzieren

Jetzt ist wirklich Schluss mit den guten Vorsätzen und den Forderungen diesem wunderschönen blauen Planeten Erde länger die Zivilisations-Belastung länger zuzumuten. Jetzt sind wir alle gefragt in der westlichen Welt einander die Hände und Herzen zu reichen und unserer Mutter Erde wieder eine Brise „Liebe zur Natur" zurück zu geben. Meinen Beitrag leiste ich seit fast über vierzig Jahren, als Vegetarierin und Fruchtarierin. In den letzten 25 Jahren war mein Kochherd und Backofen ca. 150 Tage pro Jahr kalt und nicht gebraucht, denn feine Rohkost und Keimlinge zierten meinen Esstisch. Wir, die Erdenbewohner müssen keine teuren Klimakonferenzen abhalten, Vorschriften über die Autogrössen diskutieren, autofreie Sonntage anordnen etc. und vieles mehr. Mein Vorschlag ist ganz leicht, kostengünstig und mühelos durchführbar. Aus dem Bundeshaus alle Kaffeemaschinen verbannen! Kaffee ist eine CO$_2$ Schleuder! Auf allen kurzen Flugreisen Äpfel anbieten kein Brot und auch keinen Kaffee mehr. Alle Staats- und Sozialeinrichtungen wie Gefängnisse, Krankenhäuser, Soziale Institutionen, Rehakliniken, Altenheime, aber auch IV und AHV- Bezüger etc. sollten auf vegetarische Küche mit einem hohen rohen Früchte-und Gemüseanteil umstellen. Viel kleinere Portionen auf die Teller geben, damit nicht so viel weggeworfen wird. Jedes Menü mit frisch geriebenen Äpfeln (ohne Zucker) und geschroteten Leinsamen beginnen, keine Suppen! Mit der Rohkost könnte man riesige Einsparungen machen, weil man roh viel weniger isst. Für alle Umwelt-Organisationen, für alle „GRÜNEN" Parteimitglieder, für alle Autofahrer, für Zug- und Flugreisende und für alle umweltbewussten Schweiz-Bewohner schlage ich folgende erprobte Praxis-Erfahrung vor:

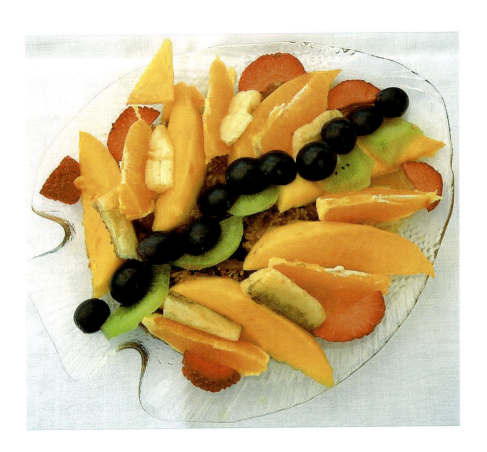

1. Jede Woche einen Früchte-Tag. Es sind nur frische Produkte und wenige Nüsse erlaubt (möglichst vom schweizerischen Produzenten). Dazu geniessen sie die feine Leinöl/Hanföl Creme (siehe Artikel Ernährungs-Hygiene). Keimlinge sind sehr wichtig (siehe Artikel Keimlinge) und können in grossen Mengen gegessen werden, denn sie sind Kraftwerke für den Körper! Immer alles gut kauen und langsam essen. Sie werden erleben wie wenig Nahrung der Mensch benötigt! Mit meinem rohen farbigen Früchte-Menü-Teller würde eine herrliche, kulinarische und gesunde Hauptmahlzeit in der Schweizer-Kost Einzug halten: Das CO_2-Spar-Menü!

Zudem können sie Früchte, Früchtegemüse, Keimlinge und Nüsse überall mitnehmen und ohne Zubereitung essen.

2. Trinken sie an diesem Tag mein rohes Doping-Getränk: 1 grosse Rande (Rote Beete), 5 Karotten, 3 Äpfel fein raffeln und mit ca. 2 Liter Wasser verdünnen durch ein grosses Sieb drücken und in schöne Glaskrüge oder in Flaschen abfüllen und überall mitnehmen.

3. Gute Laune verbreiten und niemand mit Druck bekehren wollen, nur motivieren.

4. Mein Artikel „Die vier wichtigsten Ernährungsformen" beachten und wirklich nur HOCHENERGETISCHE LEBENSMITTEL und lebende MITTEL an diesem Tag essen.

5. Essen sie an diesem Tag kein Brot, keine Fertigmüesli (Stabilisatoren), keine tierischen UTH Produkte, keine braunen Getränke, keine Schokolade (gigantische CO_2 Schleuder), keine Glace oder Zuckerzeug, kein Alkohol, möglichst kein Nikotin (gigantische CO_2 Schleuder)!

6. Sollte ihnen dieser eine Tag Probleme bereiten (grosse Müdigkeit, Kopfschmerzen, Übelkeit etc.) zeigt dies schon an, dass der Körper sehr verschlackt ist. Dringend eine Apfel-Generalreinigung/ „Der Kaminfeger" FIT FOR FUTURE siehe DVD ihrem Körper angedeihen lassen.

7. Bedenken sie, alle, wirklich alle Allergien sind grosse Körper-Verschlackungen und können Vorboten sein von vielen schwerwiegenden und schmerzhaften Körper-Disharmonien.

Die Einsparungen an CO_2 Ausstoss mit meinen Vorschlägen sind enorm. Vielleicht wird die Finanz- und Bankenkrise uns viel schneller einholen, viele Sozialsysteme werden zusammenbrechen, dann wird ein liebevolles Miteinander und das Teilen wieder von allergrösster Bedeutung sein. Das Wegwerfzeitalter wird dann endgültig vorbei sein. Diese gigantischen Einsparungen an CO_2 wären zugleich ein Sparprogramm ohne viele Beeinträchtigungen in unserem täglichen Leben.

In meinem wunderschönen und reichen Dorf am Zürichsee, wo ich aus Gottesgnaden wohnen darf, bemühe ich mich, noch viele zu „infizieren" mit meiner wöchentlichen Früchte-Tage-Idee, um so die CO_2 Emission zu verringern. Dies schlage ich besonders allen Garagen um den Zürichsee vor (höchste Dichte von schönen und teuren Autos in der Schweiz, das darf auch so sein). Schön wäre es, wenn die Kunden und die Autoverkaufs-Angestellten auch den wöchentlichen CO_2 Spar-Tag einführen würden. In allen Auto-Verkaufs-Palästen, die Kaffeemaschinen zu verbannen und Früchte anbieten. Gaststätten und Hotels müssten so meine wunderschönen gluschtigen und hochfeinen Früchte-Menü-Teller anbieten! Von Herzen danke ich ihnen, dass auch sie einen Tag im Einklang mit der Natur leben wollen und so einen Beitrag leisten den CO_2 Ausstoss zu reduzieren mit dem wöchentlichen CO_2-Spar Früchte-Menü-Teller.

Unter dem Motto und dem Slogan: Weniger „isst" mehr!

„FIT FOR FUTURE"

Ernährung die belastet

Nach Vorträgen und Seminaren habe ich den Teilnehmern jeweils eine Bücherliste mitgegeben. Immer wieder wurde ich um Vortrags identische, Unterlagen und Hinweise gebeten. Dabei musste ich immer mal feststellen, schwups ... meine Vortrags-Unterlagen waren weg. Von links und rechts bekam ich einen Stups endlich den Wust von Unterlagen in Broschüren zu fassen. Und dies hat gedauert. Diese mussten aber noch tüchtig durchgekämmt werden, damit keine Urheberrechte verletzt werden. So suchte ich einen Medienspezialist auf, dieser hat mir dann zu einem Buch geraten, worin ich mein erfahrenes WISSEN WEITERGEBEN konnte.

Gleich vorab möchte ich ihnen sagen, dass es nicht in meinem Sinn ist, mich mit fremden „Blumen" zu schmücken. Dieses zum grössten Teil uralte Wissen habe ich über viele Jahre aus den verschiedensten Ausbildungen, Kursen, Brockhaus, Büchern, Broschüren, Artikeln etc. gesammelt und ausprobiert, angefangen vor über 40 Jahren als junge Mutter in meiner Familie. Hiermit möchte ich nur WISSEN WEITERGEBEN, das zu meiner sehr langen Erfahrung passt. Da ich aus der Praxis komme und nicht aus der Theorie zeigen sich viele Dinge anders. Als Ganzheit-Kosmetikerin und Heilpraktikerin musste ich SOFORT Erfolg haben. Dieser Erfolg heisst Ernährungs-Hygiene mit Körperreinigung. Ich versuchte viele dieser Autoren im Literaturverzeichnis aufzuführen die mir zu meinem Wissen verholfen haben. DANKE, DANKE. Das Literaturverzeichnis soll sie lieber Leser ermuntern Gebrauch von einer hochinteressanten „Schatzkiste" zu machen.
Ein Buch möchte ich ihnen sehr ans Herz legen, von A.Schäffler und S.Schmidt „Mensch – Körper – Krankheit" Jongjohann Verlag. Sie bekommen so einen Einblick in ihr WUNDERWERK mit dem sie diese Erde schmücken. Es gibt sie nicht die Jungbrunnenpille. Aber es gibt die Naturgesetze. Wenn sie eingehalten werden sind wir so REGENERATIV!

Das ist meine Botschaft aus meiner Erfahrung. Dazu möchte ich eine interessante Studie von einem Wissenschaftler erwähnen: „Ein französischer Physiologe, Dr. Alexia Carell hielt ein Hühnerherz 28 Jahre am Leben. Als Wissenschaftler setzte er die Zellnährlösung exakt dem Blut des Huhnes zusammen. Das Geheimnis des über 28 Jahre überlebenden Hühnerherzen liegt darin, dass die extrazelluläre Nährflüssigkeit konstant blieb und die Abbauprozesse (Schlacken) täglich durch das Wechseln der Nährstoff-Zellflüssigkeit entfernt wurde.

Es ist ein elementares Wissen, dass auch unsere ca. 80 – 100 Billionen Zellen in einer Zellnährstoff-Flüssigkeit schwimmen. (Extrazelluläre Flüssigkeit) Es gibt kein Chaos in der Zelle. Es ist immer die konstante und komplexe Zellnährstoffflüssigkeit aussen wie innen (Intrazelluläre Flüssigkeit, für das gesunde heranwachsen einer Zelle) verantwortlich. Die Zellnährflüssigkeit ist abhängig von der täglichen Ernährung.

In einem Teich sind die Fische auch angewiesen auf das Wasser, das in den Teich fliesst und dem Futter das noch zusätzlich dem Wasser beigegeben wird. Wenn sich plötzlich ein Fischsterben zeigt, wird sofort die Wassernährlösung kontrolliert und geändert, dort liegt die Krux, bevor die Fische therapiert, medikamentiert oder sogar operiert werden.......

„Wenn wir vergleichsweise vom Flüssigkeitsaustausch sprachen, so stellt man sich das im Falle der Austauschvorgänge bei der Zelle viel zu einfach vor. Es ist tatsächlich unerhört vielfältig, ja von einer fast unvorstellbaren Kompliziertheit, um nur drei zu nennen: Das Diffusionsprinzip, die Transmineralisation und die mikroelektrische Spannung."

(Dr. Ralph Benner „Geheimnisarchiv der Ernährungslehre)

Salz

Salz galt im 16. Jahrhundert als das ideale Gewürz. In Mittel-Europa gab es damals sehr wenig Salz. Es gab Zeiten da wurde Salz mit Gold aufgewogen. Aber damals wurde das Salz im Tagbau abgebaut und enthielt in sich die wichtigsten weit über 100 Spurenelemente und Mineralien in mikromolekularer Form. Im 20. Jahrhundert, als jedoch die Chemiefabriken entstanden sind, hat man aus dem Ursalz die verschiedensten chemischen Bestandteile herausgelöst, verarbeitet und diese der Industrie den Apotheken und Drogerien zum Verkauf angeboten. Dem Salz wurden nur noch die „salzigen" Bestandteile überlassen. Das ist heute noch ein grosser Schaden für die Menschen. Heute ist es sehr billig zu kaufen. Es wird dadurch aus Unwissenheit mit diesem weissen kristallenen (Gift) Natriumchlorid viel Unheil im Körper angerichtet. Dies geschieht aus einem ganz einfachen Grund: Die gesunde Körperzelle enthält nur sehr wenig (Natriumchlorid) als käufliches Kochsalz. Deshalb muss sie sich gegen alles weitere Eindringen dieser schädlichen Substanz verschliessen. Hier möchte ich nochmals ausdrücklich darauf hinweisen, dass die Zelle in einer Zell-Nährstoff-Flüssigkeit schwimmt. Die gesunde Zelle hat die Fähigkeit, aus dieser Flüssigkeit gezielt die Substanzen herauszusuchen, die sie momentan benötigt. Die gesunde Zelle hat die grosse Aufgabe, den Ausgleich zu schaffen der mikroelekterischen Spannung zwischen den Antagonisten (Gegenspieler) Natrium/Kalium-Anionen und Kalzium/Phosphor Kationen. Man spricht deshalb von der sogenannten „Natrium-Kalium-Pumpe". Wasser wird mit Natrium aus der Zelle herausgepumpt und mit Kalium hineingepumpt. Damit ist für ein ausgeglichenes Druckverhältnis zwischen dem Zellinneren und der Zellumgebung gesorgt. Wenn zu viel Kochsalz (Natriumchlorid) im Kreislauf ist, verliert die Zelle den Abwehrmechanismus. Mit dem Schwinden der lebenspendenden Antagonismen zwischen den Mineralsalzen im Blut und in der Zelle, wird der Degeneration grossen Vorschub geleistet.

Es muss beachtet werden, dass Kochsalz und alle chemisch maschinell gemischten Mineralien grobmolekular und anorganisch sind und diese mit organischen Substanzen der des Körpers assimiliert werden müssen. Das Kochsalz könnte in seiner Urform ein segensreicher Mineralienspender sein. Ist dies nicht der Fall, werden diese anorganischen Mineralsalze im Körper deponiert, kristallisiert, abgelagert. Dies ist mit einem grossen Aufwand des Körpers verbunden. Wassereinlagerungen im Gewebe sind unter anderem mit Kochsalzdepots verbunden. Um ca. 8 Gramm Kochsalz im Körpergewebe zu lagern braucht es ca. 1 Liter Wasser. Die Zelle, ein gigantischer Kleinstorganismus. Wenn sie geschädigt ist, speichert sie im Weiteren vermehrt Umweltgifte, Schwermetalle und leidet an Mangelversorgung mit Vitalstoffen. Durch die Schädigung verfügt die Zelle nicht mehr über genügend Abwehrmechanismen. Selbst der gesunde Körper kann sehr wenig Kochsalz ausscheiden ca. 4 – 6 Gramm pro Tag. Der tägliche durchschnittliche Konsum in der Schweiz von Kochsalz liegt bei über 20 Gramm pro Kopf. Es kann nicht genug darauf hingewiesen werden, dass Salz nicht gleich Salz ist. Ein im Handel erhältliches Himalaya-Kristallsalz hat ca. 200 Spurenelemente und Mineralien in mikromolekularer Form. Auch das Meersalz darf sich mit seinen reichhaltigen Mikro-Bestandteilen sehen lassen, um den Mineralien-Haushalt zu unterstützen.

Durch die wirksame Ernährungs-Hygiene haben Sie die Gewähr diese störenden Salzdepots loszuwerden. Der Körper hat die Möglichkeit des Abtransports, da keine weiteren Salze mehr anfallen. Die Erfahrung hat gezeigt, dass der Gaumen auch später nicht mehr diese Salzmengen benötigt. Gewöhnen Sie sich, wenn Salz, nur noch in atomaren kleinsten Mengen zu verwenden, oder ganz darauf zu verzichten und dafür die herrlichen Kräuter, Keimlinge und die Vielfalt der exklusiven Gewürz-Palette zu geniessen.

Milch und Milchprodukte

Nach dem Willen der Natur hat die Milch zunächst einmal die Aufgabe, das Knochengewebe der jeweiligen Tierart auf zubauen. Ein Kalb verdoppelt sein Körpergewicht in den ersten 40 - 50 Lebenstagen. Nun aber enthält Kuhmilch dreimal soviel Kasein-Eiweiss, wie die menschliche Muttermilch. Ein Kalb soll ja zu einem Reifezustand von etwa 750 Kilogramm heranwachsen! Die Milch ist gedacht für die Aufzucht des jeweiligen Lebewesens. Kein Säugetier in der freien Wildbahn saugt am Euter eines anderen Tieres und trinkt dessen Milch.

Die menschliche Muttermilch und Kuhmilch unterscheiden sich sehr stark. Kuhmilch enthält 1,5mal mehr Eiweiss, 300mal mehr Kasein, 4mal mehr Kalzium, aber nur halb soviel Laktose.

Die Laktose ist für den menschlichen Säugling für das schnelle Gehirnwachstum sehr wichtig. Aus Laktose wird im Körper Myelin gebildet - ohne Myelin ist eine Gehirnzellenbildung nicht möglich. Das Kaseineiweiss der Kuhmilch ist für den menschlichen Eiweiss-Stoffwechsel artfremd und kann zu Störungen und zu Überforderung des Immunsystems führen. Das sind vom Organismus dieselben Reaktion, wie ein Organimplantat. Der Körper duldet keine fremde Art. Kasein hat einen sehr hohen Tryphtophangehalt. Die Aminosäure Tryphtophan führt in übermässigen Mengen zu einem verminderten Serotonin-Spiegel im Blut, was unter anderem Müdigkeit, Unlust, Antriebslosigkeit, bis hin zu Depression auslösen kann.
Ein Säugling gedeiht am besten mit Muttermilch. Sie enthält 2,3 % Eiweiss. Daher sind 2 % Eiweiss absolut genügend in der Gesamtnahrung für einen erwachsenen Menschen. Somit sind nach vernünftigen Überlegungen alle Bedenken, die von einem Eiweissmangel beim Verzehr von nur Pflanzenkost sprechen, widerlegt.
Keine Lebewesen auf der Welt nimmt mehr Eiweiss zu sich, als während der grössten Wachstumsphase als Säugling.

Milch als besonderen Kalziumspender zu trinken ist strittig. Die Milchprodukte brauchen wegen ihrem hohen Eiweissgehalt mehr Kalzium, als sie enthalten. Es kann durch Milch und Milchprodukte ein Kalzium-Defizit entstehen. Bedenken sie, dass nirgends auf der Welt so viel Milchprodukte verzehrt werden wie in der Schweiz, Deutschland und Holland; dabei haben diese Länder die höchste Osteoporose-Rate (Knochenentdichtung bzw. Knochenschwund). Es gibt viele Länder oder Inseln die keine Milchprodukte verzehren, dort gibt es keine Osteoporose, da das Milchkalzium in einer Phosphor-Eiweiss-Verbindung vorliegt, die im menschlichen Magen zu Paranukleinsäure reagiert. Bei der Assimilierung von Kuhmilchprodukten kommen noch weitere Probleme hinzu, die zu einer Verschleimung des Organismus führen können.

Ich warne sehr vor ultraerhitzter UTH-Milch. Kälber die mit dieser Milch aufgezogen werden, kränkeln und überleben meistens nicht.

Schon vor 30 Jahren haben Ernährungs-Wissenschaftler uns vor dieser Milch „Zerstörung" gewarnt, weil sie belegen konnten, dass die Assimilierung der UTH-Milch „für das Wunderwerk Mensch" sehr problematisch ist und nicht die Gesundheit fördert. Neurologen sehen einen Zusammenhang mit veränderten Eiweissstrukturen und Demenz und Alzsheimer.

Wurst - Fleisch - Fisch - Geflügel - Eier

Allgemein herrscht die Auffassung, dass Eiweiss innerhalb seiner elementaren Bestandteile aus 22 Aminosäuren zusammengesetzt ist und nur tierisches Eiweiss, alle essentiellen Aminosäuren enthalten. Diese Behauptung ist aber längst widerlegt, denn pflanzliche Nahrung Keimlinge, Früchte, Gemüse, Nüsse, Samen, Mikroalgen in ausgewogener Form genossen, enthalten alle essentiellen Aminosäuren.

In jeder unserer 80-100 Billionen von Körperzellen haben wir die sogenannte Desoxyribonukleinsäure, auch DNS genannt. Dieses DNS-Molekül ist ein dünner Faden von 1,74 Meter Länge, der fein zusammengeknäuelt in unserem Zellkern liegt. Dazu gehören auch alle Informationen, die zur Herstellung des körpereigenen Eiweisses notwendig sind z.B., in welcher Reihenfolge die Aminosäuren aneinandergehängt und wie und wo sie hergestellt werden. Die Proteinbiosynthese ist ein komplexer Winzling im gigantischen Stoffwechselprozess des menschlichen Körpers. Jedes menschliche und tierische Lebewesen hat ihren eigenen CODE. Dieser CODE lehnt alle anderen Codes ab. Dieser Code beschützt die Art – er duldet keinen fremden Code. SIE SIND EINZIGARTIG AUF DIESEM PLANETEN.

Das tierische artfremde Fertig-Eiweiss bereitet dem menschlichen Körper deshalb für die Assimilation viele Probleme. Fleisch enthält extrem hohe Werte an Nukleinsäure. Beim Assimilieren, d.h. verarbeiten, werden Purine frei; diese wiederum werden weiter zu Harnsäure abgebaut. Der menschliche Körper hat kein Enzym, um Harnsäure zu neutralisieren, nur die Raubtiere haben Urikase aus der Leber. Oxalsäure, Harnsäure, Phosphorsäure können im Körper ätzend wirken, solange sie nicht durch basische Mineralstoffe aus dem Körper und der Nahrung gebunden werden. Zum Beispiel mit Kalzium, Magnesium und Phosphor. Diese sind schwerlösliche gebundene Komplexe.

1 Gr. toter Fisch	120'000'000	exogene Keime	
1 Gr. Hamburgerbeef	75'000'000	do.	
1 Gr. Rinderleber	30'000'000	do.	
1 Gr. Schweineleber	95'000'000	do.	Exogene Keime sind die Totengräber der Gesundheit
1 Gr. Gehacktes Fleisch	75'000'000	do.	
1 Gr. Ei	150'000'000	do.	
1 Gr. Schinken	60'000'000	do.	
1 Gr. Aufschnitt	20'000'000	do.	
1 Gr. Sushi	2'000'000	do.	

u.s.w

Eine "schlimme" Erfindung ist der Kühlschrank. Durch die Kühlung auch im Kühlschrank werden die Duftmoleküle unterbunden, denn auch im Kühlschrank schreitet die Verwesung weiter. Der Fleischfachmann spricht von "abgehangen". Das ist katastrophal, unser natürliches Warnsystem der Geruchsinn und der Ekel werden dadurch masslos getäuscht. Die Keime (u.a. Fäulnisbakterien) lassen sich weder durch Kühlung, Hitze noch durch Magensäure eliminieren und gelangen so in den Verdauungskanal, wo sie zur Vermehrung eine ideale Brutstätte haben, nämlich dunkel, feucht und warm. Bedenken sie, dass diese Billiarden von Keimen (Fäulnisbakterien) auch noch einen Stoffwechsel haben und dadurch eine Flut von Toxinen absondern. Im Darm sitzt der Tod, wenn der Mensch stirbt, von dort wird die Verwesung eingeleitet und die Keime (u.a. Fäulnisbakterien) werden hochaktiv. Legen Sie doch einmal ein gebratenes Stück Fleisch oder Fisch 4-5 Tage auf den warmen Fenstersims bei 37°C. So lange ist sicherlich die Verweildauer und solange brauchen auch die Duftmoleküle um sich zu entfalten. Der Durchschnittsmensch von heute hat eine gestörte Darmflora mit ca. 90% Fäulnis- und Kolibakterien. Belastend kommen dazu die anorganischen Säuren, die beim Assimilieren anfallen und mit organischen Mineralien neutralisiert oder gebunden werden müssen.

Um 100 Gramm Fleisch, Fisch oder Geflügel zu neutralisieren brauchen sie mehrere Kilogramm rohe Früchte oder Gemüse. Darüber hinaus enthält Kadavernahrung von allen Nahrungsmitteln die höchste Konzentration an Schwermetallen und Pestiziden.

Durch die Massentierhaltung vor ca. 40 Jahren ist ein unsäglicher Leidensweg den Lebewesen zugemutet worden, bis es in den gekühlten Auslagen einer Metzgerei liegt, ist unsagbares Leid diesen Mitgeschöpfen angetan worden. Das Leben eines Schlachttieres ist unnatürlich bis zu dem schmerzvollen, angstvollen Transport ins Schlachthaus. Die Schlachtabfälle müssen dann auch noch verwertet werden. In allen möglichen Food-Industrien werden diese Schlachtfette und Überreste mitverarbeitet. Mehr denn je gilt die Aufforderung, die Deklarationen genau zu lesen und diese verdächtigen Produkte zu meiden. Nicht vergessen dürfen wir den grossen Futter und Wasserverbrauch, die ständige Verschmutzung des Grundwassers von Kunstdünger und Jauche (Ammoniak). Ich habe den Artikel überdimensioniert, deshalb weil <u>das Vermeiden</u> von tierischem Eiweiss die Regeneration um ein vielfaches beschleunigt wird. Ich habe erlebt wie nur mit einer einzigen Fleischmahlzeit die Regeneration zusammenbricht und Ekzeme, Rheuma, Schmerzen, Atemnot, Depression, etc. innert Tagesfrist die Kinder oder Erwachsenen die Symptome sie wieder eingeholt haben. Einen Grillabend und die Gicht schlägt innert Stunden mit voller Wucht wieder zu… oder Asthma. Ich habe eine Antwort darauf, es sind die entzündungsfördernden Arachidonsäuren und die momentane Leukozytose (Leukämie) wie Dr. Ralph Bircher und andere diese kurzzeitig nach der Nahrungsaufnahme erforscht haben.

Haben sie schon darüber nachgedacht

Es gab vor einiger Zeit eine schöne TV-Sendung vom Zoo in Basel. Dr. Christian Wenker betreute die Menschenaffen als verantwortlicher Tierarzt. Er suchte nur die schönen und reifen Früchte vom Lager, für seine Schützlinge aus. Er erklärte wie wichtig für das Wohlbefinden ausgereifte biologische Früchte für die Menschenaffen sei. Sobald ein Tier krank wird, würde zuerst die Nahrung im Zentrum der Genesung stehen... Ein Tierarzt muss die Ernährungswissenschaft der Tiere studieren. Als ich einmal im Zürcher Zoo einen Tierarzt fragte: „Würde sich ein Menschenaffe im Zoo-Restaurant, die verschiedenen Menüs zu Gemüte führen?" Der Tierarzt sagte: „Vieles davon würde er schon sehr gerne essen... aber dann würde er „eingehen"..."Wir sind zu 99 % der physiologischen Anatomie des Menschaffen praktisch gleich und das auch patalogisch dem zu Folge. Die heutige Gesundheits-Situation ist, dass jeder 4. Mensch in der westlichen „guternährten" Welt KREBS hat. Dazu noch viele weitere lebensbeendende Disharmonien dies zeigt ...."wir gehen auch ein".....

FETTE DIE DEN ORGANISMUS STÖREN, FETTE DIE HEILEN

Wir unterscheiden 2 wichtige Fettsäuren-Formen:
Die CIS-FORM FETTSÄUREN sind Moleküle Kohlenstoffketten mit Wasserstoff-und Sauerstoffatomen sind dem Körper zuträgliche Fettsäuren.
Die TRANS-FORM FETTSÄUREN sind transformierte veränderte Moleküle. Es sind Fettsäuren die dem Körper nicht zuträglich sind.
Die TRANSFETTSÄUREN
Die von den Food-Konzernen gelieferten Öle werden zuvor zu Transfettsäuren "verarbeitet": Erhitzt (bessere Ausnutzung), raffiniert, gebleicht und entdeodoriert. Auch wenn wir naturbelassene Öle frittieren, braten und backen dann zerstören

wir sie. Die chemischen Zusammenstellungen der Ölmoleküle werden verändert und passen nicht mehr als Bausteine in die biochemische Architektur unseres Körpers. Diese veränderten Fette (Transfettsäuren) stören massiv die Funktionen unserer Zellen, weil diese Molekularstruktur in der Natur gar nicht existiert. Studien haben ergeben, dass die essentiellen Ölmoleküle, die über 150 Grad C. erhitzt werden, sich von mutationsschützend hin zu mutationsverursachend verändern. Diese Veränderungen bekommen wir in Form von unterschiedlichsten Gesundheitsproblemen zu spüren: Kardiovaskuläre Erkrankungen, erhöhten Cholesterinspiegel, Krebs, Multiple Sklerose, Leukämie, Rheuma, Arthritis, Gicht, Diabetes 2, Allergien, Asthma, Immunsystemschwäche, viele Leberleiden, Pilze aller Art, zusammenkleben der Trombozyten, u.s.w.

GESÄTTIGTE FETTSÄUREN tierische und pflanzliche Arachidonsäure enthalten sehr viel entzündungsfördernde Prostaglandine und Cholesterin. Es sind Fette in Erdnüsse, Schweinefleisch, Rindfleisch, Lammfleisch, Wild, Geflügel, Milchprodukten und vielem mehr. Der Körper verwendet gesättigte Fettsäuren als Speicherung und als Brennstoff. Gesättigte Fette verursachen Probleme, wenn wir mehr davon aufnehmen als wir verbrauchen. - Da überschüssiger Zucker (alle Zuckerarten) von unserem Körper nicht deponiert werden kann, wird er in harte gesättigte Fette umgesetzt. Diese harten Fette, (gesättigten Fettsäuren) können wiederum nur mit naturbelassenen, essentiellen (mehrfach ungesättigten) Fettsäuren oder durch verbrennen des Körpers abgebaut werden.

CIS – Form FETTSÄUREN

Sind ESSENTIELLE einfach und mehrfach UNGESÄTTIGTE FETTSÄUREN (wasserlöslich).

Der Körper verwendet für sehr viele wichtige Funktionen einfach oder mehrfach ungesättigte elektronenreiche Fettsäuren. Von den 50 essentiellen Nährstoffen, die unser Körper nicht selbst herstellen kann, jedoch dringend täglich braucht um gesund funktionieren zu können, müssen diese in der Nahrung täglich (deshalb essentiell) vorhanden sein. Davon stammen 2 aus Fetten und Ölen die andern 48 sind Vitamine, Mineralstoffe und essentielle Aminosäuren aus Proteinen. Die essentiellen naturbelassenen, und mehrfach ungesättigten OMEGA-3-Alpha-Linolen und OMEGA-6-ALPHA-Linol Fettsäuren sind enthalten in:

IM FISCHÖL: Das Leerfischen der Weltmeere ist ein Grund OMEGA-3-FETTSÄUREN VON FISCHEN (sind erhitzt) nur im Ausnahmefall zu geniessen. Fischöl hat nur 3-5 % davon, dem gegenüber hat Leinöl ca. 57 %, Rapsöl hat ca. 3-4 % und kann jederzeit angepflanzt werden.

OMEGA 3   ALPHA-LINOLEN-FETTSÄURE
(mehrheitlich in Leinöl ca. 53 %, Rapsöl hat nur 3-4 %)
OMEGA 6   ALPHA-LINOLEN-FETTSÄUREN
(in Hanf-, Borretsch-, Schwarzkümmel-, Nachtkerzenöl)
OMEGA 6   ALPHA- LINOL-FETTSÄURE
(mehrheitlich in Sonnenblumenkern-, Weizenkeim-,
Traubenkern-, Soja-, Distelöl etc.)

Diese Säuren sind empfindlich auf die Zerstörung durch Licht, Sauerstoff und vor allem durch hohe Temperaturen werden sie sogar giftig. Produkte, die reich an essentiellen Fettsäuren sind, müssen mit grösster Sorgfalt hergestellt, aufbewahrt und verwendet werden, damit die Molekularstrukturen, das heisst die Bau- und Schaltpläne nicht zerstört werden. Aus diesem wichtigen Grund sollten wir keine Fettsäuren erhitzen. Diesen Artikel habe ich aus verschiedensten Informations-Quellen wie Gesundheits-Broschüren, Prospekte, Zeitungsartikel, Illustrierten, Fernsehsendungen, Bücher und Telefonate mit Fett-Spezialisten…

Auch kann man in letzter Zeit vermehrt hochinteressante Zusammenhänge lesen die bereits Frau Dr. Johanna Budwig, Biologin und Physikerin, vor über 60 Jahren vehement vertrat unter anderem:

„Die Entwicklung des Gehirns wie auch die Gehirnfunktion erfordern essentielle Omega-3 Fettsäuren. Die Hälfte des

Funktions tüchtige Fette

Frisches Leinöl Schwarzkümmelöl Nachtkerzenöl Borretschöl	Frisches Leinöl Hanföl Weizenkeimöl Rapsöl
|	|
OMEGA - 6 Gamma Linolen Säure	OMEGA - 3 Alpha Linolen Säure
|	|
Vermindert Entzündungs- neigung	Vermindert Entzündungs- Neigung
|	|
Vermindert massive Verklebungen d. Thrombozyten & Erythrozyten	Vermindert Verklebung der Thrombozyten & Erythrozyten
|	|
Ausgezeichnete	Sehr
|	|
Wirkung auf	günstige Wirkung auf

→ Alle Zellmembrane, Gehirn, Nerven, Augen, Nieren, Keimdrüsen, Organe, etc. ←

Geschwächtes Immunsystem, Übergewicht, Adipositas, Arthritis, Gicht, Rheuma, Multiple Sklerose, Leberleiden, Allergien, Asthma, Arteriosklerose, hoher Blutdruck, Diabetes, Krebs, Hyperaktivität, Leukämie, Zellwucherungen, Zelldeformationen, Sehstörung, Kinderlosigkeit, Verhaltens- & Lernstörung, usw.

Funktions __UN__ tüchtige Fette

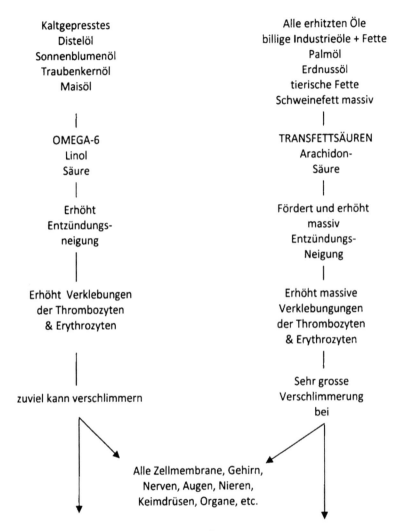

Kaltgepresstes Distelöl Sonnenblumenöl Traubenkernöl Maisöl	Alle erhitzten Öle billige Industrieöle + Fette Palmöl Erdnussöl tierische Fette Schweinefett massiv
OMEGA-6 Linol Säure	TRANSFETTSÄUREN Arachidon- Säure
Erhöht Entzündungs- neigung	Fördert und erhöht massiv Entzündungs- Neigung
Erhöht Verklebungen der Thrombozyten & Erythrozyten	Erhöht massive Verklebungungen der Thrombozyten & Erythrozyten
zuviel kann verschlimmern	Sehr grosse Verschlimmerung bei

Alle Zellmembrane, Gehirn,
Nerven, Augen, Nieren,
Keimdrüsen, Organe, etc.

Geschwächtes Immunsystem, Übergewicht, Adipositas,
Arthritis, Gicht, Rheuma, Multiple Sklerose, Leberleiden,
Allergien, Asthma, Arteriosklerose, hoher Blutdruck, Diabetes,
Krebs, Hyperaktivität, Leukämie, Zellwucherungen, Zelldeformationen,
Sehstörung, Kinderlosigkeit, Verhaltens- & Lernstörung, usw.

Gehirngewichts, dem fettreichsten Organ in unserem Körper, besteht aus den mehrfach ungesättigten Omega-3 essentiellen Fettsäuren."

Lernschwierigkeit, Konzentrationsstörung, Sehstörung, Hyperaktivität, Geisteskrankheit, Korrektur bei kriminellen, asozialen & gewalttätigen Verhalten, Schizophrenie, Verhaltensstörung, Depression, Allergien, Asthma, Leberleiden, Pilze, Zusammenkleben der Thrombozyten usw.

In der Jugenderziehung aber auch in der Erwachsenen-Verhaltenskorrektur muss die Ernährung in Zukunft, einer viel grösseren Rolle zukommen. Ich weiss, dass ich mich wiederhole, aber es ist mir sehr wichtig.

Bei Rheuma, Gicht, Arthritis, Krebs, Leukämie, Multiple Sklerose, Diabetes-2 und Entzündungen sind die Omega-3 Alpha Linolen Fettsäure vom Organismus gefragt.

Unsere Organe, alle Drüsen, unsere Haut, die Haare, Nägel, brauchen täglich die wichtigen mehrfach ungesättigten essentiellen Omega-6 und Omega-3 Fettsäuren, um gut funktionieren zu können. Im Kampf gegen Viren, Bakterien, degenerative Zellen, rüstet sich der Körper in jeder Minute mit Millionen neu produzierten Immunzellen: T- und B-Lymphozyten (Antikörper produzierende Zellen), Killerzellen und Fresszellen. Um diesen permanenten biochemischen Marathonlauf zu bewältigen, benötigt das Immunsystem Unmengen an speziellen Bausteinen aus der naturbelassenen Nahrung. So sind auch die mehrfach ungesättigten Alpha-Linolen OMEGA-3 Fettsäuren massgeblich beteiligt bei einem optimal funktionierenden Immunsystem. In unserem Immun- und Abwehrsystem schützen die essentiellen Fettsäuren unser genetisches Material (DNS) gegen Beschädigung durch einen optimalen Aufbau der Zellmembran.

KURZUM, ESSENTIELLE HOCHUNGESÄTTIGTE FETTSÄUREN SIND FÜR ALLE KÖRPERFUNKTIONEN, ABER AUCH FÜR DIE REGENERATION VON ALLERGRÖSSTER WICHTIGKEIT!

Der weisse Zucker

Der Berliner Apotheker und Chemiker A.Sigismund Marggraf entdeckte 1747, dass man aus Zuckerrüben Zucker herstellen kann. Später wurde dann 1801 die erste Zuckerfabrik in Schlesien in Betrieb genommen.

Das war der Anfang für viele Konservierungs-Möglichkeiten. Was die Zuckerfabrikanten vergessen haben ist, dass der Körper seit Jahrtausenden immer genügend Zucker in Form von süssen Früchten erhalten hat. Diese Früchte haben immer alle „Chemie-Bestandteile" mitgeliefert, wie Vitamine, Mineralien und Spurenelemente um die Verstoffwechselung des Zuckers vorzunehmen. (3 Äpfel haben ca. 10 Gramm Zucker) Im Blut befindet sich immer ca.1 Gramm Zucker je Liter Blut. Deshalb spricht man von Blutzuckerspiegel. Der Zucker dient den Organen als Betriebsstoff und wird je nach Bedarf hauptsächlich aus dem Blutkreislauf entnommen.

Der weisse Fabrikzucker ist zwar energiereich, aber er erzeugt verschiede Säuren im Körper, weil er von allen Vitaminen, Phytomine

---
DAS SIND ESSENTIELLE BOTENSTOFFE
VITA = LEBEN = INFORMATIONS-ÜBERBRINGER

---

wichtige Sekundärwirkstoffe und essentielle Spurenelemente befreit wurden. Diese tote stumme Substanz „Zucker" genannt verbraucht die Vitamine, die Spurenelemente, Mineralstoffe und somit unsere Depots. Der weisse Zucker ist ein "Räuber" und reisst vom Körper wichtige Vitalstoffe an sich. Durch das Fehlen von Basen, Ballaststoffen und Vitamine, Enzyme, Phytomine, (Informationsträger) wird die Sättigung nicht angezeigt. Im Gegenteil der Körper meldet Hunger nach Süssem, weil alle süssen Früchte sehr mineralien- und vitaminreich sind, hat der Körper Verlangen nach Süssem, wenn er einen Mangel davon hat. Wird dann über lange Zeit der Körper mit dem leeren stummen Zucker (Energie) getäuscht, sind die fatalen Folgen

> ***ESSATACKEN UND ESSSUCHT ohne Sättigung!***

Ungenützte Energie wird in den Fettzellen umgewandelt! Der Körper muss die Übersäuerung neutralisieren und holt die Mineralien kurzer Hand aus den Depots: Knochen, Zähne, Haare, Haut etc. Der Mangel wird immer grösser und somit auch das Bedürfnis. Dieser verhängnisvolle Kreislauf ist der Grundstein für viele Leiden. Produkte von weissem, funktionsuntüchtigem toten Zucker kann man sehr viel essen, 200 - 400gr. ist keine Seltenheit. Das übersteigt weit das gesunde Mass von ca. 20 - 30gr. pro Tag, was man mit Früchten zu sich nehmen würde. Viel weisser Zucker ist ungesund wie Kaffee, Nikotin und Alkohol! Der überschüssige Zucker wird kompliziert umgebaut und abgelagert als funktionsuntüchtige harte Fette. Durch den Genuss vom isolierten, weissen und funktionsuntüchtigen stummen Zucker gibt es eine wesentlich höhere Reizung der Bauchspeicheldrüse und damit eine vermehrte Ausschüttung von Insulin in das Blut. Dies ist eine dauerhafte Überbeanspruchung der Bauspeicheldrüse. Erst nach Jahrzehnten enormer Stressbelastung - kann es dann zur Erschöpfung der Bauchspeicheldrüse kommen. Die Folge ist die Zuckerkrankheit. Diabetes-2 ist keine Krankheit sondern die Folge einer Fehlernährung! Es kann nicht genug hingewiesen werden, dass weisser Zucker in Limonaden, Eis, Kuchen, Süssspeisen, Milchprodukte, weisse und helle Schokolade der Gesundheit sehr abträglich sind! Es ist viel zu wenig bekannt, dass diese Zuckererzeugnisse ein ideales Futter sind für Parasiten, exogene Bakterien, exogene Viren, exogene Pilze (über 200 Sorten) und Würmer aller Art, die das Darmmilieu massiv stören. Diese Kleinstlebewesen können sich innerhalb von 24 Stunden zu Billionen vermehren, wenn sie den richtigen Nährboden haben. Ist das Darmmilieu einmal gestört, ist es nur eine Frage der Zeit bis die Krankheit die Gesundheit vertreibt.

Der "Gluscht" nach Süssem ist immer ein Mangel an Mineralien, Vitalstoffen und Spurenelemente. Es gibt so viele herrliche und natürliche lebensaktivierende Kohlenhydrate, unsere ganze Obstpalette, Dörrfrüchte, Honig, Fruchtsäfte, Vollkornprodukte, Gemüse etc. alle mit einem reichen Vitamin- und Phytomin-Angebot. Sind die Mineralien-Depots wieder aufgefüllt verschwindet das Verlangen nach dem "Zuckersüssen" und der Gaumen freut sich wieder an den herrlichen Früchten der Muttererde.

Schokolade

Wer kennt sie nicht, die braune Verführung? Sie enthält eine ganze Reihe Substanzen, welche ähnlich wie das Koffein, stimmungsaufhellend wirken. Die Kakaobohne bildet während der Fermentierung „Liebeschemikalien". Bei der Herstellung von Schokolade müssen Kakao und Zucker viele Stunden miteinander gerieben und geknetet werden. Man nennt diesen Vorgang conchieren. Die Conchier-Prozedur aus der die Aminen Opiate gebildet werden, ist zu wenig bekannt. Diese braune Schlemmerei ist mit Recht ein Liebesersatz und Stimmungsaufheller. Dieses herrlich, duftende Suchtmittel in diesen grossen Mengen gegessen, ist nicht förderlich für die Gesundheit, sondern es fördert auch den Alterungsprozess. Schokolade ist ein Genussmittel, das heisst man soll sie geniessen. Der dunklen Schokolade von guter Qualität mit hohem Kakaoanteil ist sogar in kleinsten Mengen genossen, ein gesundheitlicher Aspekt zugesprochen.

In den billigen und hellen Schokoladen hat es zu viel weisser Zucker und gesättigtes raffiniertes Palmfett. Diese billige ungesunde Schokolade ist mitschuldig am Abholzen der wertvollen Regenwälder in Asien. Durch diese Berge von billiger Schokolade in den Supermärkten, könnten einmal die Sozialwerke sehr teuer zu stehen kommen.

Hüten Sie sich vor diesem äusserst gut getarnten Suchtmittel. Gewöhnen sie sich mehr, und mehr an, süsse Früchte zu essen. Verwöhnen sie sich doch mit den herrlichen Süssigkeiten von der Mutter Natur.

Kaffee

Sehr viele Menschen denken: So schlimm kann doch ein Tässchen Kaffee auch wieder nicht sein. Schauen wir mal: Koffein löst bestimmte Eiweissverbindungen aus den Zellmembranen von Nervenzellen, so dass die Zellmembranen durchlässig, ja sogar löchrig werden. Aus dem Zellinneren gelangen elektrisch geladene Teilchen nach aussen und üben so einen Reiz auf die umliegenden Nervenzellen aus. Das vegetative Nervensystem (unbewusst ablaufende Körperfunktion wie Atmung, Verdauung, Herztätigkeit, Gedächtnis etc.) wird durch solche elektrochemischen Reize angeregt.

Wir unterscheiden zwei Phasen beim vegetativen Nervensystem: den Sympathikus für die aktive Zeit und den Parasympathikus für die Ruhezeit und den Schlaf. Wird nun mit Koffeingift die aktive Phase verlängert und somit die nötige Ruhephase hinausgezögert oder unterbrochen, dann gerät der natürliche Rhythmus von Sympathikus und Parasympathikus in Disharmonie. Die erregten Nerven täuschen. Der ermüdete Körper ist leistungsfähig. Demzufolge wird der Körper über seinen wahren Kräftezustand getäuscht.

Durch den ständigen Koffein- oder Teein-Genuss verliert der Körper die Eigenkontrolle. Er wird dadurch süchtig, um dem Erschlaffungszustand zu entgehen. Zudem sind es noch die Röstgifte, die dem Körper arg zusetzen wie Ammoniak, Phenol, Valeriansäure, Pyridin, Flufurol, Essigsäure, Harnsäure, Purinbasen. Um die Farbe zu erreichen, scheut man sich nicht, sich aus der Chemiefabrik zu bedienen. Damit die gerösteten Kaffeebohnen den Geschmack nicht verlieren, werden sie mit Schellack, Harzen, Gummi, Glycerin oder Zucker überzogen.

Kaffee ist ein säurebildendes Vergnügen mit ca. 700 verschiedenen Substanzen. Buch: „Übersäuerung" von Norbert Treutwein.

Eigentlich ist es unverständlich, wie massenhaft dieses hoch ungesunde Getränk getrunken wird. Stapelweise darf Kaffee in den Regalen von „Lebensmittel Geschäften" stehen, ohne den geringsten Verdacht zu erregen, dass Kaffeegenuss sehr gesundheitsschädigend ist.

Es gab noch nie in der Schweiz eine so grosse ältere Generation, die so viel Geld hatte um so viel echten Kaffee zu trinken, so viel leckeren Kuchen dazu zu essen, so viel herrliche Menüs zu schmausen, so viel köstlicher Alkohol zu trinken, so viele feine Zigarren zu paffen, und so viele genussvolle Zigaretten zu rauchen.

Das ist meine Meinung: Es gab noch nie in der Schweiz, eine ältere Generation die so viel Geld hatte, um sich so viel zu leisten. Es gab noch nie eine ältere Generation in der Schweiz die so viel Herzkreislauf-Erkrankungen, Rheuma, Demenz, MS, Parkinson, Diabetes 2, Krebs, Depression, etc. hatte, trotz Unmengen Medikamente und Operationen. Die Tendenz ist steigend bereits ins mittlere Alter...

Nikotin

Nicht wenige Raucher stellen sich manchmal die Frage, wie kann ich mit dem Zigarettenkonsum aufhören. Es ist erfreulich, dass „Der Kaminfeger" rigoros durchgeführt, schon einige den Spass an diesem hochgiftigen blauen Dunst verloren haben.

Durch das Rauchen einer Zigarette laut Thermographie sind die Zellen (und somit der ganze Körper) ca. 40 Minuten mit Sauerstoff unterversorgt. Nikotin ist ein Gefässgift. Das Blutkapillarsystem kann bis hin zu den Arterien verengt werden. Ist dieses hochwichtige Versorgungsnetz tagtäglich zusätzlich belastet, wird auch das Nervensystem empfindlich geschwächt und kann seine Signale nicht mehr durchgeben. Der ganze Organismus leidet. So ein Glimmstängel enthält ca. 85 Zusatzstoffe. Durch den Verbrennungs-Prozess entstehen wiederum ca. 2'500 giftige Symbiosen.

In der Schweiz sterben ca. 10'000 Menschen, bei denen das Rauchen massgeblich mitschuldig ist. Das sind nicht ganz 30 Menschen pro Tag. In dem kleinen Land werden für ca. 2 Milliarden Franken Zigaretten verblasen; dazu kommt noch die Zigaretten - Werbung von mehreren Millionen. Unvorstellbar ist der Schaden auf der rein körperlichen Ebene, aber auch die feinstoffliche subtile Energie leidet sehr unter diesem giftigen Nebel. Die vielen Reklamen verharmlosen diese Gewohnheit. Lassen sie sich nicht mehr einnebeln, sondern entschliessen sie sich für meine Entwöhnungs-Strategie: „Der Kaminfeger" fit for Future.

Warum gibt es eine Sucht:

Dazu gibt es folgende Erklärung: Nach der Geburt ist jedes säugende Lebewesen S Ü C H T I G nach der Mutter und deren Milch. Wenn diese Sucht nicht gross genug ist, dann kann es sein, dass der frischgeborene Säugling nicht genügend Lebenswillen und Kraft aufbringt zum Säugen. Die Sucht, das heisst das S U C H E N nach der Muttermilch, ist für das Überleben des Neugeborenen von allergrösster Wichtigkeit.

SIND SIE SÜCHTIG .... SUCHEN SIE WEITER MIT MIR DIE LEBENSGESETZE ZU ERGRÜNDEN... ES IST VORGESEHEN VON DER „SCHÖPFUNG„ Der Komponist Joseph Haydn.

Aus Rezitativ Nr. 31 mit EVA und ADAM :
Mit dir erhöht sich jede Freude,
Mit dir geniess ich doppelt sie,
Mit dir ist Seligkeit das Leben,
Dir sei es ganz geweiht!
Mit dir du lieber Mitmensch ist Seligkeit das Leben!

Du bist Du!

Kein Mensch auf der Welt
hat Augen so wie Deine.
Manche sind braun und gross
und rund dazu,
doch beide sind einzig,
es sind eben Deine.
Dich gibt's nur einmal,
Du bist eben Du.
Nicht eine Stimme
klingt genau wie Deine,
ob sie nun lacht, oder redet
oder singt,
denn Deine Stimme hast nur Du alleine,
sonst gibt es keine, die so klingt.
Du bist was besonderes,
denn Dich gibt's nur einmal.
Keiner ist genau so,
wie Du eben bist,
hast eigene Gefühle
und hast Dein Geheimnis
und Dein eigenes Glück,
das tief in Dir ist.
Und keiner kann lächeln,
so wie Du jetzt lächelst.
Kein Mensch der Welt
macht's genau wie Du.
Dein Lächeln hast Du
ganz für Dich alleine.
Du bist was Besonderes,
Du bist eben Du.

Das Examen von meiner Tochter Yvonne 1983 der 2. Sek., im Looren-Schulhaus Zürich, hatte mich tief beeindruckt. Der Lehrer, Herr Leuzinger hatte ein eindrückliches Thema gewählt.

DU BIST DU

Diese obenstehenden Zeilen bekamen wir in die Hände gedrückt, welches ich in all den vielen Jahre aufbewahrte. Er hatte mit der Klasse auf unvergessliche Weise vor Augen geführt, wie einmalig jeder Einzelne von uns ist. Es ist absolut unmöglich einen Menschen doppelt zu zeugen. Selbst Zwillinge unterscheiden sich.

Das ist jetzt mein Schlusswort an sie liebe Leserin, lieber Leser. Tragen sie sich Sorge es gibt sie nur einmal für alle, alle, alle Ewigkeiten. Billionen von Jahre werden kommen und wieder gehen. Aber sie bleiben für uns alle erhalten, es gibt sie nur einmal, weil sie ein Energiewesen sind. Sie sind etwas Besonderes! Von ganzem Herzen wünsche ich ihnen nur das Allerbeste und nur das Allerliebste soll ihnen begegnen bis zum nächsten Buch.

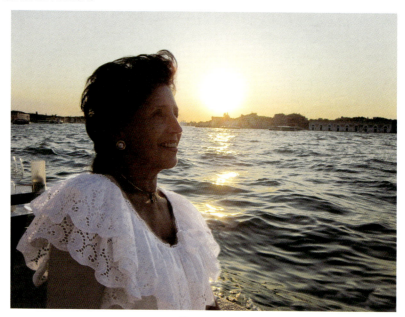

Ihre

Lillie Eberhard

Literaturverzeichnis

Cristian Opitz "Ernährung für Mensch und Erde" Hans Nitzsch Verlag Verlag - Christian Opitz „ Gesundheits-Revolution" Band 1 und 2 Verlag Bewusstes Dasein Zürich 8039 - Andrea Opitz "Köstliche Lebenskraft" Hans Nitsch Verlag - Dr. Normen Walker"Auch Sie können wieder jünger werden" Waldthaus Verlag "Frische Frucht- und Gemüsesäfte" „Täglich frische Salate" Waldthaus Verlag - Gregor Wilz "Die vegetarische Rohkost" Knaur Verlag - J. Münzing-Ruef „Kursbuch gesunde Ernährung" Verlag Hyne - John Robbins "Ernährung für ein neues Jahrtausend" Hans Nitsch Verlag - Viktoras Kulvinskas"Leben und Überleben Kursbuch im 21. Jahrhundert" Hirthammer Verlag - Ann Wigmor"Lebendige Nahrung ist die beste Medizin" Knaur Verlag - Harvey & Marilyn Diamond "Fit fürs Leben" Goldmann Verlag Urs Hochstrasser "Rohkost die lebendige Nahrung" Verlag Bewusstes Dasein 8039Zürich - Urs Hochstrasser "Kinder Ernährung lebendig und schmackhaft" Hans Nitsch Verlag - Marianne E. Meyer "Spirulina das blaugrüne Wunder" Wildperd Verlag - Reiner Schmid "Weizengrassaft Medizin für ein neues Zeitalter" Verlag Ernährung & Gesundheit München - O.A. Ulmer "Der Apfel als Quelle ihrer Gesundheit" G.A. Ulmer Verlag Tuningen O.A. Ulmer „Der Zuckerkönig Glukorich" G.A. Ulmer Verlag Tuningen - P.Jenatschura, J.Lohkämpfer Gesundheit durch Entschlackung Verlag Peter Jenatschura Münster de - B.Hendel & P. Ferreira Wasser & Salz Ina Verlag - David Servan Schreiber „Das Anti Krebs Buch" Goldmann VerlagProf.Dr. Beliveau „Krebszellen mögen keine Himbeeren" Köel Verlag - Günther W. Schneider „Das Biotop Mensch" Institut Biomental & Heilweisen - Harald Hosch "Gesund durch Entsäuerung" Jopp Verlag - Christopher Vasy "Die Entgiftung des Körpers" Midena Verlag - Dr. Normen Walker "Darmgesundheit ohne Verstopfung" Waldthaus Verlag - Ulla Kinon "Mykosen, die unheimliche Krankheit" Oesch Verlag - G. Guzek & L. Lange "Pilze im Körper Krank ohne Grund" Asklepios Verlag - Hans Günter Berner "An vollen Töpfen verhungern" Med. Verlagsgesell, für Wissenschaft & Medizin - A. Schäffler & S. Schmidt "Mensch - Körper - Krankheit" Jungjohann Verlag - Dr. Ralph Bircher"Geheimarchiv der Ernährungslehre" Bircher-Benner Verlag Bad Homburg - Ernst Günter "Ohne Krankheit leben" Verlag Günter CH 3367 Thörigen Schweiz - Harald Löw „Pflanzenöle" Leopold Stocker Verlag - Hans-Ulrich Grimm „Leinöl macht Glücklich" Verlag

Dr. Watson Book Verlag - Dr. Johanna Budwig "Das Fett Syndrom" Hyperion Verlag Freiburg i.Br. Prof. Dr. med. Olaf Adam "Omega 3 Fitness" Walterhädccke Verlag - Taras Grescoe „Der letzte Fisch im Nezt" Verlag Blessing - A. W. Dänzer"Soya-Eiweiss" Verlag Bewusstes Dasein – Antonius Conte Naturkraftwerke „Ernte gut alles gut",Halima Neumann "Stopp dem Krebs und MS-Erkrankungen" Fürhoff Verlag Starnberg - Halima Neumann "Stopp der Azidose, Allergien & Haarausfall" Fürhoff Verlag Starnberg - Katalyse-Umweltgruppe "Was wir alles schlucken" Rowohlt Verlag - K.O. Schmidt "Der Arzt in dir "Drei Eichen Verlag - Louise L. Hay "Gesundheit für Körper und Seele" Wilhelm Heyne Verlag - John Mann & Lar Short "Der feinstoffliche Körper" Windpferd Verlag - Paul Schmidt "Die Symphonie der Lebenskräfte" Rayonex GmbH D-Lenestat Susanne Fischer-Rizzi "Himmlische Düfte" H. Hugendubel Verlag - V. A. Worwood "Liebesdüfte" Goldmann Verlag - M. A. Kettenring "Paradies Aromaküche" Joy Verlag J. S. Kraaz & W. Rohr "Die richtige Schwingung heilt" Goldmann Verlag - Edward Bach "Blumen die durch die Seele heilen" H. Hugendubel Verlag Pierre Franckh „Das Gesetz der Resonanz und „Erfolgreich Wünschen" Koha Verlag - Kareen Zebroff "Yoga für jedermann" Econ Verlag - Kurt Tepperwein Ca. 50 erfolgreiche Buchtitel und CD MVG Verlag, Ariston Verlag, ect. Charles F. Haanel „The Master Key System" (Deutsch) Goldmann Verlag - Ronda Byrne „Sekret" Buch und CD Goldmann Verlag - E.J. Hicks „Ein neuer Anfang" Bücher und CD Anstata Verlag - Rüdiger Schache „Das Geheimnis des Herzmagneten" Bücher und CD F.A.Herbig Verlag München

Produkte Bezugsquellen

HYDRO–CLEAN, Sitz-Duschen
ColonSolutions GmbH CH-8704 Herrliberg
Gesundheitswochen, Seminare, Vorträge, Kurse
FIT FOR FUTURE ein ganzheitliches Konzept mit dem
        5 Säulen-Prinzip

SPIRULINS–PLATENSIS und ALOE-FEROX Bitterstoffe
ColonSolutions GmbH CH-8704 Herrliberg

LEINÖL: Pflanzenoel.ch AG, CH-5306 Tegerfelden,
        Tel: 056 245 80 77

        Naturkostbar, CH-3612 Steffisburg
        Tel: 079 770 48 88

        Horst Gadilhe, Im Thal 4, D-82377 Penzberg
        E-Mail: post@ka-vita.de
        Tel. (oo49) 08856/8974

Bilder Verzeichnis

Foto-Künstlerin Gertrud Roth: Buch-Cover Zürichsee, Prospekt Colonsolutions, Darmreinigungen in der Praxis.
Fotos von Christian Rieder: Diverse Früchte-Menü-Teller, Spirulina.
Fotos von www.fotolia.com:

Schwimmring, Nr. 7223895 © WoGi - Fotolia.com
Gedanken, Nr. 1084547 © AlienCat - Fotolia.com
Oelflasche, Nr. 144378 © Olga Lyubkina - Fotolia.com
Darm, Nr. 17761943 © ag visuell - Fotolia.com
Apfel, Nr. 105674 © Olga Lyubkina - Fotolia.com
Äpfel im Korb, Nr. 11960773 © mediamen - Fotolia.com
Grippe, Nr. 5694849 © Susanne Güttler - Fotolia.com
Licht mit Wolken, Nr. 1053208 © George Bailey - Fotolia.com
Licht mit Hände, Nr. 9161771 © frankoppermann - Fotolia.com
Feld mit Baum, Nr. 14044741 © Andreas - Fotolia.com